KB243125

문예신서
93

카마수트라

바짜야나

정태혁 옮김

東 文 選

역자 서문

성전性典으로는 서양의 《완전한 결혼》, 인도의 《카마 수트라》, 중국의 《의심방醫心方 방내기方內記》, 이 세 가지가 가장 널리 알려져 있는 동서고금의 대표작이다.

그 중 《완전한 결혼》은 〈반 데 벨레 Van De Velle〉라는 홀란드의 의사가 1926년에 내놓은 과학적인 것이고, 《카마 수트라》는 고대 인도의 바라문의 계율서戒律書로서 매우 종교적이며 철학적인 성性의 교전敎典이고, 《의심방醫心方 방내기房內記》는 성애性愛를 불로장생과 결부시켜 의학적인 방향으로 이해하려고 하고 있어서 매우 흥미로운 대조를 이루고 있다.

이 세 가지 원전 중에서 서양의 《완전한 결혼》은 이미 우리나라에도 널리 보급되어 익히 알려져 있으므로, 이제 동양의 성전性典을 내놓기로 하였다.

인도의 《카마 수트라》의 원전原典은 산스크리트, 즉 범어梵語로서 운문韻文으로 기술되어 있다. 이 원전은 역자가 인도철학印度哲學을 전공하고 있기 때문에 범어梵語를 연구하고 있는 관계로 이에 대한 번역을 꾀하게 된 것이다. 이는 단지 인도의 유일한 성전性典이라는 것뿐 아니라, 고전어학적古典語學的 가치로나 고대 인도 사회제도사社會制度史 내지 풍속사風俗史 연구에 귀중한 의의를 지니고 있다.

이 《동양의 성전》을 내놓음에 있어서 역자가 희구하는 것은, 이 책이 학문적 가치나 실제적인 성지식을 일깨워 주는 교과서적인 면만이 아니고, 고대사회의 소박한 생활을 이해하는 데도 도움이 되어 주었으면 하는 점이다. 따라서 이 책은 속된 음서나 춘본 따위와 같이 취급될 수 없는 것은 물론이다.

이제 우리는 양식을 가지고 비판의 눈으로 과거의 인류사人類史를 돌이켜보아야 하겠다. 오늘날 서구의 성개방 풍조를 잘못 받아들여서 오로지 관능의 추구에만 치닫게 되는 염려가 없지 않음에 비추어 올바른 성에 대한 지도가 절실히 요청되는 바이다.

　끝으로 금반, 체제와 내용을 재검토 수정보완하고, 자세한 주해를 붙여 고전다운 면모를 갖추게 되었음을 만족스럽게 생각하며, 이 책이 뜻있는 인사들의 관심을 끌어서 올바른 이해와 비판을 통하여 조금이라도 유익하게 이용되면 그 이상의 다행한 일은 없다고 생각한다.

鄭泰爀 씀

제1편 총론總論

제2편 정교편情交篇

제7편 비결편秘訣篇

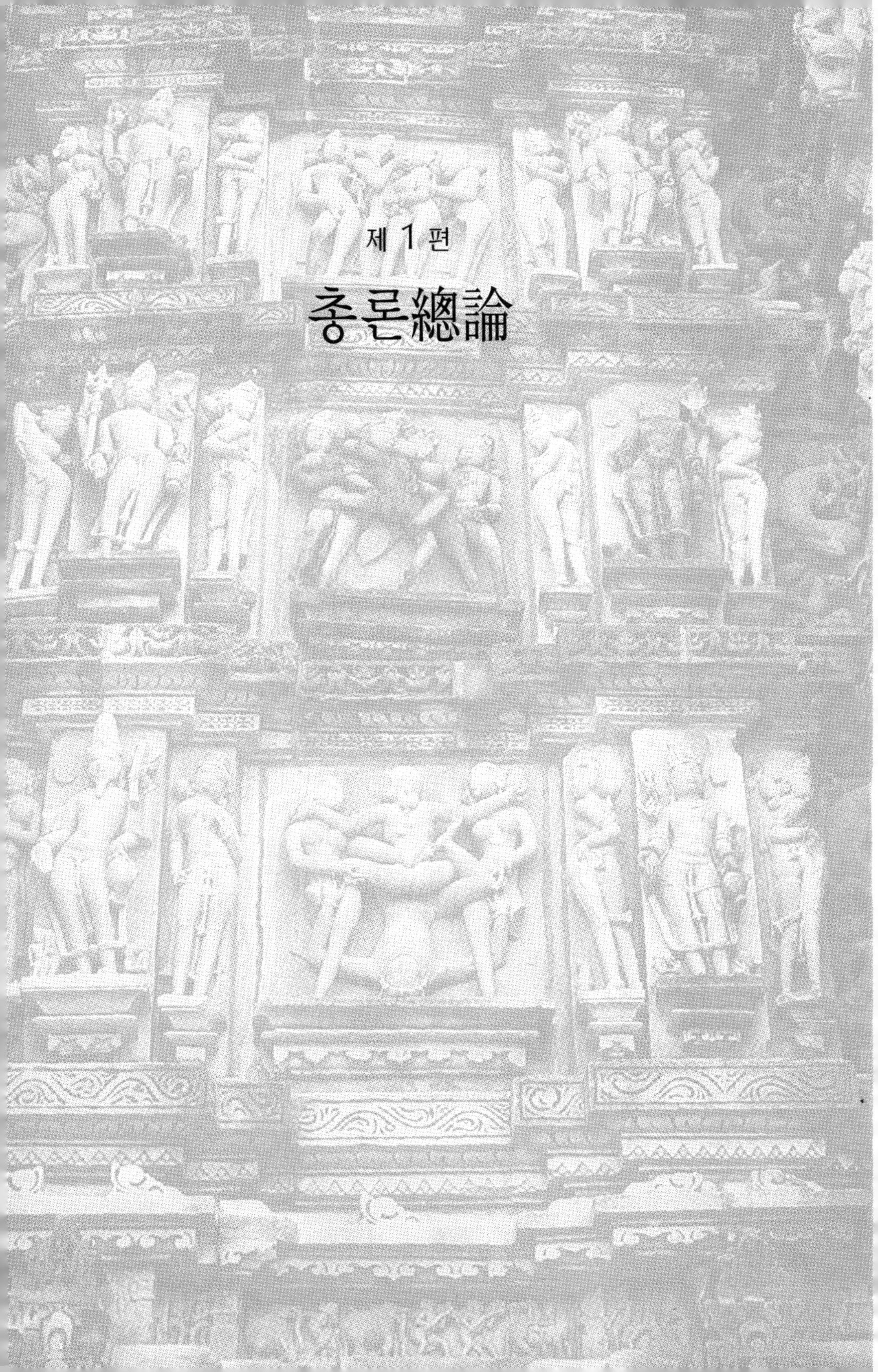

제 1 편

총론總論

제1장 서 설

정법正法과 실리實利와 성애性愛에 귀의합니다. 그리고 이 진리를 밝혀 주신
학자들에게 귀경례합니다.

이렇게 하는 것은 이것들이 인생에 있어서 근본이 되는 것이며, 또한 그
것을 얻도록 가르쳐 준 사람들이 학자들인 까닭이다.

창조주이신 범천梵天(우주의 근본 원리인 동시에 창조주)은 인류를 만든 후
에 최초로 10만 장이나 되는 방대한 교전敎典으로 이 세 가지의 힘, 즉 정
법正法(正義)과 실리實利(財寶)와 성애性愛에 대하여 설하셨다.

범천梵天의 아들인 〈마누〉(인류의 조상)는 그 일부분인 정법正法에 관한
것을 따로 떼어서 설하였다.

〈브리하스타티〉(창조신)는 실리實利를 얻는 방법과 원리原理에 대한 것
을 따로 떼어서 설하였고, 〈시바〉(힌두교의 신)의 시자侍者 〈난디〉는 1천
장이나 되는 장 속에 성애性愛에 관한 철학을 설하였다. 다시 〈웃다라카〉
의 아들인 〈슈베타케쓰〉는 이것을 좀더 간략하게 줄여서 5백 장으로 하였다.

〈판쟈브〉 지방에 살고 있는 사람으로 〈바부르〉의 아들인 〈바부라비야〉
는 다시 이것을 줄여서 1백50장으로 하고, 이것을 총론總論·정교편情交篇·
연애편戀愛篇·부도편婦道篇·타처편他妻篇·창녀편娼女篇·비결편秘訣篇
등의 7편으로 나누어 기록하였다.

〈닷다가〉는 〈파타리푸트라〉의 한 창부娼婦의 요청으로, 이들 중에서 창
녀에 관한 것을 따로 떼어내어 설하였다. 또한 〈쨔라야나〉는 총론을 설하
였고, 〈수바르나브하〉는 그 중의 아내의 선택을 따로 설하였고, 〈고타카
무크하〉는 정교에 대하여 따로 설하였다. 그리고 〈고나르디야〉는 아내가
지켜야 할 일을, 〈고니카푸트라〉는 남의 아내에 대하여, 〈쿠챠마라〉는 정

교情交에 대하여를 각각 따로 설하였다. 이처럼 이 성애학性愛學은 많은 학자들에 의하여 설해졌으나, 그의 대부분이 없어져서 현재는 전해지지 않고 있으니 애석한 일이다. 왜 그렇게 되었느냐 하면 이들이 각각 따로 설해졌기 때문이다. 그런데 〈바부르〉의 아들 〈바부라비야〉가 쓴 책은 너무나 광범하여 익히기가 적절치 않기 때문에, 이 《카마 수트라》는 각 항목을 망라하였으면서도 쉽게 배워서 익힐 수 있도록 한 권의 책으로 한 것이다.

이 책에서는 다시 이것을 요약하여 전권을 7편 36장으로 엮었다.

제2장 세 가지의 힘(正法·實利·性愛)을 얻으려면

인간은 그의 수명을 가령 1백 살이라고 치면, 이것을 3기로 나누어서 세 가지 힘을 얻는 데 힘써야 한다. 즉

소년시대에는 지식知識과 재보財寶를 얻기 위해 힘써야 하고,

청년이 되면 성애性愛에 전력하고,

노년에는 정법正法과 해탈解脫에 전심할지니라.

그러나 수명은 일정한 것이 아니므로, 이들 세 가지는 연령에 너무 구애됨이 없이 적절히 추구해야 한다. 그런데 여기서 명심해야 할 것은 지식을 얻어 익힐 때까지는 절대로 성애性愛에 마음을 쏟아서는 안 된다는 것이다.

사람은 법전法典에 의거하여 제사祭祀와 같은 종교적 의식을 수행하지만, 그 이익은 당장 현세에서 얻거나 눈으로 볼 수가 없기 때문에 자기 뜻대로 할 수 없어 법전法典에 의하지 않을 수 없으나, 육식肉食 등은 당장에 효능을 볼 수 있기 때문에 그에 유혹되어 끌리기가 쉽다. 그러나 이에 끌리지 말고 전자를 실행하고 후자를 피하는 것이 정법正法인 것이다.

제사祭祀의 의식은 모름지기 《슈루티》(성인의 영감으로 씌어진 성전), 즉 베다 성전聖典이나 그것을 기초로 하여 만든 《스므리티 성전聖典》(성현이 쓴 작품), 혹은 이것들을 잘 알고 있는 사람들로부터 배워야 한다.

그리고 지식을 가지고 있고, 토지를 소유하며, 황금이나 가축, 혹은 곡물·가구 등의 가산家産을 늘리게 하는 수단으로서의 힘을 실리론實利論이라 하는데, 이것들은 정부의 고관이나 또는 장사를 잘하는 상인이나 농사일에 숙달한 농부로부터 배워야 한다.

귀·피부·눈·혀 및 코 등, 이상 다섯은 다섯 가지 기관이라 하여 감각기관感覺器官이 있는 곳인데, 이들 중 어느것이든 즐겁게 하려면 그것들을

외부의 다른 것과 접하게 하여, 자극을 받아서 정신을 거기에 쏟아 감각을 느끼게 해야 한다. 그런데 이 오관五官을 통하여 인간이 행복을 추구하고, 또 그것을 이룩하기 위하여 외물外物을 보전케 하려는 욕망을 성애性愛라 한다. 이 성애性愛는 인간의 행복에 근원이 되는 것이며, 참다운 인생의 보람을 느끼게 하는 것이다.

카마라는 말은 남녀간의 정사情事, 즉 키스·포옹과 더불어 행해지는 정교情交에 있어서 느껴지는 쾌락을 말하는 것이다. 인간이 이 성애性愛의 본질을 이해하고 성애性愛를 성취시키는 방법을 성애학性愛學이라고 하며, 그것은 근본 경전經典인 이《카마 수트라》에 의하여 배우거나, 혹은 교양 있는 사람들로부터 배워서 알아두어야 한다.

세 가지 힘인 정법正法(正義)과 실리實利(財寶)와 성애性愛 중에서 어느 것이 제일 중요한가 하면, 역시 정법正法이 가장 으뜸이다.
그러나 이 중요한 것이라는 것은 반드시 구별하여 굳이 고수할 필요는 없다.
그런데 왕자王者에게는 재보財寶가 다른 두 가지보다 중요한 것이니, 사회질서를 유지하고 나라를 통리統理하는 데에는 이 재보의 힘에 의하지 않으면 안 되기 때문이다. 또한 재보는 보통 사람보다 창부娼婦에게 있어서 중요한 존재가 되는 것은 말할 나위가 없다.
학자들 가운데는 서로 다른 견해를 갖기도 한다. 즉 정법正法은 우리의 평범한 지식이나 감각으로 알 수 없는 것이기 때문에 법전法典에 의하여 그 뜻이나 내용을 알아야 하고, 재보財寶를 얻는 방법은 누구나 그것을 쉽게 깨칠 수가 없는 것이므로《알타 샤스트라》(財政學)라는 책에서 배워야 한다.
그러나 성애性愛에 관해서는 사람은 물론 동물에 이르기까지 그것을 본능적으로 알고 있으니 만큼, 성애性愛에 관한 학문은 특별히 필요치 않다는 사람이 있는가 하면 그렇지 않다는 학자도 있어서 많은 이론異論이 있다.
성애性愛를 학문으로서 연구하여야 한다는 학자의 주장에 따르면, 인간에게는 국가사회를 형성하고 유지하는 데 필요한 법률法律이나 도덕道德 내지 풍습風習이 있고, 또 인간 자체에 공포심과 수치감 등이 있어서, 인간은 정의활동情意活動에 스스로 많은 제약을 받게 되기 때문에 인간의 정교情交나 정사情事는 다른 동물과는 전혀 달라, 오직 지적 행동에 의해서만 성취하지 않으면 안 되는 것이기 때문에 성애性愛에 관한 학문이 절대로 필요하다는 것이다.

〈바쨔야나〉는 이와 같은 성애性愛에 관한 학문이 곧 《카마 수트라》라고 하는 애경愛經, 즉 성전性典이라고 하였다. 실제로 짐승은 암컷과 수컷의 결합에 제약을 받을 필요가 없이 자유로이 암컷은 수컷과 결합을 이룬다. 또 교미交尾는 본능적인 것이다. 그러므로 일정한 시기에 교미하여 수태受胎하는 것이 본능적으로 이루어지는 것이므로, 이들의 동작에는 특별히 교육할 필요가 없는 것이다.

또한 어떤 학자는 말하기를, 인간은 종교宗敎, 즉 정법正法 같은 것은 생각할 필요가 없다고 한다. 정법正法이 가져다 주는 이익이라는 것은 먼 장래에 속하는 것이고, 때로는 죽은 뒤의 일로서 미래에 속하는 것이니 의심스러운 것이라는 바이다.

그리고 어린이가 아닌 한 누가 손에 가지고 있는 것을 남에게 넘겨 주겠는가. 오늘 얻은 비둘기는 작더라도 내일 얻어질 공작孔雀보다 나은 것이다.

현재 주어진 카르샤파나(화폐의 단위)는 장차 주어질 니슈가(화폐의 단위로 카르샤파나보다 높은 단위)보다는 가치가 있는 것이다, 라고 〈로카야타〉(종교를 부정하는 순세파)의 학자들은 말하고 있다.

그러나 〈바쨔야나〉는 다음과 같이 말한다.

1 경전經典의 권위는 의심할 성질의 것이 아니다. 즉 성자聖者가 지은 것이므로 절대적인 진리만을 계시한 것이다.

2 〈아비챠라〉(적을 굴복시키기 위한 기도)나 〈아누브야바하라〉(악을 물리치고 행복을 가져오는 의식)가 현재 이 세상에서 효험이 있다는 사실을 누구나가 인정하고 있다는 것을 생각지 않으면 안 된다.

3 사회봉사나 사회에 대한 의무의 이행인 정법正法은, 일월성신日月星辰이 이 세상을 이롭게 하려는 의도로 운행되고 있는 좋은 실례에 비추어 보아, 분명히 바르게 이해되지 않으면 안 된다.

4 세상의 진보는 사성四姓(바라문족·왕족·서민·노예)이 지켜야 할 의무의 수행에 의하여 이루어진다.

5 현재의 쾌락은 미래의 행복을 위하여 버리지 않으면 안 된다고 하는 것은, 씨앗을 뿌려서 미래의 수확을 얻는다고 하는 실례에 의해서도 명확하다. 이러한 이유로서 종교宗敎, 즉 정법正法은 반드시 지켜져야 하는 것이다.

재보財寶에 관해서도 여러 가지 학설이 있다. 재보財寶는 아무리 노력하더라도 이것을 얻지 못할 때가 있고, 반면에 조금도 노력하지 않고도 요행으로 얻어지는 일도 있다. 이것은 모두 재운財運에 속하는 것이니, 따라서 부富도 빈貧도 행복도 불행도 모두 운명인 것이다. 악마 〈바리〉가 제석천帝釋天(하늘의 주신主神으로 사천왕四天王·삼십삼천三十三天을 거느리고, 불법佛法을 호위하고, 아수라阿修羅라는 악마를 정복하고, 두루 사신使神을 보내어 천하를 살피게 하고, 선善을 기뻐하고, 악惡을 응징한다)의 지위를 빼앗은 것도 운명이요, 그가 패망한 것도 또한 운명이니, 언제 그가 다시 제석천帝釋天이 될 때가 없다고 단언할 수 있겠는가, 라는 식으로 운명론자는 말하고 있다.

그러나 〈바짜야나〉는 이를 반박하여 말하기를, 인간이 이 세상에서 재보財寶를 얻는 것은 스스로 노력해서 얻는 것이기 때문에 재물을 얻고 보전하는 여러 가지 방법을 아는 것은 운명과 더불어 중요한 것이다. 그러므로 재보財寶는 운명적인 면이 있더라도 인간의 꾸준한 노력이 용기와 어우러져야만이 비로소 얻어지게 되는 것이다. 그리고 그는 행복도 또한 노력하지 않고는 결코 얻어질 수 없다고 주장하고 있다.

한편 성애性愛에 관해서도 여러 가지 논란이 있다. 즉 성애性愛는 해로우므로 고려의 필요조차도 없다고 하는 사람이 있다. 이것은 곧 성애性愛에 몰두하면 쾌락에 빠져 정법正法(正義)과 실리實利(財寶)를 등한히 하기 쉽고, 따라서 정법正法과 실리實利에 해를 끼치기 때문이다. 그렇기 때문에 올바른 사람은 성애性愛를 피해야 한다. 왜냐하면 성애性愛에 빠지면 흉악한 자와 사귀게 마련이고, 자연 악한 흉계를 꾀하고, 좋지 못한 습관을 만들며, 앞날의 희망조차 잃어버리게 되기 때문이다. 그것은 다른 많은 죄악의 근원이 되며, 혹은 경멸을 당하게도 되고, 남에게 신용을 잃고 지탄을 받게도 되는 것이다.

성애性愛 때문에 몸을 망치고 가문을 멸망케 한 자는 자고로 대단히 많다.

〈브호쟈〉의 후예인 〈단다캬〉는 욕정 때문에 바라문의 한 여자와 정교情交하고, 친족 왕국과 더불어 멸망하였다. (바라문의 주술로써 토사土砂를 비오듯 하게 하여 매몰되어 죽었다고 전해진다.)

〈인드라〉는 〈가우다마〉의 처 〈아하리야〉와의 간통에 의하여 망하였고, 〈키챠카〉는 〈반두〉족의 왕자의 처인 〈드라우파디〉비를 사랑하였기 때문에 멸망하였고, 〈라베나〉는 〈라마〉의 처 〈시타〉를 약탈하였기 때문에 멸망하였으니, 모두가 욕락慾樂 때문에 멸망한 것이었다. 그 외에도 이러한 예는 헤아릴 수 없이 많다.

그러나 성애性愛에 대하여 유리한 변론을 하고 있는 것이 있다. 즉 성욕性慾은 식욕食慾과 더불어 인간이 생존하는 데 필요 불가결한 것이므로, 이것이 만일 없을 때는 정신병과 같은 해로운 결과를 낳게 된다. 뿐만 아니라, 성애性愛는 정법正法이나 실리實利의 목적이 되는 것이 되므로 정법正法과 실리實利는 현세에 있어서 올바른 성애性愛를 통하여 인생의 쾌락과 미래의 행복을 추구한다.

그러므로 성애性愛의 나쁜 영향력과 그 재화災禍를 우리는 어떻게 막아야 하며, 또 그 치료법을 생각하지 않으면 안 된다. 예를 들어 걸인乞人이 있는데, 화로 위에 찌개남비가 놓여 있거나, 사슴이 있는데 〈야부〉(보리)알이 뿌려져 있거나 한다면 그것은 그들을 유혹하여 죄를 범하게 하므로 이런 때는 그것을 보이지 않게 하거나, 그것을 막는 방법을 사전에 강구하거나 할 필요가 있는 것과 마찬가지로 성애性愛의 해독을 피하기 위한 적당한 예비적인 방법이 꼭 필요하다고 주장하고 있다.

여기에 이에 대한 글이 있다.

사람은 이와 같이 정법正法과 실리實利와 성애性愛와의 세 가지를 요구하면서, 내세에 있어서도 역시 무한한 행복을 누려야 한다. 훌륭한 사람은 내세에 무엇이 일어날지를 조금도 의심치 않듯이 재보財寶의 손실 없이 쾌락으로 가는 행위만을 한다.

사람은 세 가지 힘의 모두, 혹은 둘, 혹은 하나를 얻는 행위를 힘써 행하여야 한다. 만일 하나가 다른 둘에 대하여 유해하다면 그 어느것도 행해서는 안 된다.

제3장 성애학性愛學과 그에 관한 학문

남자나 여자나 성애학性愛學 및 그에 관한 여러 가지 일을 배워야 한다. 그런 것을 배울 때는 정법正法과 실리實利에 관한 경전經典 등을 배워 익혀야 할 시간에 지장이 없도록 해야 한다.

즉 여자는 청춘기까지 이를 배워야 한다. 기혼 부인은 남편의 승인을 받고 이를 배워야 한다. 그러나 인도의 성전聖典이 가리키고 있는 바에 의하면, 부인은 성애性愛의 기술을 배우는 것을 허락하고 있지 않다. 또한 부인은 이러한 학문을 배우는 데 적당치 않기 때문에 가르칠 필요가 없다고 주장한 학자도 있다.

그러나 〈바짜야나〉는 『부인도 이에 대한 것을 배워서 그것을 잘 활용할 것을 익혀야 한다. 부인은 학자에게서 배우는 것이므로, 학자는 가르칠 학문 중에서 성애학性愛學을 생략해서는 안 된다. 그래서 이러한 학문에 대하여 부인이 응용해야 할 지식도 이 책 속에 적어넣은 것이다』라고 말하고 있다.

이와 같은 것은 이 책에 국한되어 있는 것은 아니다. 많은 사람들은 자기 스스로 배우지 않고도 여러 가지 법전法典의 지식을 얻고 있는데, 그것은 흔히 볼 수 있는 일이다. 세상의 몇몇 사람만이 법전法典을 배우고, 또 이를 익히기에 적당하다. 그러나 진리는 만인에게 통하는 것이므로 여러 가지 방법으로 이를 이해시켜야 한다.

법전法典은 인간 생활에 있어서 만인이 공인하는 사항들의 근원이며, 으뜸이 되는 것이다. 한 사람이 법전法典을 배워 익히고, 다른 사람이 그로부터 진리를 배워 점차로 전해지고 있는 것이다.

〈비야카라나〉(文典)가 있기 때문에 사람들은 문법가文法家가 아니라도 의례儀禮를 행할 때에 근본 의례(프라크리요가)에서 추측하여 가감하거나, 또는 〈비크리티푸라요가〉(부수된 의식)를 행할 수가 있는 것이다.

또한 〈쥬요티샤〉(天文學)가 있기 때문에 천문학자가 아니라도 그에 따라서 의식에 적당한 날을 택할 수가 있는 것이다. 그러한 천문학은(비록 원리에 대해서는 직접 배우지 않았더라도) 의식을 행하는 데 필요한 지식을 알게 되는 근본이 된다.

이것은 마치 말이나 코끼리를 타는 사람은 비록 그에 관한 이론은 모르더라도, 기술이 숙달한 자로부터 배워서 적당히 조어하여 탈 수 있는 것과 같다.

또한 이것은 왕성王城에서 멀리 떨어져 있는 곳에 살고 있는 자라고 하더라도, 왕자의 권세에 눌려서 법을 범하는 자가 없는 것과도 같다. 이와 같은 예로 미루어 보아 이 문제를 추량해서 알아야 한다.

그러나 창부娼婦·왕녀王女·귀부인貴夫人 들은 직접으로 법전法典을 배워 익혀서 지식을 닦아야 한다.

이러한 까닭에 의해 부인들도 책으로 그 원리를 적절히 활용하고, 혹은 믿을 만한 자로부터 배워야 하는 것이다.

여자는 소녀시대로부터 혼자서 남몰래 이를 실습하여 64종류의 성애性愛에 관한 지식을 배워 익혀야 한다.

소녀에게 가르칠 수 있는 사람은

첫째, 같이 자란 사람으로 남성에 대한 경험이 있는 유모乳母의 딸.

둘째, 무관하게 말할 수 있는 사이로 성교性交의 경험이 있는 친구.

셋째, 비슷한 연령층의 이모姨母.

넷째, 믿을 만한 자로서 그 소녀와는 이모와 같은 연장年長의 노비奴婢.

다섯째, 성교性交의 경험이 있는 여자 행자.

여섯째, 자기의 언니.

이상은 모두 소녀가 신뢰할 수 있는 대상자이기 때문이다.

64종류의 기술이란,

1 노래를 부르는 일.

2 악기를 연주하는 일.

  3 춤추는 일.

  4 그림 그리기.

  5 나뭇잎 등을 학습에 알맞게 어떤 형상으로 잘라서 표기하는 일.

  6 신에 대한 제사祭祀를 장엄하게 하기 위하여, 채색한 쌀이나 여러 가지 빛깔의 꽃을 여러 가지 모양으로 늘어놓는 일.

  7 꽃으로 침실을 꾸미는 일.

  8 이(齒)·몸·옷 등을 물들이는 일.

  9 집 안의 어느곳이거나, 또는 침상 위에 보석을 배열해 놓는 일.

  10 사람의 취미와 형편에 따라서 침상을 정리하여 꾸며놓는 일.

  11 물로 북 소리와 같은 음악을 연주하는 일.

  12 그릇에 담긴 물을 쏟을 때, 음악 소리를 내는 일.

  13 약물을 조제하고 주문呪文을 외는 일.

  14 장식으로, 또는 신에게 바치기 위한 화환을 만드는 일.

  15 두발의 장식. 〈세카라카〉(꽃갓), 또는 〈아피다〉(머리 위에 다는 환만)의 모양으로 화환을 만드는 일.

  16 의창을 차리고, 꽃이나 장식품으로 꾸미는 일.

  17 상아나 조개껍질로 귀걸이를 만드는 일.

  18 향료의 제조.

  19 직접 장식품을 만들고, 혹은 보석을 넣어두고, 낡은 것을 개조하는 일.

  20 환술幻術 등으로 사물의 모양을 나타내는 일.

  21 약물로 정력과 체력을 증진시키는 일.

  22 손을 재빨리 놀려 손재주를 익히는 일.

  23 음식물을 조리하는 일.

  24 음식의 조미방법.

  25 재봉기술.

  26 뜨개질, 혹은 인형의 조작술.

  27 〈비나〉, 혹은 〈다말카〉를 탄주하는 일.

  28 수수께끼를 푸는 일.

29 시귀를 외는 일.

30 어려운 시귀를 노래 부르는 일.

31 서사시敍事詩의 낭음법朗吟法.

32 희곡이나 설화에 대한 지식.

33 시작법.

34 등·대나무 등을 엮어서 가구를 만드는 일.

35 나무나 금속 등으로 남근男根의 모조품을 만드는 일.

36 목공木工의 일.

37 토목土木, 특히 방위方位를 정하는 것과 재료 등에 유의할 일.

38 보석의 감정.

39 연금법鍊金法.

40 수정이나 돌을 염색하는 일과 그것을 발견하여 발굴하는 방법.

41 약초의 재배방법.

42 양이나 닭을 싸움 붙이는 일.

43 앵무새에게 사람의 말을 가르쳐서 심부름을 시키는 일.

44 수욕水浴, 신체마찰, 조발방법調髮方法.

45 여러 가지 뜻을 나타내어 만들어진 문자를 읽는 일.

46 언어의 해독법.

47 여러 나라의 언어에 대한 지식을 가지는 일.

48 장차 일어날 일을 예지하는 일.

49 꽃으로 수레를 만들거나, 코끼리를 만드는 일.

50 기구器具나 무구武具를 만드는 일.

51 기억술을 익히는 일.

52 시가를 낭음하는 경연법.

53 유명한 시가의 운을 맞추거나, 생략된 부분을 메우는 일.

54 시가의 작법.

55 수사법.

56 사전학에 대한 지식.

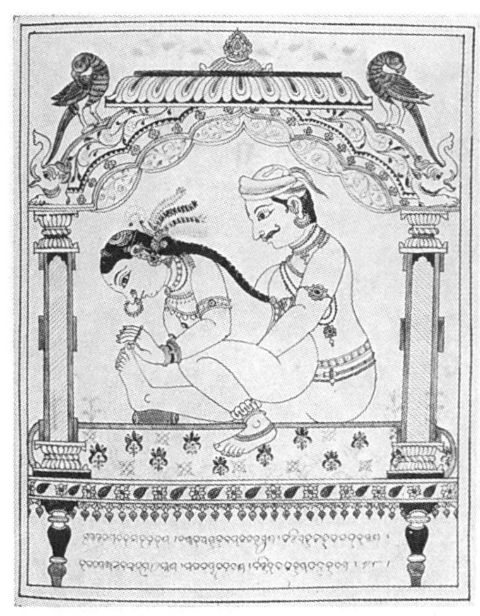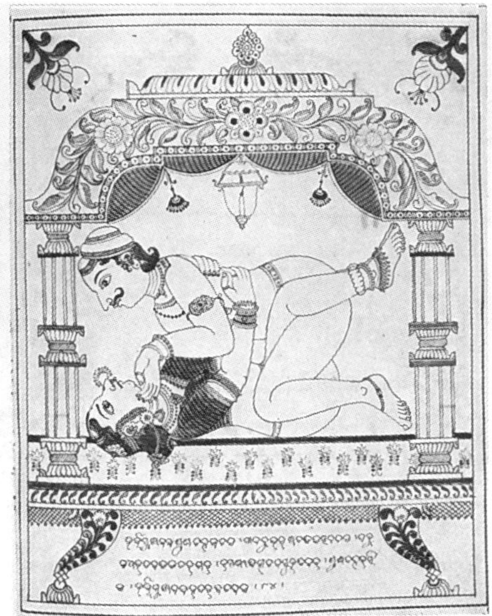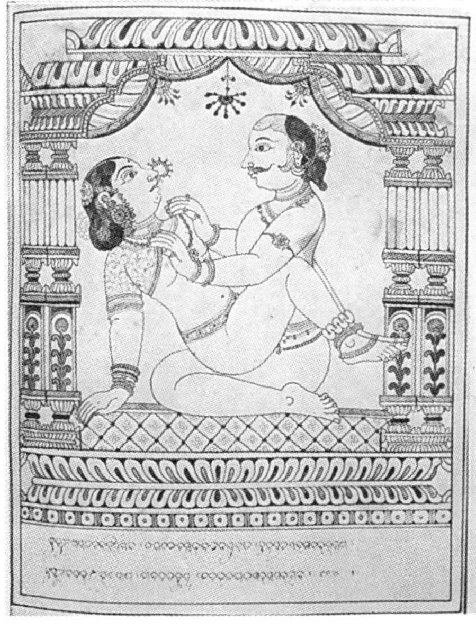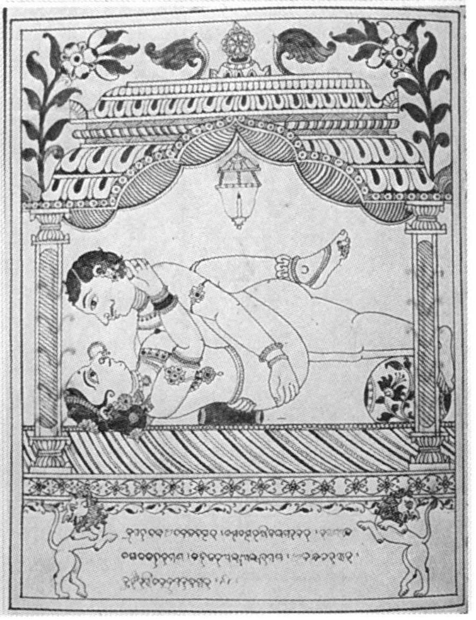

즐거움을 고양하는 사랑의 자세. 오라사 지방, 19세기

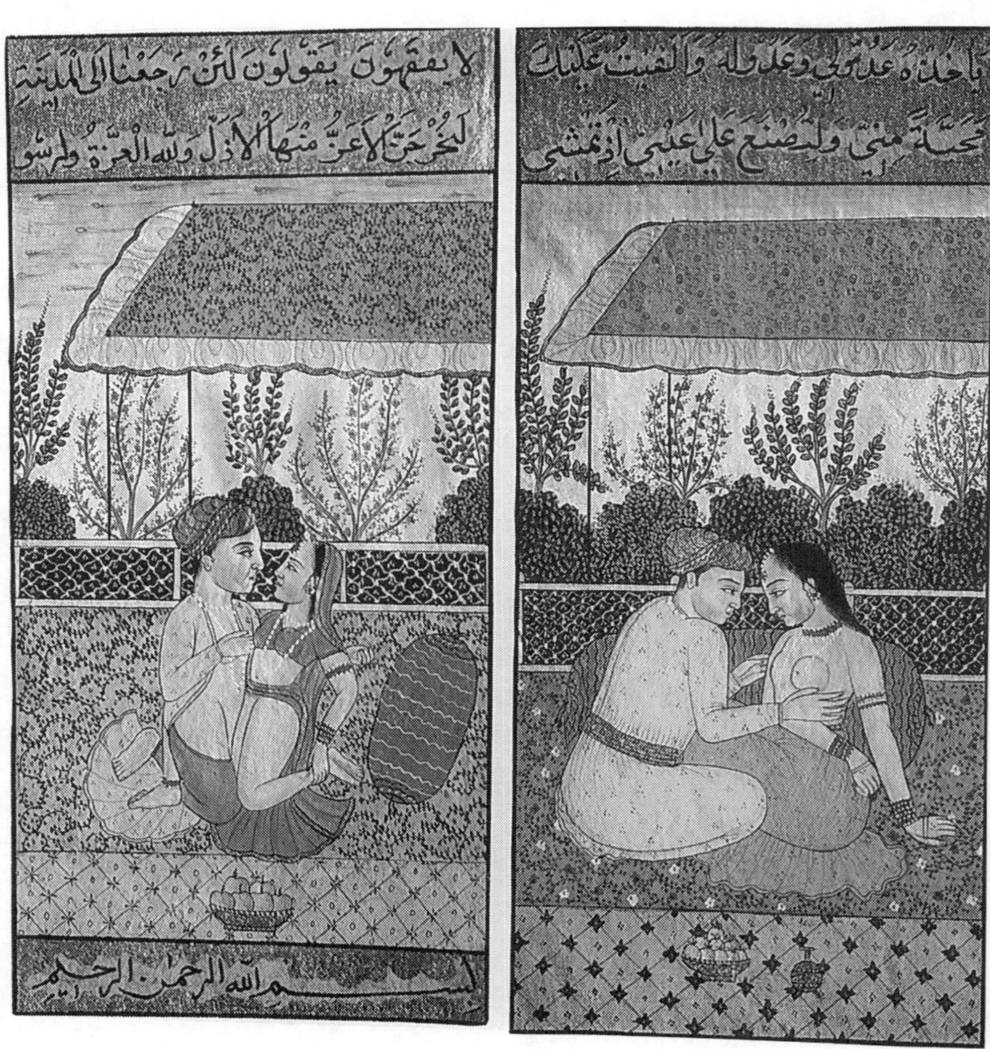

사랑의 대화. 소설의 삽화, 18세기

57 수동, 능동, 인칭 등이 알 수 없도록 뒤섞여 있는 문장을 판독하는 일.

58 헝겊으로 유희하는 일.

59 도박놀이.

60 주사위놀이.

61 공이나 인형놀이.

62 일상생활의 예의범절을 익히는 일.

63 적을 패배시키는 방법을 알아두는 일.

64 몸의 건강을 꾀하는 지식.

이상의 64종류의 기술은 성애학性愛學의 일부가 된다.

또한 〈판챠라〉가 가르치는 64종류의 기술이 있다. 그러나 이것은 정교情交의 방법이므로 제2편 정교편情交篇에서 다루고자 한다.

용모가 아름답고 덕성을 겸비한 창부娼婦는 이 64종류의 기술을 닦음으로써 그의 가치를 높이고, 사교상으로도 가니야(창부 중에서 고귀한 자)라는 이름이 나게 되어 높은 위치를 획득할 수 있는 것이다. 이러한 여자는 항상 왕자王者의 귀여움을 받고, 유덕한 선비들의 상찬을 얻고, 많은 사람들로부터 교섭을 받는다. 이와 같이 하여 동류의 여자들에게 본보기가 되는 것이다.

왕녀王女나 귀족의 딸들은 이와 같은 기예技藝에 숙달하면, 그 남편이 비록 1천 명의 여인을 후궁後宮으로 갖게 된다고 하더라도 그녀들을 지배할 수 있을 것이다.

이와 같은 기술을 갖추고 있는 부인은 비록 남편이 유배당하여 비참한 지경에 떨어지게 되거나, 또는 과부가 되거나, 아니 다른 나라에서 방랑하게 되더라도 유쾌한 생활을 할 수가 있다.

이와 같은 기예에 숙달하고 말을 잘하며, 항상 자기를 유쾌하게 할 수 있는 남자는 비록 모르는 여자라 하더라도 곧 그 마음을 끌 수가 있을 것이다.

이러한 기술을 남자가 갖추면, 그것은 매우 유익한 것이 되지만 그것을 실제로 사용하는 것은 때와 장소에 따라서 적당히 해야 한다. 그러한 기회는 있을 때는 있고 없을 때는 없다.

제4장 사회인으로서의 생활

앞에서 말한 바와 같은 교육을 받은 후에 가장家長이 되면, 다음과 같은
방법으로 얻은 돈으로 사회인으로서의 생활을 영위해 나가야 한다.

　1 뇌물을 받는 것[바라문의 경우—승족僧族]

　2 승리품勝利品[크샤트리아(왕족)의 경우—왕족王族]

　3 물품의 매매, 즉 상업[바이샤(서민)의 경우—상인商人]

　4 공임工賃[수드라(노예)의 경우—노비奴婢]

거주하는 곳은 다음에 열거하는 하나에 해당되지 않으면 안 되며, 그리고
선량한 사람들이 사는 곳이어야 한다.

　1 나가라—8백 호의 마을로 된 주州의 수도

　2 밧다나—왕국의 수도

　3 갈베다—2백 호의 마을로 이루어진 주의 수도

　4 마하트—4백 호의 마을로 이루어진 주의 수도, 또는 생활의 밑천을
얻을 수 있는 마을

그리고 집을 지을 때에는 안채와 바깥채로 된 두 채를 짓고, 뜰 안에는
연못을 파고 꽃동산을 만들어야 한다.

침실은 안채에다 꾸미고, 침대를 만들어 그 위에는 하얀 천을 깔고 베개
두 개를 만들어서 하나는 머리맡에 놓고, 다른 또 하나는 발 아래에 놓는다.
침대는 중앙을 얕게 하고 양쪽 끝을 조금 높게 하여 편안히 누울 수 있도록
한다. 한편 가까운 곳에 이와 똑같이 꾸민 침대 하나를 더 놓는다.

이것은 성교性交를 위하여 마련된 것이며, 제일의 침대는 남자를 위한 것
이니 그 머리맡에는 신상神象을 안치할 장소를 만들어야 하고, 그 신상 옆
에는 작은 탁자, 즉 〈베티카〉를 놓아 밤 동안에 사용한 잔여물과 전단栴檀
의 분말, 꽃, 그리고 〈시크트라〉(밀랍으로 만든 화장품의 상자)나 향료의 병

과 또 〈마투룽가〉 나무의 껍질, 〈베테르〉의 잎 등을 넣어둔다.

마루에는 폐물廢物·가래침·〈베테르〉의 찌꺼기 등을 버릴 휴지통을 마련해 두며, 〈비나〉(비파)는 벽 위에 있는 나무 갈고리에 걸고, 다른 한쪽에 화판畵版을 걸고, 또 다른 한쪽에는 안료顔料와 붓을 넣어두는 통을 걸어놓는다. 또한 탁자 위에는 책과 〈다란다카〉(좀처럼 시들지 않고 오래 피어 있는 꽃의 이름)를 놓는다.

그리고 침대 옆 방바닥에는 융단을 깔아서 앉을 수 있도록 하는 동시에 필요에 따라 기대기에 편한 작은 보료를 놓아둔다.

이밖에 오락용으로 여러 가지 놀이를 할 수 있도록 놀이판을 갖추어 놓는 것이 좋다.

그외에 집 밖에는 꽃동산을 만들어서 앵무새와 같은 작은 새를 둥지에 넣어 기르고, 또 길쌈을 하거나 목공 일을 하는 방을 만든다.

그리고 담장 안뜰에는 나무가 무성한 한가운데에 그네를 매어 늘여놓고, 나무에서 떨어진 꽃과 만초蔓草가 뒤덮인 땅 위에 의자를 놓아둔다.

이와 같이 집은 쓸모있게 설계해야 한다고 바쨔야나는 말하고 있다.

그런데 이와 같은 주택을 가지고 사는 가장家長은

첫째, 〈닛챰〉이라고 하는 일상적 행사와

둘째, 〈나이밋티캄〉이라고 하는 임시적 행사를 행할 의무가 있다.

〈닛챰〉이라는 것은 다음과 같은 것이다.

아침 일찍 일어나서 뒤를 본 후에 이를 닦고, 향료로 조금 기름을 바르고, 꽃으로 몸을 장식하고, 〈시크트하라크타가〉(붉은 염료)·〈베테르〉의 잎 등으로 입술을 물들이고, 거울 앞에 앉아 향료를 씹고, 나머지 향료와 〈베테르〉로 몸을 정화하고, 세 가지 힘인 정법正法과 실리實利와 성애性愛의 추구를 위해 날을 보낸다.

다음에는 몸을 깨끗이 하는 일과 오락에 대한 일인데, 매일 목욕을 하고, 이틀에 한 번씩 〈브헤나카〉(물에 넣으면 거품이 생겨서 때를 빼고 피부를 부드럽게 하는 것)를 사용한다. 이것은 주로 무릎과 넓적다리의 부분에 사용한다. 수염은 4일 간격으로 깎아야 한다. 머리는 5일에 한 번씩 감고, 만일 머리가 많이 빠졌을 때에는 10일에 한 번 감아도 좋다. 이와 같은 일들은 절대로 게을리해서는 안 된다. 그리고 두 겨드랑이 밑의 땀은 항상 씻어야 한다. 그렇지 않으면 냄새가 나기 때문이다.

식사는 하루에 두 번 하되 한 번은 오전에, 한 번은 오후에 취한다. 〈바짜야나〉의 의견에 의하면 두 번째 식사는 해가 진 후, 밤의 사분의 일의 시간(오후 4시에서 6시경)에 취한다고 한다. 식후에는 앵무새에게 말을 가르치거나, 혹은 닭싸움이나 양싸움 등을 구경한다. 그밖에 술법경전術法經典인 《카라샤수트라》에 기재된 여러 가지의 오락을 한다. 때로는 〈비트하마르다〉(재담사류)나 〈비타〉(예인의 일종), 또는 〈바이두샤카〉(곡예사) 등을 불러들여서 그들과 더불어 이야기한다. 그런 후에는 낮잠을 자고, 오후에 일어나서 자기 몸을 장식하고, 여러 가지의 승부를 다투는 놀이를 한다. 밤에는 노래와 음악을 듣고, 그것이 다 끝나면 집을 깨끗이 청소하고, 잘 정돈한 다음에 향을 피워 침대에서 그녀가 오기를 기다린다. 만일 그녀가 빨리 오지 않으면 노비를 시켜 불러오게 하거나, 혹은 자신이 가서 맞아온다. 그녀가 오면 달콤한 말로 환담한다. 비가 오는 날은 그녀의 장식이 젖어 있으면 옷을 갈아입게 하고, 그외에 무엇을 바라는지를 말하게 한다. 이것들은 평상적인 행사다.

다음에 임시적인 행사라고 함은

1 신을 모신 곳에 참례하러 가는 일
2 학자들이 모여서 기예技藝에 관한 의론을 하는 일
3 향연을 베풀어서 먹고 마시는 일
4 행락行樂을 위해 멀리 떨어진 곳에 있는 꽃밭으로 가는 일
5 남과 여러 가지의 유희를 하는 일 등이다.

이 중에서 신전神殿에 참배하는 것은 매월 1회, 혹은 2회씩 일정한 날에 〈사라스바티〉의 신전에서 반드시 집회가 있게 되어 있다. 이때 악사樂士는 유쾌한 가무歌舞로써 군중을 즐겁게 만든다. 악사는 먼 곳에서 오므로 그 다음날에는 반드시 일정한 보수를 주어야만 한다. 만일 청중이 바란다면 오래 머물러 있게 되지만, 그렇지 않으면 감사하다는 인사말을 남기고 돌아가

지 않으면 안 된다. 그 중의 한 사람이 가령 병이 들었거나, 혹은 사고가 나서 자리에 나오지 못할 경우에는 그 신전에 전속된 악사가 임시로 등장한다. 그것도 불가능할 때에는 다른 곳에서 데리고 오지 않으면 안 된다. 사람들은 손님으로 온 그 사람들을 향료나 꽃으로 환대하고, 질병이나 그밖의 사고가 있을 때에는 될 수 있는 대로 돌봐 주어야 한다. 이것은 집회를 하는 사람의 의무이다. 그외에 신전에서의 집회는 각각 그 관습에 따라서 진행된다.

다음에 학자들이 모여서 기예에 관하여 논의하는 일이 있다. 무희舞姬의 집이나, 혹은 어떤 사람의 집에서 교육 정도가 같고, 취미가 같고, 재산 정도가 같은 사람들이 춤을 추며 유쾌한 모임을 가진다. 거기서는 문학·음악·무용·예술 등에 관하여 논의되고, 그 중에서 지식이 많거나 품성이 뛰어난 사람은 표창하고, 다른 초대된 사람에게도 모두 각각의 보수를 준다.

향연을 베풀어서 먹고 마시는 일에 대하여는 각자가 자기 집에서 술을 마시면서 회합을 가진다. 거기서는 〈마드후〉·〈아이레야〉·〈수라〉·〈아사베〉 등의 여러 가지 술을 비롯하여 소금·과일·야채·〈티크타〉·〈가쓰〉·〈암부라〉 등의 안주를 놓고 서로 마신다.

행락行樂을 위하여 멀리 떨어진 꽃밭을 찾아갈 때는 친구들과 더불어 하루를 마음껏 즐길 수 있는 충분한 술을 준비해 가지고 간다. 이날은 아침 일찍 일어나서 용모와 의복을 정제하고 말을 타고 가는데, 무기舞妓의 노복奴僕·노비奴婢 등을 데리고 간다. 꽃밭에 이르면 목욕을 하고 나서 오락을 한다. 오락은 양싸움이나 닭싸움을 구경하거나, 또는 도박놀이를 하여 하루를 보낸 뒤 선물이나 꽃 또는 장식물 등을 구해서 아내에게 주고 집으로 돌아온다.

그리고 무더운 여름날에 목욕을 하기 위해 특별히 만들어진 먼 연못에 가서 즐기는 경우도 이와 같이 한다.

남과 같이 여러 가지 유희를 하는 일에는

1 〈야크샤라트리〉라고 하여, 밤새도록 유쾌히 노는 것.

2 〈카우므디쟈가라〉라고 하여, 특히 〈아슈비쟈〉(10월경)의 만월滿月에 밤새도록 그네를 뛰고 노는 것.

3 〈스바산다카〉(3월)라고 하여, 〈브하르구나〉(2월경)에 〈카마〉의 제사祭事를 베풀어 노래와 춤, 기타 오락을 하며 날을 보낸다.

이들은 매우 광범위하게 각 지방에서 행사된다.

이것을 자세히 구별하면 다음과 같다.

1 〈사하카라 브한지카〉=〈망고〉의 채집.

2 〈아뷰샤 크하디카〉=불에 쬐서 익힌 과일을 먹는 것.

3 〈나바파트리카〉=우기가 지난 뒤, 녹음이 우거진 나무 사이에서 노니는 일.

4 〈웃다카크슈베디카〉=물을 넣은 대통을 불어 사자가 울부짖는 듯한 소리를 내는 놀이.

5 〈판챠라누야남〉=〈판챠라〉에 국한된 유희의 일종.

6 〈에카 샤루마리〉=〈샤루마리〉 나무로 노는 유희로서 꽃을 따는 것.

7 〈가담파 윳드하니〉=〈가담파〉와 같은 부드러운 꽃을 서로 던지면서 노니는 것.

이러한 여러 가지의 놀이는 그 지방에 따라서, 그리고 그 습관에 따라서, 혹은 사람들의 기호에 따라서 적당히 진행된다.

독신자는 그의 재산의 정도에 따라서 노복이나 노비를 두고, 될 수 있는 한 선량한 사회인의 생활을 해야 한다. 독신인 경우에는 독신의 무기舞妓, 또는 여인이 이 같은 놀이를 함께 한다.

재산이 없고 다만 〈마트리카〉(지팡이의 일종)와 〈브레나카〉(비누의 일종)에 〈카샤야〉(도유塗油의 일종)만을 가지고 도회지에서 와 기예技藝를 사람들에게 가르치거나, 혹은 창부들에게 기능技能을 가르치는 사람은 재담사才談師의 지위를 얻을 것이다.

청년시대의 호사한 생활 때문에 재산을 잃은 자가 과거의 생활에 미련을 가지고 있으면서, 가족을 부양해 나가지 않으면 안 될 경우에는 창부의 집으로 가는 것이 당연하다. 그렇게 하면 왕년에 자기가 살았던 호사한 생활로부터 얻은 경험에 의해 크게 존경을 받게 되고, 여인들의 모임에 나가더라도 그들의 좋은 지도자가 되어서 안락한 생활을 할 수 있는 일을 얻게 될 것이다.

이러한 기예에 대하여 전혀 지식이 없는 자는 창부나 애인들의 애완물愛玩物이 되어 곡예사의 역할을 하고, 그들과 함께 생활하는 동안은 좋은 충고자가 되고, 또한 사랑싸움의 중매역이 될 수 있을 것이다.

다음과 같은 사람도 역시 이와 같다.

1 기예를 가진 걸식녀乞食女
2 과부
3 〈브리샤리〉, 즉 수드라족의 부인
4 기예에 숙달한 늙은 기생

사람들은, 같은 계급의 사람으로서 지식이 있고 성질이 좋은 사람을 보면 자기 자신의 좋은 생활을 보여 주어 그에게 부러운 마음을 일으키게 하고, 그리하여 그것이 습관이 되도록 해야 한다. 또한 이들로부터 여러 가지의 지식을 배워서 실행하지 않으면 안 된다. 그리고 이들을 위하여 집회를 주최하지 않으면 안 된다. 이들과 교제하면 다른 사람들의 일도 알 수 있게 된다. 이들이 곤란한 일을 당하였을 때에는 적당히 원조해 주고, 또한 제례祭禮나 순례巡禮를 위해서 온 사람들에 대하여도 힘써서 도와 주어야 한다.

사회인으로서의 생활에 대한 기술은 여기에서 끝난다.

이에 대한 다음과 같은 글이 있다.

집회의 석상에서 청중에 대하여는 〈산스크리트〉어만을 사용하고, 지방의 사투리는 사용하지 말라. 그러나 때로는 전자, 또한 후자를 적당히 사용할 것이며, 이와 같이 하여 완전히 청중을 이해시켜야 한다.

자기가 주최하는 집회가 없을 때는 남의 집회에 출석해야 한다. 그러나 일반인으로부터 악평을 받는 자나 정해진 규약을 지키지 않는 자, 또는 상해하려고 하는 자의 회합에는 출석하지 말라.

사람들의 뜻에 따라서 유쾌한 오락이 진행되는 어떠한 회합에서도 이에 대한 지식이 있는 사람들이면 출석하여 좋은 결과를 얻을 수 있을 것이다.

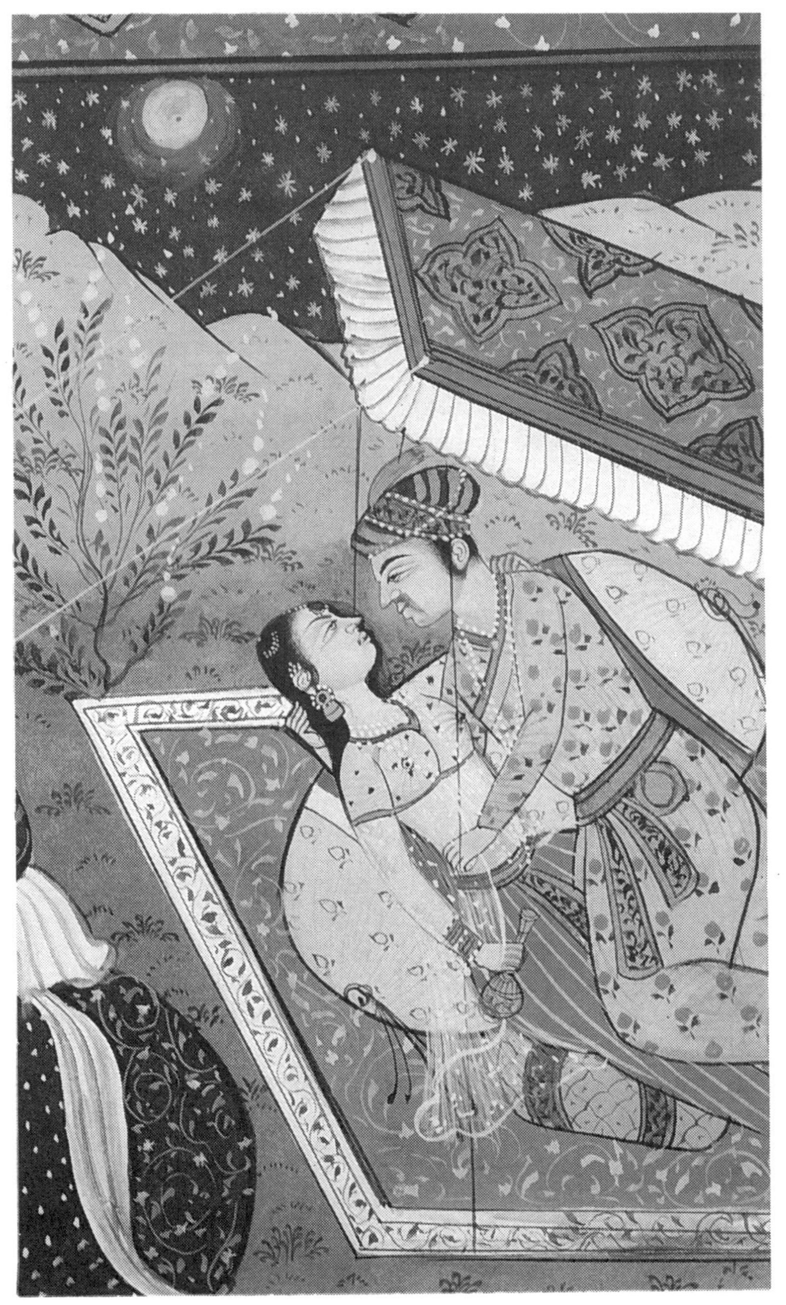

사랑의 대화. 소설의 삽화, 18세기

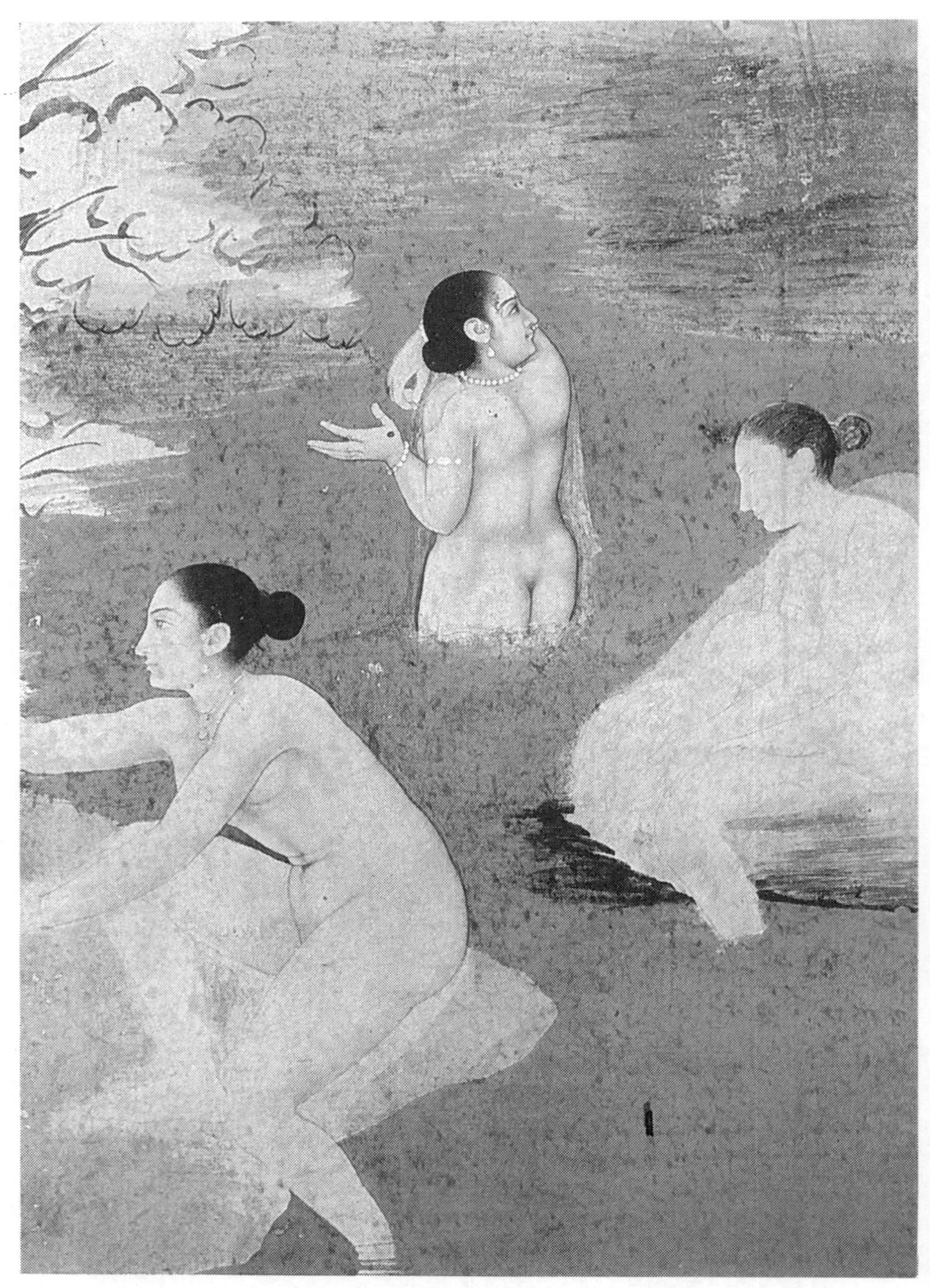

목욕하는 여인들. 무갈畵派, 17세기

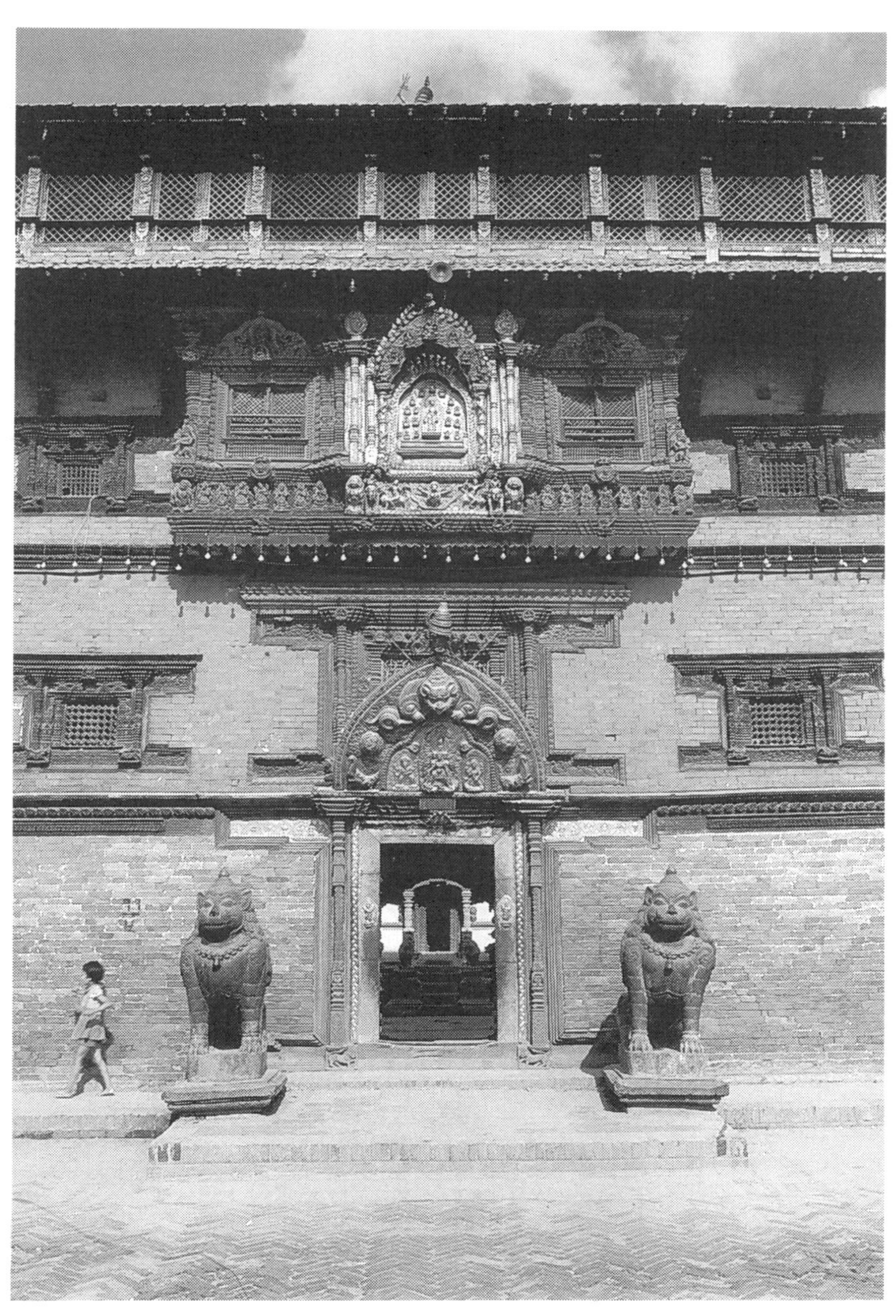

중세 바크타푸르 왕궁의 中庭 입구, 파탄 지방

제5장 애인과 그의 중매

같은 종족의 여자로서 남자와 아직 한 번도 교접이 없는 여자와 법규에 의하여 이룩된 결혼관계는 올바른 것으로서 찬미되는 행위이다. 이들의 행위는 공공연히 행해질 바로서 전혀 대중의 눈을 두려워할 성질의 것이 아니다. 그러나 자기보다 높은 종족의 여자, 또는 일찍이 다른 남자와 교접한 일이 있는 여자와의 동거생활은 이와 반대되는 결과를 가져와, 그 자식은 정당한 후계자로서 인정되지 않고, 불명예스러운 일로서 일반 대중의 눈을 피하여 비밀히 숨겨져야 한다. 자기보다 낮은 종족으로부터 처를 맞이하고, 또는 다른 종족에 속하는 자와 동거생활을 하는 것도 법전은 금지하고 있다. 창부나 과부와 교접하는 것은 금지되어 있지 않으며, 또 승인되어 있지도 않다. 그것은 그 행위가 단순히 쾌락의 목적을 위하여 행하여진 것이므로 법전이 관여할 바가 아니기 때문인 것이다.

여자에는 다음과 같은 세 가지 종류가 있다.

1 처녀

2 재혼한 여자

3 창부

그러나 〈고니카푸트라〉에 의하면, 어떤 특별한 이유로서 설정된 제4의 종류로 들 수 있는 여자가 있다. 이것은 다음과 같은 사정에 의한 다른 남자의 처妻이다.

이와 같은 여자는 쉽게 남자에게 몸을 맡긴다. 왜냐하면 이와 같은 여자들은 경우에 따라서는 자기 남편 이외의 많은 다른 남자에게 사랑을 주었기 때문에, 그녀의 품성은 그녀의 몸과 같이 더럽혀 있어 창부와 다를 바가 없으므로 남편 이외의 남자와 밀통한 여자와 교합하는 것은 법전에 위배되지 아니한다. 그러나 다음의 경우는 성교性交가 허용된다.

이미 결혼한 부인이지만 그녀의 남편이 권력가요, 부자요, 그리고 자기의 원수의 친구인 관계로 본의든 본의가 아니든 원수를 도와서 자기에게 손해를 주고, 정법正法과 실리實利, 그리고 성애性愛의 세 가지 세력까지도 약탈해 갈지 모르는 경우에는, 만일 그녀가 남편을 손 안에 넣고 좌우할 수가 있고, 그녀만 얻으면 그의 남편과 자기의 원수와의 사이를 갈라놓아서 조력를 얻을 수 없도록 하는 경우가 있다.

또 자기와 우정이 두터웠던 권력가가 어떤 이유에서든 자기에게 적의를 품고 끊임없이 해를 가할 때는, 그 남자의 처를 손에 넣어 그녀의 힘으로 그와의 우정을 회복할 수 있다고 믿어질 경우가 있다.

또한 어떤 부인을 손에 넣음으로써, 자기가 그 남편과의 우정을 얻어 그로 인하여 친구로서의 직책을 얻든가, 혹은 원수의 획책하는 바를 격파해 버리거나, 그 남자의 힘으로 어떤 일을 성취할 수 있는 경우가 있다.

또한 여기에 한 남자가 있어, 어떤 비열한 수단으로 당연히 자기의 손에 들어와야 할 재보財寶를 빼앗겼다고 하자. 이때 만일 그 남자의 처를 손에 넣으므로써 그를 살해하고 그 재보를 도로 빼앗을 수도 있다.

또한 재산도 없고 생활이 곤란하여 어떤 여인을 애인으로 삼으면, 그 여성의 부력으로 안락하게 살 수 있는 경우도 있다.

또 자기의 어떤 비밀을 알고 있는 남의 아내가 자기에게 연정을 품고 교제하기를 바라고 있고, 그녀가 자기의 약점을 내걸고 나올 때, 만일 남자 쪽에서 이를 거부하고 받아 주지 않으면 앙심을 품고, 자기 약점을 폭로하거나 교묘한 수단으로 죄를 뒤집어씌워서 파멸시킬지도 모르는 경우가 있다.

이와 비슷한 예로서 친구의 부인이 자기를 몹시 연모하고 있어서, 만일 그녀의 요구를 들어 주지 않으면 친구와 자기와의 우정을 파괴하고, 그 결과 원수가 힘을 얻어서 자기를 멸망케 하려고 들거나, 혹은 그녀 자신이 직접 원수에게 붙어서 자기를 멸망시키려고 할지도 모르는 경우도 있을 수 있다.

또 한 남자가 자기의 처와 간통을 하고 있음을 통분한 나머지 기어이 그 남자의 처와 관계를 맺고 복수를 하는 경우도 있다.

혹은 왕명에 의하여 적의 성내城內를 탐색하려 할 때, 성의 경비가 엄중하여 정상적 수단을 써서는 도저히 들어갈 수가 없을 때에는, 한 가지 수단으로 적의 처를 유혹하여 정을 통하고, 그녀의 도움으로 쉽게 성내에 들어가 정탐을 끝내어 목적을 달성할 수 있는 경우도 있다.

또 한 남자가 한 여자를 연모하고 있으나, 그녀가 좀처럼 얻어질 수 없는 상태에 있을 때는 그 길잡이로 그녀와 친숙한 다른 한 여자를 사귀고, 그녀를 이용하여 그녀의 도움으로 사랑하는 연인을 손에 넣는 데 성공하는 경우도 있다.

혹은 부유하고 어여쁜 한 처녀와 결혼하고 싶은데, 자기를 좋아하는 한 여자가 공교롭게도 그 처녀에 대하여 절대적인 영향력을 가지고 있다고 하면, 먼저 그 여자의 소망을 받아들여 그 여자를 흡족하게 해준 후, 그 여자를 통해 소망하는 처녀를 손에 넣는 일을 돕게 만들 수도 있을 것이다.

혹은 원수인 어떤 자가 어떤 여자의 남편과 절친한 친구인 관계로 늘 그와 생활을 같이하고 있어서, 만일 여자를 자기 것으로 정복하면 그녀를 시켜서 원수에게 독기운이 천천히 나타나는 〈라사〉라는 독약을 주어 죽일 수도 있을 것이다.

그러나 이상에 열거한 여러 가지 특수한 경우는 그것이 모두 위험천만한 행위이고, 또 본질에 있어서 계략적인 죄악이므로 단순한 사욕만이 목적이라면 절대로 해서는 안 된다. 그러나 중대한 사명이나 자기 몸을 보호할 경우 같은 중대한 이유가 있을 경우에는 행동해도 좋다.

이상과 같이 여자를 손에 넣는 목적에는 네 가지 종류가 있는데, 〈짜라야나〉에 따르면 또 다른 제5에 속하는 여성이 있다. 이들과 교접하는 것은 역시 앞서 기술한 제4의 여성의 경우와 마찬가지로 죄가 되지 않는다.

즉 왕자王者나 귀족과 친근하여 이용할 가치가 있는 과부, 또는 어떤 집안일에 깊은 관계가 있는 부인, 혹은 사업상 필요한 남자와 정교情交 관계가 있는 과부 등이 있는데, 그녀들을 얻을 필요가 생길 때도 있다. 이런 종류의 과부는 〈수바르나브하〉에 의하면 행자行者의 일을 하는 제6의 종류에 속한다. 또한 〈고타카무크하〉의 분류에 따르면 제7의 종류에 속하는 여인이 있는데, 이는 창부의 딸인 처녀, 혹은 비복의 딸인 처녀를 말한다.

또한 〈고나르디야〉에 따르면 제8의 종류에 속하는 여자가 있는데, 그것은 월경기에 도달한 처녀를 말한다.

그러나 이는 제1의 종류에 속하는 자와는 전혀 다른 방법에 의하여 접근해야 한다.

〈바짜야나〉 이후의 학자의 의견에 의하면, 이 나중의 네 가지 종류의 여인으로 분류한 것은 최초의 네 종류에 대하여 네 가지 기술한 것과는 전혀 다른 것으로서, 이들은 따로 설명할 필요가 없다고 주장했다. 그러므로 오직 네 가지 종류의 부인이 있을 뿐이다.

어떤 학자는 〈트리티야프라크리티〉(중성)를 따로 하여 다섯 종류로 나누고 있다. 이것은 다른 네 종류와는 전혀 그 취급을 달리하고 있다. 이들에 대하여는 제2편 정교편情交篇에서 〈입술로 하는 정교情交〉라는 장에서 논술하고자 한다.

그에 대하여는 일반적으로 다만 다음과 같은 두 종류가 있을 뿐이다.

1 형식상 여자와 결혼한 자

처 이외의 여자와 사귀는 내연의 정부情婦는 전자와 목적을 달리하고 있으므로 제2에 속한다. 또한 그외에 상·중·하 세 가지 종류의 구별을 설정하는 것은, 혹은 일정한 성질을 구비하였는가, 그렇지 않은가에 의하는 것이다. 이 문제에 대해서는 제4편 부도편婦道篇 중에서 설명하겠다.

2 다음과 같은 부인과는 절대로 교접해서는 안 된다.

① 문둥병을 앓는 여자

② 미친 여자

③ 무거운 죄를 지어서 종족으로부터 추방당한 여자

④ 정인情人의 비밀을 폭로하여 그에게 모욕을 준 여자

⑤ 공공연히 정사를 행하는 여자

⑥ 연령이 성애性愛의 시기를 지난 여자

⑦ 몸이 너무 흰 여자

⑧ 몸이 너무 검은 여자

⑨ 고약한 냄새가 나는 여자

⑩ 법전法典의 규정으로 결혼이 금지된 친족의 여자

⑪ 처와 친한 친구

⑫ 비구니

⑬ 친족의 처

⑭ 친구의 처

⑮ 성화聖火를 수호하는 자의 처

⑯ 왕비

〈바부라비야〉의 설에 따르면, 남편 이외의 남자 다섯 사람과 정을 통한 여인과 통하는 것은 금지되지 않는다. 즉 그 여인은 앞에서 기술한 이유에 따라 창부와 다름이 없으므로 교접하더라도 죄가 되지 않는 것이다.

그러나 〈고니카푸트라〉에 의하면, 상술한 일들도 친족親族·우인友人·성자聖者·국왕의 처妻에 대하여는 적용되지 않는다.

사회인으로서의 생활을 함에 있어서, 사람들은 친구나 기타 다른 사람으로부터 조력을 얻지 않으면 안 된다. 이 조력을 얻을 수 있는 친구 중에는 다음과 같은 종류가 있다.

1 어려서부터의 소꿉동무

2 일찍이 힘이 되어 준 사람

3 목적과 습관이 같은 사람

4 학문을 같이하는 친구

5 서로 비밀을 알고 있거나 사사로운 행동을 알고 이해하고 있는 사람

6 젖을 같이 먹고 자란 형제

친구가 될 수 있는 좋은 사람은 다음과 같다.

1 선대先代의 조상 때부터 친교가 있던 집안의 자손

2 기질이 서로 다르지 않은 사람

3 변하지 않은 곧은 사람

4 유순한 사람

5 항상 변함 없이 친절한 사람

6 탐욕이 없는 사람

7 진실한 사람

8 서로의 비밀을 지키는 사람

다음과 같은 직업을 가진 사람은 힘이 될 수 있으므로 친구가 된다.

1 세탁업자

2 이발사

3 꽃장수

4 향료상인香料商人

5 술집 주인

6 걸식乞食을 하는 승僧

7 목자牧者

8 〈베테르〉를 파는 자

9 대장장이

10 재담사才談師

11 〈비타〉(姪者)

12 곡예사

일반 사회인은 이들의 처와 친구가 되는 것은 좋은 일이다. 왜냐하면 그녀들은 정사를 도와 줄 수 있기 때문이다. 정사의 중매자는 남녀간에 서로 가까운 친구가 좋다. 그러나 남자보다는 여자가 좋다. 왜냐하면 더욱 친밀하기 때문이다.

그리고 정사를 이루려면 말을 잘하고, 용기가 있고, 표정과 태도에 능숙하며 행동할 기회를 잘 포착해야 한다. 또 영리하고 결단력이 있으며, 판별력이 있어 민첩하게 일을 처리할 수 있어야 한다.

이에 대한 다음과 같은 글이 있다.

인간의 근본인 정법正法(正義)과 실리實利(財寶)와 성애性愛의 세 가지의 힘을 잘 알고 사회인으로서의 의무를 게을리하지 않고, 힘을 도와 줄 좋은 친구를 가지고 있으며, 여인의 자태로써 그가 정사의 의사가 있는지 없는지를 잘 살펴

서 행동할 처소와 시간을 알고 있는 자는, 아무리 손에 넣기 어려운 여자라도 마
음에 들기만 하면 쉽사리 얻을 수가 있을 것이다.

제 2 편

정교편情交篇

제1장 정교情交에 대한 연구

1. 성기性器의 크기에 대한 고찰

남성이나 여성의 성기는 그 크기에 따라 대·중·소로 나누어지는데, 남성의 것은 그 중에서 가장 큰 것을 〈아슈바〉(수말)라고 하고, 중간 것을 〈부리샤〉(황소), 그리고 가장 작은 것을 〈샤샤〉(수토끼)라고 한다.

한편 여성의 것은 큰 것을 〈하스티니〉(암코끼리), 중간 것을 〈바다바〉(암말), 그리고 작은 것을 〈므리기〉(암사슴)라고 하여 역시 세 가지로 구분된다.

그런데 서로 같은 종족끼리의 정교情交는 〈사마〉(等性)라고 하여, 다음의 세 가지가 있으니

1 〈샤샤〉와 〈므리기〉, 즉 수토끼와 암사슴과의 정교

2 〈부리샤〉와 〈바다바〉, 즉 황소와 암말과의 정교

3 〈아슈바〉와 〈하스티니〉, 즉 수말과 암코끼리의 정교가 그것이다.

서로 다른 종족간의 정교는 〈비사마〉(不等性)라고 하여, 역시 세 가지로 구분된다.

1 수토끼와 암말의 정교, 또는 수토끼와 암코끼리의 정교

2 황소와 암사슴, 또는 황소와 암코끼리의 정교

3 수말과 암사슴, 또는 수말과 암말의 정교

이들 중에서 높은 종족에 속하는 남자가 한 등급 낮은 종족에 속하는 여자, 즉 조금 성기가 작은 여자와 어울리는 경우를 〈웃챠라타〉(높은 성교)라고 한다.

1 〈아슈바〉(수말)와 〈바다바〉(암말)가 어울리는 것

2 〈부리샤〉(황소)와 〈므리기〉(암사슴)가 어울리는 것

매우 큰 종족에 속하는 남자가 한 등급을 걸러서 아주 작은 종족의 여자와 어울리는 것을 〈웃쨔타라라타〉(보다 높은 성교)라고 한다. 이는 〈아슈바〉(수말)와 〈므리기〉(암사슴)와의 교접이다.

또한 한 등급만 낮은 종족과의 교접이 있다. 즉 〈샤샤〉와 〈바다바〉 및 〈부리샤〉와 〈하스티니〉와의 교접이다.

이들 중에서 서로 알맞은 자와의 교접이 가장 좋다.

한 계층을 건넌, 즉 대와 소와의 교접은 〈타라〉라고 하여 가장 좋지 않고, 그 이외는 보통이다. 이 보통인 경우에도 남자의 성기가 여자의 것보다 큰 것이 그 반대인 경우보다 바람직하다.

이러한 남녀의 성기의 크기에 따라 서로 교합을 이룰 수 있는 경우는 다음의 아홉 가지의 경우가 된다.

수말과 암코끼리나 암말, 또는 암사슴.

황소와 암코끼나 암말, 또는 암사슴.

수토끼와 암코끼리나 암말, 또는 암사슴.

2. 정열情熱의 정도에 따른 성교의 고찰

정열도 역시 성기의 크기의 구분과 마찬가지로 세 가지로 나누게 되는데, 첫째로 성교중에 정열이 적어서 동작이 느리고 둔하며, 정액의 양이 적고, 여자의〈쿠샤타〉(정열이 최고조에 달하였을 때, 손톱으로 할퀴는 것)에 견디지 못하는 자는 약한 자이고, 이와는 반대로 둘째로 힘이 세고 강인하며, 인내력이 출중하고 지칠 줄 모르면 강한 자이다.

셋째로는 약하지도 않고 강하지도 못한 자, 즉 강과 약의 중간이 있다. 여자 역시 마찬가지며, 정열이 많고 적음에 의해서 강·약·중간의 세 가지로 나눌 수 있다. 그리하여 성기가 크고 작음에 의한 분류와 같이 성교 때의 정열이 서로 맞느냐 맞지 않느냐에 따라서 또한 아홉 종류로 나누어진다.

3. 교접시간에 의한 고찰

시간에 의해서도 또한 세 가지의 분류가 있다. 즉 〈시그라후〉(빠른 것), 〈맞쟈〉(보통인 것), 〈치라〉(느린 것) 등이 그것이다. 그리하여 교접의 시간이 서로 알맞느냐 아니냐에 따라서 아홉 종류로 나누어진다.

여자는 남자가 사정을 함으로써 얻는 것과 같은 쾌감이나 만족감을 갖게 되는 것이 아니다. 여자는 음부의 가려움을 제거하는 것만으로는 충분한 만족스러운 쾌감을 느끼지 못하는 것이다.

다른 정사, 즉 〈키스〉 등 기타의 애무가 곁들일 때, 비로소 특이한 쾌감을 느끼는 것으로 그것이 여자의 쾌감이라고 생각된다.

이에 대하여 학자들 사이에는 서로 다른 주장이 있으니,

『남자나 여자가 느끼는 성교에 있어서의 특수한 쾌감은 순전히 정신적인 것으로서 외면적인 것만으로는 채워지지 못한다. 서로가 느끼는 즐거움은, 서로 상대방의 쾌감을 알 수가 없는 것이다. 그렇다고 여자는 남자와 같은 쾌감을 느끼지 못한다고도 말할 수 없다』라고 주장하는 학자가 있으며, 이에 대하여 〈아우다리카〉는

『남자는 정액의 사정으로 쾌감을 느끼고 사정하므로써 성교를 끝낸다. 그러나 여자는 이와는 다르다. 이것은 만족감의 차이 때문이다. 여자는 오랜 시간에 걸쳐서 강렬한 동작을 지속하는 남자를 좋아한다. 이와 반대로 시간이 짧고 약한 동작에는 여자가 만족할 수 없으며, 따라서 그런 남자는 싫어한다. 이것은 여자가 최후의 성적 쾌감을 일으킬 수 있는가 없는가에 대한 표준이 된다』라고 주장했다.

그러나 그렇지 않다고 주장하는 학자도 있다. 그는,

『최후의 만족은 그만두고라도, 여자는 음부의 가려움을 계속적으로 없애 주는 것과 그 과정에서 일어나는 쾌감 때문에도 남자의 오랜 시간에 걸친 성행위의 동작을 좋아한다』고 주장했다.

이러한 주장은 맞는 말이다. 그리하여 여자의 쾌감과 남자의 쾌감과는 같은 것이냐 아니냐의 문제가 남겨진다.

여기에 〈아우다리카〉의 설을 소개한 다음과 같은 글이 있다.

남자와의 성교에서 음부의 〈양감痒感〉(가려움)이 제거되니, 이것이 〈키스〉나 포옹 등의 정사에 따르는 여자의 쾌감일세.

〈바부라비야〉의 의견에 의하면, 성교하는 동안에 여자는 최초부터 음수

陰水가 계속적으로 분비되어 쾌감을 느끼는 반면 남자는 사정하는 최후의 순간에만 느낀다고 한다.

이는 그럴 듯한 의견이지만, 그러나 여자에게 남자의 사정시와 같은 쾌감이 없이 과연 어린아이를 밸 수가 있는가 하는 의문이 생긴다.

이에 대한 해답이 있다. 여자가 성교를 할 때, 장시간에 걸쳐 정열적이고 강렬한 동작을 지속할 수 있는 남자를 좋아하는 반면, 허약하고 시간이 짧은 남자를 싫어하느냐 하는 문제에 대하여, 그것은 가려움증을 제거하되 장시간에 걸치고, 호르몬의 분비에 따르는 쾌감이 오래 가기를 바라기 때문이다. 그러므로 조루증의 남자는 미워하기보다는 경멸하는 것이다.

그러나 이에 대해서 여자는 성교 전부터 끝날 때까지 계속 분비물이 흐르며, 그로 인해 쾌감을 느끼는데, 어찌하여 처음에는 남자에게 강렬한 반응을 보이지 않고 뒤에는 오히려 그 열도熱度가 심하게 고조되는가 하는 의문이 생긴다.

그러나 이 의문에 대하여는 제도사製陶師의 녹로轆轤나 소년의 팽이놀이를 보면 저절로 이해할 수 있다. 그것들이 돌 때에도 처음에는 천천히 돌기 시작하여 점차로 빨라지는 것이며, 힘이 다하면 멎는다.

이와 같이 여자의 정열도 처음엔 느리다가 점차 빨라지며 분비물의 분비가 그칠 때까지 계속되는 것이다. 따라서 성행위가 끝나는 것은 분비가 그치기 때문이다. 그리고 〈바부라비야〉의 설에 대하여 같은 의견을 그의 글에서 볼 수 있다.

『남자의 쾌감은 성교의 맨 끝이지만 여자는 처음에서 끝까지 쾌감으로 통하고, 그것이 그치려는 것은 분비물이 다하기 때문』이라 하였다.

이와 같이 반대되는 두 가지 설이 있다. 그러나 작자 자신의 의견으로는 『정액의 사정은 남자의 그것과 같이 여자에게도 있다. 서로 알맞은 몸의 두 남녀가 같은 동작으로써 다른 결과를 얻을 이유가 없는 것이다. 그러나 차이가 있다고 해도 성교의 자세나 감정의 다름에서 찾을 수 있는 것은 아니다. 남녀는 본질적으로 차이가 있다. 남자는 능동적인 반면에 여자는 수동적이다. 따라서 느낌이 서로 다른 것은 필연적인 귀결이다. 동작이 행하여

지는 장소가 다르면 받는 감각도 자연히 다를 것이다. 그러므로 남자로서는 자기가 〈행한다〉고 생각하며, 여자는 자기는 〈행하여진다〉고 느낀다. 그러므로 차이점은 이것뿐이다. 따라서 사정이라는 현상은 서로 다르지만 사정이라는 사실은 같다』고 주장한다.

그러나 의문은 여기에도 있다. 즉 성교를 하는 동안에 서로 다름이 있다면 왜 동작의 결과가 같을 수 있는가. 그러나 남녀의 동작이 다른 것은 본성이 다르므로 필연적이지만 동일한 목적으로의 행위가 그 목적이 이루어진 후에 그쳐지는 것은 당연하다. 그렇기 때문에 남녀는 다같이 사정의 쾌감을 얻는다는 것으로 귀결된다. 하지만 여기에도 의문이 있다. 가령 밥을 짓기 위해 불을 땔 때, 나무에 불이 붙음으로써 솥이 불의 열기를 옮겨서 솥 안의 쌀과 물이 함께 끓어 단일한 결과로서의 밥이 되는데, 이와 같은 때 나무나 솥이나 물이 다같이 공동의 목적을 이룩하기 위하여 같이 작용하여 한 결과를 낳는 것이다.

남녀가 동일한 목적하에 동일한 동작을 할 때는 쌍방이 다같이 쾌감을 얻고, 그렇지 않을 때는 얻어질 수가 없는 것이다.

이러한 예는 투우鬪牛의 경우나 〈가비트하〉(단단한 과실)를 깰 경우에도 그렇고, 또 씨름을 할 경우에도 그러하다. 즉 동일한 방법으로 동작하면 그 결과는 함께 이루어진다.

위에서 말한 바와 같은 구별은 굳이 해본 것으로서, 하여튼 남녀가 함께 쾌감을 느끼는 것은 확실하다.

이상을 요약하면 같은 종족, 가령 토끼와 암사슴과 같이 동등위同等位의 남녀인 경우에는 그 성교의 쾌감을 남녀가 다 함께 얻을 수 있다.

그러면 만일 다른 등위等位인 경우, 여자가 긴 시간이 소요될 때에는 남자는 좀더 적극적이며, 다양한 〈테크닉〉을 구사하여 여자가 좀더 빨리 최후의 쾌감에 이르도록 처리해야 한다. 그러므로 항상 사정에 의한 쾌감을 함께 느끼도록 힘쓰라.

〈라티〉(快樂)는 성교의 결과요, 〈라타〉(欲樂)는 성교의 동작 그 자체를 말한다.

〈라티〉는 〈라사〉(행복), 〈라가〉(탐애), 〈부리티〉(환희) 및 〈사마푸티〉(종결) 등과 같은 뜻을 가진 말로 쓰이며, 〈라타〉는 〈삼푸라요가〉(성교), 〈라하스〉(비밀), 〈샤야나〉(臥床), 〈모하나〉(도취) 등과 동의어로 취급된다.

성교는 정열의 강약과 회수와 시간의 장단 등 아홉 가지로 나누어지는데, 그 여러 가지 상태를 들 수 없을 정도로 많다. 그것들은 서로의 기호에 따라 다른 정사가 따르는 것이다, 라고 〈바쨔야나〉는 주장한다. 남자는 성교에 있어서, 첫번째는 강렬하고 시간을 짧게 하나, 두번째부터는 이와 반대로 강렬하지 못하며 시간이 길어진다. 그리고 여자의 경우에는 정액의 사출射 出에 이르기까지 남자와는 반대이다. 남자가 여자보다 빨리 만족한다고 함은 일반적인 설에 지나지 않는다.

학자들의 말에 따르면 여자는 성질이 섬세하여, 다른 여러 가지 예비적인 정사나 애무를 통하여 남자보다 빨리 최후의 만족에 이르게 된다고도 한다. 이상은 숙달된 여성과의 성교에 관한 것을 설한 것이고, 둔감한 자에 대하여는 뒤에서 설명하고자 한다.

쾌감에는 네 가지가 있다.

1 숙련에서 일어나는 쾌감, 즉 〈아브히야나〉

2 상상에서 생기는 쾌감, 즉 〈아브히마나〉

3 회상에서 생기는 쾌감, 즉 〈삼프라트야나〉

4 감각에서 생기는 쾌감, 즉 〈비샤야〉

이들을 다시 설명하면,

1은 감각에 의한 쾌락과는 별개의 것으로서, 동작을 반복함으로써 느끼는 쾌감, 즉 〈와비야스키〉(연습의 결과)를 말한다. 수렵 등의 경우는 이의 한 예로서 감각에 의한 쾌락과는 다른 것이다.

2는 〈아비마니키〉라고 하여 경험이 없고 단지 욕망에 이끌려 동작하게 되는 경우를 말하며, 상상이 쾌락으로 유도되는 동작을 말한다. 이것도 감각적인 쾌락과 다르며, 하나의 예로서 성교가 불가능한 여자가 남자의 성기를 빨거나 입맞춤하는 등이 이에 속한다.

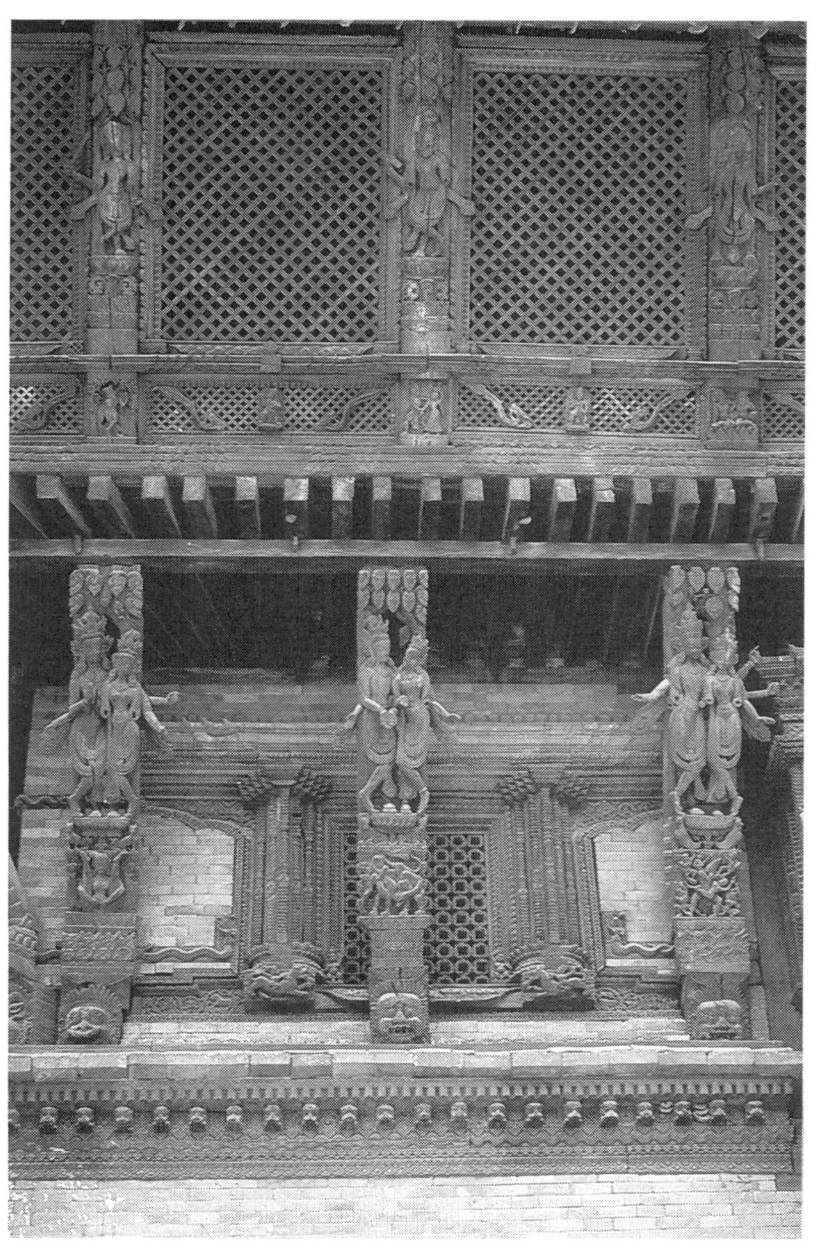

중세 바크타푸르 왕궁의 벽면 장식, 파탄 지방

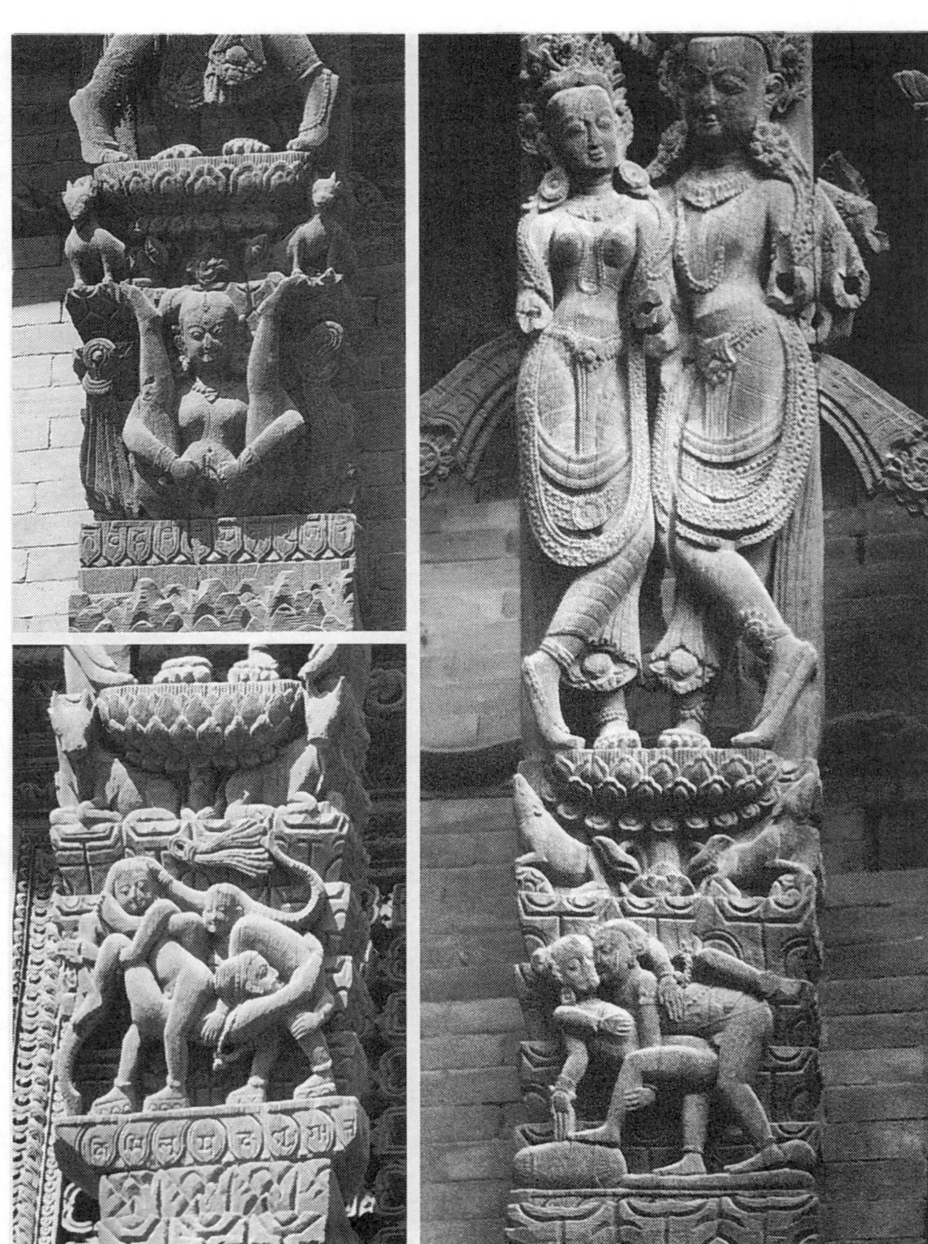

시바派 사원의 탕가. 파탄의 사원, 17세기

3은 비록 다른 사람일지라도 일찍이 사랑하던 사람과 비슷한 용모를 가진 사람을 보고 옛사랑을 생각하는 데서 얻는 쾌감으로서, 이를 〈삼프라트야나트미카〉(옛사랑의 회상)라고 학자는 말한다.

4는 음악이나 꽃이나 음식과 같은 쾌락의 대상이 되는 것으로부터 직접 생기는 쾌감은 직접적으로 그것을 주는 것으로서, 이것은 〈바샤야트미카〉라고 한다.

1에서 3까지는 말하자면 이 쾌감을 조성하는 것이다. 법전法典에서 설하고 있는 이들 여러 가지 사랑의 본성을 잘 알아서 기호에 따라 알맞게 해야 할 것이다.

제2장 포옹에 관하여

성애性愛를 위한 기교의 종류는 64종류로 나누어지고, 정교情交에도 역시 64종류의 방법이 있다. 64라는 숫자의 연유는 이 학문에서 취급된 문제들이 위에서 말한 바와 같이 64항목으로 분류되었기 때문이다. 따라서 정교情交에 관한 것도 64종류로 나누어진다고 말하고 있다. 그러나 달리 말하는 학자는 《리그베다》는 모두 10편으로 되어 있고, 제2편의 정교편情交篇도 10장으로 되어 있다. 이 《리그베다》는 대성大聖 〈탄쨔라〉의 노래를 64의 노래로 편성한 것이다. 이 글의 작자인 〈바부라비야〉는 〈탄쨔라〉 출생이요, 《리그베다》의 학자이므로 그에게 경의를 표하는 뜻에서 64의 숫자를 쓴 것이라고 한다.

〈바부라비야〉에 의하면, 64라는 수는 8의 8배로서 성교의 구성 부문이 각기 여덟으로 나누어져 있는데, 말하자면

1 포옹

2 입맞춤

3 손톱으로 할퀴기

4 물기

5 함께 눕기

6 신음하기

7 여자가 남자의 역할하기

8 입으로 하는 성교이다.

이상과 같이 여덟 가지 항목이 각각 여덟 가지로 분별된다. 그러나 〈바쨔야나〉는 반드시 여덟이란 수에 고정된 것이 아니고, 보다 적은 것으로서 때리기·울부짖기·교정交情·정교情交의 기교 등으로 분류된다고 하고 있으며, 이들이 정교편情交篇에 수록되어 있으므로 여기서는 64종류의 수를 대략 기술하는 데 지나지 않는다. 이것은 칠엽수七葉樹라고도 하고, 5색의

〈바리〉(공물의 종류)라고 하는 것이 대략의 수에 지나지 않는 것과 같은 것이다.

남녀가 아직 성교性交에까지 이르지 않는 상태에서 그들이 애정을 표시하기 위한 포옹에는 다음과 같은 네 가지의 방법이 있다.

첫째, 〈스푸리슈타감〉(몸을 단순히 접촉시키는 것)

둘째, 〈비트리캄〉(여자의 가슴에 자기 가슴을 대는 것)

셋째, 〈프리드그리슈타캄〉(서로가 몸을 뻗으며 누르는 것)

넷째, 〈비디타캄〉(힘을 주어 서로 누르는 것)

이것들을 더 상세하게 설명하면,

첫째 것은 남자는 사랑하는 여자가 오는 것을 보고 짐짓 다른 일을 하는 양 서로의 몸이 우연히 맞닿는 것처럼 꾸미며, 여자 역시 우연을 가장하고 몸을 닿게 하는 것이다.

둘째는 여자가 아무도 없는 곳에서 우연히 마음에 드는 남자를 발견하고, 여자가 몸을 굽혀 무엇을 집는 듯 남자를 그녀의 가슴으로 누른다. 남자는 또한 이를 알고 두 손으로 그녀를 밀어낸다. 이 경우 여자의 가슴은 마치 벽에 걸린 갈고리처럼 남자에 의해 밀려 눌리게 된다. 이와 같은 두 가지 경우는 서로 말조차 해본 일이 없는 사이에서 이루어지는 경우이다.

셋째는 어두운 곳에서나 또는 복잡한 저자에서, 또는 아무도 없는 곳에서 서로 몸을 의지하여 산책할 때, 남녀의 몸이 서로 지그시 기대어져서 밀게 되는 경우이다.

넷째는 벽이나 기둥에 기댄 상태에서 지그시 꼭 밀어대는 상태를 말하는 것이다. 이상 두 가지는 이미 서로 애정을 나눈 사이에서 행해지는 것이다.

다음 네 가지의 포옹은 성교 때에 이루어진다.

1 〈쟈타베슈티타카〉는 마치 덩굴이 휘감기듯 여자가 사랑하는 남자의 몸을 휘감고 손으로는 남자의 얼굴을 어루만지며, 눈은 넋을 잃은 듯 남자의 이마를 쳐다보고, 그의 아름다움을 찬미하는 듯 입맛을 다시듯 입술 소리를 내면서 그에게 휘감기는 것을 뜻한다.

2 〈브리크샤드히루다카〉, 이것은 여자가 한 발로는 남자의 한 편 발을 밀면서 다른 한 발은 남자의 넓적다리에 올려놓고, 혹은 그것을 휘감는 동시에 한 팔은 남자의 등뒤에 돌려 껴안고, 한 팔은 어깨 위에 올려, 마치 입을 맞추려고 기어오를 듯이 하여, 스스로 몸을 들어올리면서 입에서는 목마른 자의 입다심 같은 소리를 내면서 남자를 자기에게 끌어당기는 것을 뜻한다.

이 두 가지 경우는 정교情交를 하기 위해 자리에 들기 전에 서 있는 상태에서 애정이 고조되었을 때 하는 것이며, 자리에 누워서는 다음의 두 가지 방법으로 포옹한다.

3 〈틸라탄두라카〉, 이것은 끌어안고 누운 상태의 남자가 여자의 오른쪽에 있으면 오른편 다리를 여자의 넓적다리 사이에 넣고, 왼팔은 여자의 오른편 겨드랑이 밑으로 밀어넣는다. 만일 왼쪽에 있으면 왼편 다리를 여자의 넓적다리 사이에 넣고, 오른편 팔을 여자의 왼쪽 겨드랑이 밑에 밀어넣는다. 여자의 경우도 남자와 같은 방법으로 하니, 이는 다리와 팔이 마치 〈티라〉(겨자씨)와 〈티라탄두라〉(쌀알)가 섞인 상태와 같은 것이다.

4 〈크시라니라카〉, 이것은 남녀가 다같이 강렬한 흥분상태에 들어 아무것도 보이지 않고, 웬만한 위험쯤은 아랑곳하지 않고, 도취된 상태에서 마음과 몸이 하나가 되어 굳게 포옹하는 것을 뜻한다. 이 동작은 여자가 남자의 무릎 위에 올라 마주앉아 있을 경우와 잠자리에 누워 있을 경우에 행해지는 것으로서, 앞의 경우는 여자의 두 다리가 남자의 몸 안에 들어가 한데 엉겨 굳게 껴안는 것이다.

이것은 마치 물과 젖이 뒤섞인 상태와 같기 때문에 〈크시라니타캄〉이라고 한다.

〈수바르나브하〉에 의하면, 〈에카안고파그하남〉이라고 하는 네 가지의 포옹방법이 또 있다고 〈바부라비야〉는 주장하였다. 즉 남녀가 서로 맞붙어 행해지는 것으로 남녀가 서로 상대하여 누워, 서로가 한편 다리나 두 다리를 상대방에게 올려놓고 꼭 껴안는 것으로서, 넓적다리가 서로 눌리기 때문에 〈우루바그하남〉(넓적다리 포옹)이라고 불려진다. 또 남자는 여자를 보고 눕고, 여자가 음부를 남자의 성기에 댄다. 이런 상태인 경우 여자는 머리가 흩어지고 남자에게 덮쳐 안겨서 남자의 몸을 입으로 물고 손으로 꼬집으며, 혹은 때리며 입을 맞춘다. 이러한 동작은 서로의 성기를 맞대기 때문에 〈쟈그하노바그하남〉(배꼽 포옹)이라고 한다. 또한 여자가 등을 굽혀 앞으로 엎드리면서 가슴으로 남자의 가슴을 지그시 누르면 가슴의 무게가 모두 거기에 쏟아진다. 이것은 가슴의 포옹이라고 하여 〈스크나링가남〉이라고 한다. 또 한 가지는 얼굴을 맞대어 이마와 이마, 눈과 눈, 입과 입이 서로 닿도록 하는 포옹, 즉 〈라타티카〉라고 하는 것이 있다. 이것은 이마의 포옹이라는 뜻이다.

어떤 학자는 몸을 마찰하는 것도 하나의 포옹이라고 생각한다. 이런 것도 다른 포옹의 형식과 같이 몸을 만지는 것이 되기 때문이라고 하지만, 그러나 〈바짜야나〉는 마찰의 목적이 전혀 다르고, 정교情交와는 관계 없이 행하여지는 것이므로 마찰은 포옹이라고 생각할 수 없다고 말하였다. 그것은 고통을 진정시키기 위해서 하는 것이므로 서로가 쾌감을 주는 것이 아니니, 마찰해 주는 편은 마찰을 받는 편과 같이 쾌감을 느낄 수가 없다. 그러나 정사의 경우는 남녀가 다같이 쾌감을 맛볼 수 있는 것이다.

포옹하는 방법을 배운 사람이나, 이를 듣고 나서 남에게 옮겨 이야기하는 사람의 마음은 성교의 욕망이 은연중에 일어나게 될 것이다.

경전經典에 씌어져 있지 않더라도 성교의 욕정과 정열을 더하게 하는 포옹의 방법은 여러 가지가 있을 것이다. 그러므로 포옹은 반드시 성교와 함께 수반하여 사용하는 것임을 알아야 한다.

경전이 가르치고 있는 포옹의 범위는, 정교情交에 대한 욕망을 일으키게 될 때까지를 한도로 하고 있다.

제3장 입맞춤의 기교

흔히 입을 맞추거나 손톱으로 꼬집거나 이로 무는 행위 등은 강렬한 성적 충동에서 비롯되는 것이므로, 어느것이 먼저고 어느것이 나중이라는 순서는 있을 수 없다. 그러나 여기에는 특수한 면이 있다. 이 세 가지는 주로 성교에 앞서서 행하여지고, 신음하는 것이라든가 때리는 행위 등은 흔히 성교 때에 행하여지는데 〈바짜야나〉는, 이러한 동작은 언제든지 가능하다. 왜냐하면 정욕은 이러한 동작들이 행하여지는 것과 관계 없이 일어나기 때문이다, 라고 말했다.

남자가 여자와 성교할 때는 처음부터 너무 강렬하게 동작하지 말고, 여자가 점차로 익숙해짐에 따라 힘을 더해 가면서 운동하여야 한다. 이것은 성적 감정의 과정에서 동작하게 되는 것이기 때문이다.

성교가 시작되면 이들은 한 가지나 또는 여러 가지를 같이 동작하여 성적 감정을 왕성하게 하고, 그 감정을 유지하기 위하여 노력해야 한다.

입을 맞출 때 맞출 부분은 이마·앞머리·뺨·눈·가슴·유방·입술과 입 안 등인데, 〈라타〉 지방 사람들은 넓적다리와 무릎·겨드랑이·무릎 아래 등도 즐겨 입을 맞춘다. 어떤 부분이든 정열의 고조와 습관에 따르는 것이 무난할 것이다. 그러나 다른 지방의 것을 모방하는 것은 피하라고 〈바짜야나〉는 주장했다.

처녀의 입맞춤에는 다음과 같은 세 가지가 있다.

1 서로 입을 맞출 때, 입술을 움직이지 않는 것으로서 〈놓아두는 것〉이라고 하여 〈니밋타캄〉이라고 한다.

2 남자의 입술을 여자의 입 안으로 넣을 때, 여자는 이를 받아들이듯이 아랫입술을 조금 움직이기는 하지만 부끄러우므로 윗입술은 움직이지 않는다. 이것을 〈스푸리타캄〉(진동)이라고 한다.

3 남자의 입술을 여자가 위아랫입술로 살짝 받치고, 눈은 감고 손으로는

그것을 가리며 혀끝으로 남자의 입술을 누르는 것으로 〈누르기〉, 즉 〈그하티타캄〉이라는 것이 있다.

또 아랫입술로 상대방의 두 입술을 찝어대는 입맞춤을 네 가지로 구분하는데

1 남자가 정면에서 입술을 맞대어 무는 것을 〈사마〉라 하고,

2 얼굴을 옆으로 돌려서 입술을 둥글게 하여 대는 것을 〈티리야크〉라하고,

3 한쪽 손으로는 턱을, 다른 손으로는 머리를 받치고, 상대방의 얼굴을 돌려 입술을 맞대는 것을 〈웃드프란타캄〉이라고 하며,

4 입술이 조금 눌리는 것을 〈피디타캄〉이라고 한다.

또 한 사람이 상대방의 아랫입술을 엄지손가락과 집게손가락으로 살짝 잡아 이에 대지 않고 끌어대며 문다. 이것을 〈아비피디타캄〉이라고 하는데, 이것은 제5의 변태로 이 동작의 특징은 입술을 잡아당기는 데 있다.

키스의 싸움놀이에 대한 기술이 있다.

남녀의 어느 편인가가 먼저 상대방의 입술을 잡는다. 먼저 잡은 편이 이기는 것이다. 만일 여자가 지면 울면서 손짓을 하며 남자를 떼밀기도 하고, 물어뜯기도 할 것이다. 그리하여 다시 승부를 겨누자고 대들 것이다. 그리하여 또다시 지면 더욱더 격렬히 이를 요구할 것이다.

때로는 꾀를 내어 여자가 이기는 일이 있다. 남자가 안심하고 주의하지 않고 있는 틈을 타서 여자는 남자의 입술을 잡아 놓지 않는다. 이와 같이 하여 큰 소리로 졌다고 고백하면 웃으면서 그의 입술을 깨물어 끊어 버릴지도 모른다고 위협할 것이다. 그리고 여자는 기쁨을 참지 못하고 좋아 날뛰면서 다시 싸우자고 한다. 눈썹을 치켜올리며 눈을 바로 뜨고서 남자를 놀리면서 여러 가지 말을 할 것이다.

손톱으로 꼬집어 자국을 내고, 이로 물고 때리는 행동이 따르는 사랑의 싸움놀이도 역시 이와 마찬가지로 설명된다.

이와 같은 남녀간의 사랑의 싸움놀이는 성정性情의 강렬함과 장시간에

걸친 정교情交를 능히 감내할 수 있는 자에 의해서만 행해진다. 그것은 이러한 남자에게만 적당하기 때문이다.

여자가 남자의 아랫입술을 잡아 키스를 하고 있는 동안에 남자도 또한 여자의 윗입술을 잡고 키스한다. 이것을 〈웃다라츰비타〉라고 한다.

남자가 두 입술로 여자의 두 입술을 잡아 키스하는 일도 있다. 만약 남자에게 수염이 없으면 여자도 역시 이와 같은 키스를 할 수 있을 것이다.

키스를 하고 있는 동안에 한 사람이 혓바닥을 상대방의 입 안에 넣고, 그 혀끝으로 이·윗잇몸·혀 등을 누른다. 이때 남녀의 혀는 서로 닿게 된다. 이것을 〈지후베 윳드하〉(혀의 싸움)라고 한다.

남녀가 서로 입과 혀를 잡거나 내미는 일도 있다. 이것은 각각 입이나 혀의 싸움이라고 일컬어진다.

입술과 입에서부터 다른 부분으로 옮겨가면서 키스하는 방법에 네 가지가 있다.

1 사마—퇴관절腿關節이나 흉부胸部, 또는 겨드랑이 밑에 입술을 대는 경우.

2 피디타캄—유방·뺨·배꼽 밑 등을 조금 누르는 것처럼 하여 입술을 댄다.

3 안치탐—가슴 밑·겨드랑이와 가슴의 사이에 입술을 대는 경우.

4 므리두—눈·이마에 살짝 댄다.

이와 같이 키스를 하는 부분의 감성에 따라서 그의 특수한 형식이 기술되어 있다.

사랑하는 사람의 자는 얼굴을 보고, 여자가 성교의 욕망을 나타내듯이 그 얼굴 위에 키스하는 것은 성정을 돋구고, 또한 그를 잠에서 깨게 하는 것이 된다.

여자가 다음과 같은 사정으로 정인情人과 키스하는 경우에는 그 키스는 〈챠리타캄〉이라고 불려진다. 이는 다른 일로부터 정인情人의 관심을 돌리게 되는 것이기 때문이다.

예를 들어 남자가 술에 취하였거나, 혹은 어떤 다른 일에 열중하고 있을 경우, 또는 다툰 다음에 아직도 화가 덜 풀렸거나, 다른 것을 열심히 보고 있을 때, 혹은 잠이 들려 하고 있을 때 잠을 못 자게 하기 위해서도 행해진다.

밤이 늦어서 여자가 잠들어 있는 것을 보고, 성정性情을 나타내듯이 여자에게 키스한다. 이 동작은 잠을 깨게 하는 것이 되므로 〈푸라티보디캄〉이라고 한다.

또 여자가 남편이 집에 돌아오는 것을 알고, 일부러 남편의 정욕을 떠보려고 잠든 체하는 경우가 있다.

벽에 걸린 거울, 또는 물에 비친 모습을 보고 남자가 여자에게 키스하려고 다가선다. 이것은 애정을 표시하기 위해 취하는 행동인데, 여자도 역시 이와 같이 한다.

만일 남자가 여자의 면전에서 어린아이나 그림이나, 혹은 조각상한테 키스하고, 또는 안기도 하면서 그와 노는 것은 여자에 대한 애정을 간접적으로 표시하는 것이다. 여자가 이와 같이 할 때에도 역시 남자에 대한 애정의 암시가 된다.

이와 비슷하게 밤중에 구경거리가 있어서 사람들이 모인 곳에서, 그렇지 않으면 친족들이 한자리에 어울린 데서, 남자가 곁에 있는 여자의 발가락이나 손가락에 살짝 키스할 때는 그녀에 대한 애정을 표시하는 것이다. 여자가 남자에 대하여 이와 같이 할 때도 마찬가지다.

만일 노비가 사모하는 주인의 몸을 주무르면서 짐짓 조는 척하고 남자의 허벅지에 키스하거나, 혹은 남자가 발을 주무르게 하기 위해 발을 뻗었을 때, 역시 조는 듯이 그 발가락에 키스하는 행위는 그녀의 간절한 연모의 표시이며 끝내는 정교情交로 들어가게 된다.

남녀 중 한쪽에서 한 정사는, 또한 다른 쪽에서도 되풀이될 것이다. 즉한 사람이 때리면 그와 같이 상대방도 때릴 것이며, 한 사람이 키스하면 역시 상대방도 키스로써 응답하게 될 것이다.

제4장 손톱으로 할퀴기

정열적인 정인情人은 손톱으로 상대방을 할퀸다. 이것은 본성으로 성교에 대한 욕망이 강렬한 경우이다.

그러나 그리 정열적이 아닌 경우에도 다음과 같은 사정으로 할퀴기가 쓰이는 일이 있다. 성교를 시작할 경우, 오랫동안에 걸쳐 출타하였던 남편이 귀가했을 경우, 오랜 여행을 떠날 때, 여자의 마음을 진정시킬 때, 혹은 술을 마셔서 취하였을 경우 등이 그것이다.

상처에 대해서도 역시 앞에서 말한 경우가 해당된다. 혹은 이것들을 좋아할 때는 그외의 경우에도 그렇게 한다. 손톱으로 할퀸 상처는 그 상처의 모양에 따라서 여덟 가지로 나누어진다.

1 앗츄후리타캄

2 알드하쨘라드

3 만다람

4 레그하

5 브야그흐라 나그함

6 마유라 파다캄

7 샤샤 브리타캄

8 우드바라파트라캄

이것들은 다음과 같이 설명된다.

겨드랑이 밑과 유방과 목과 등과 궁둥이와 넓적다리는 이들 상처를 내는 주요한 부분이다. 그러나 〈수바르나브하〉의 설에 의하면, 사람은 강렬한 정욕의 충동이 일어나면, 손톱으로 상처를 낼 적당한 부분과 적당치 않은 부분과를 가리지 않는다고 한다.

열정적인 사람들은 사랑의 상처를 내주기 위하여, 왼손의 손톱을 길고 뾰족하게 해둔다. 두세 개의 손톱은 뾰족하게 하고 나머지는 둥근 모양으로 만들어 둔다.

좋은 손톱은

　　1 그 선線이 없는 것

　　2 평평한 표면을 가진 것

　　3 광택이 있는 것

　　4 때가 끼지 않은 것

　　5 손톱이 갈라지거나 깨지지 않은 것

　　6 길게 자란 것

　　7 아름다운 것

　　8 만질만질한 것

〈가우다〉(벵갈)인의 손톱은 길어서 손톱이 손의 장식이 된다. 여인이 그런 남자를 보면 마음이 움직인다고 한다.

남부 사람의 손톱은 짧고, 따라서 손재주가 많다. 또한 이는 사랑의 상처를 내는 데 사용되고, 여러 가지 상처를 내는 데 적당하다.

〈마하라슈트라〉인의 손톱은 길지도 않고 짧지도 않다. 즉 위에서 말한 장점을 모두 갖추고 있다.

위에서 언급한 상처의 종류를 말하면, 첫째의 〈앗츄후타캄〉이라고 하는 것은 얕은 상처로서 손가락을 모두 모아 닿는 부분만을 가지고 할퀸다. 할퀴는 부분은 뺨·입술 등이다. 가볍게 접촉하여 할퀴기 때문에 상처가 나지 않는다. 이 동작의 목적은 이와 같이 하여 전신에 전율감을 내는 데 있다. 이와 같이 하여 마침내 손톱이 서로 맞닿는 소리가 약간 일어난다. 이 〈앗츄후리타캄〉이 행해지는 것은 이상과 같은 경우이다.

여자의 목 부분, 혹은 유방에 손톱자국이 난 반달형의 상처는 〈알드하짠드라〉라고 하여 반달과 같다고 해서 반월형半月形이라고 불려진다. 이 반월형의 상처가 마주 짝지어 두 개가 있을 경우에는 이것은 〈만다람〉(滿月形)이라고 한다.

이것은 배꼽의 밑이나 궁둥이와 또는 관절에 행해진다.

〈레그하〉는 한 줄기의 상처로서 몸의 각 부분에 행해진다. 이것은 너무

길면 안 된다.

〈레그하〉가 만일 굽은 모양으로 자국이 났을 때는 이것을 〈브야그흐라 나크함〉(범의 발톱)이라고 부른다. 이것이 행해지는 것은 주로 가슴이다.

다섯 손가락을 한데 합쳐서 유방 위를 향해 젖꼭지를 할퀼 때는 짧은 상처가 난다. 이와 같이 된 한 가닥의 자국을 〈마유라 파다캄〉(공작의 발자국)이라고 한다.

만일 여자가 좋아하면 다섯 손가락의 손톱 끝을 젖꼭지에 댄다. 이것을 〈샤샤 프리타캄〉(토끼의 도약)이라고 한다.

또한 가슴 아래의 허리띠를 띠는 잔허리 주위에 손톱으로 연꽃잎과 같은 형상을 만드는 것을 〈우드파라 파트라캄〉(연꽃잎)이라고 한다.

남자가 먼 길을 떠날 때는 여자의 넓적다리와 가슴에다가 손톱으로 세 줄기, 또는 네 줄기의 자국을 내는데, 이것은 남자가 집 안에 없는 동안 여자로 하여금 남편을 그리워하도록 만들기 위함이다.

또 손톱으로 꽃이나 새나 짐승 등의 여러 가지 형상을 내며 그릴 경우도 있다. 이것들은 모두 정욕情慾의 극치에서 상처를 내는 것이므로, 그 교묘한 방법이란 각양각색이며 결코 일정한 방법이 있는 것이 아니다. 그리고 그 상처의 가지수도 도저히 정확하게 알 수가 없는 것이다.

학자들은 다음과 같이 말한다. 즉 성애性愛의 동작은 여러 가지가 있어서 제각기 열정을 더하는 것이니, 그와 함께 정애情愛를 돕는 간접적인 일도 또한 많은 종류가 있는 것이다. 예컨대 창부娼婦나 정부情婦는 정상적인 여인보다 정사情事에 있어서는 많은 기교를 필요로 할 뿐더러 상대방에게도 그것을 요구한다.

그러므로 활쏘기나 그밖의 여러 가지 기예技藝가 성애학性愛學에 있어서도 필요하다는 것은 의심의 여지가 없다고 〈바짜야나〉는 주장한다.

그러나 위에서 말한 손톱으로 내는 상처의 동작은 남의 부인에게는 하면 안 된다. 왜냐하면 이 상처는 모든 비밀을 폭로시키기 때문이다. 그러나 정교情交 때에 정열이 더해짐에 따라서, 혹은 그 비밀을 과거의 사랑의 기념으로서 남겨두기 위하여, 이 두 종류의 여인, 즉 창부娼婦와 정부情婦의 몸

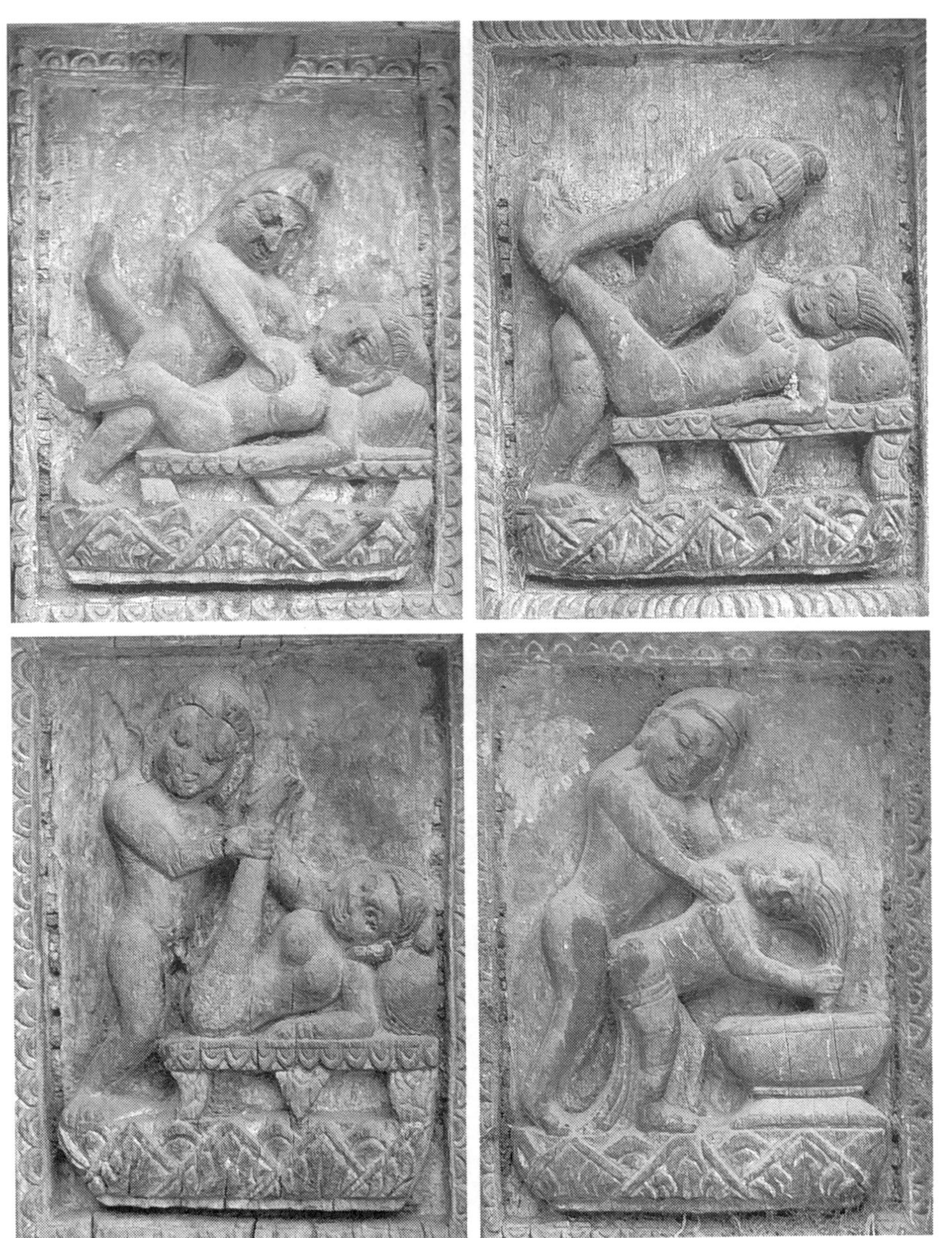

신들의 유희. 파탄 사원의 탕가, 18세기

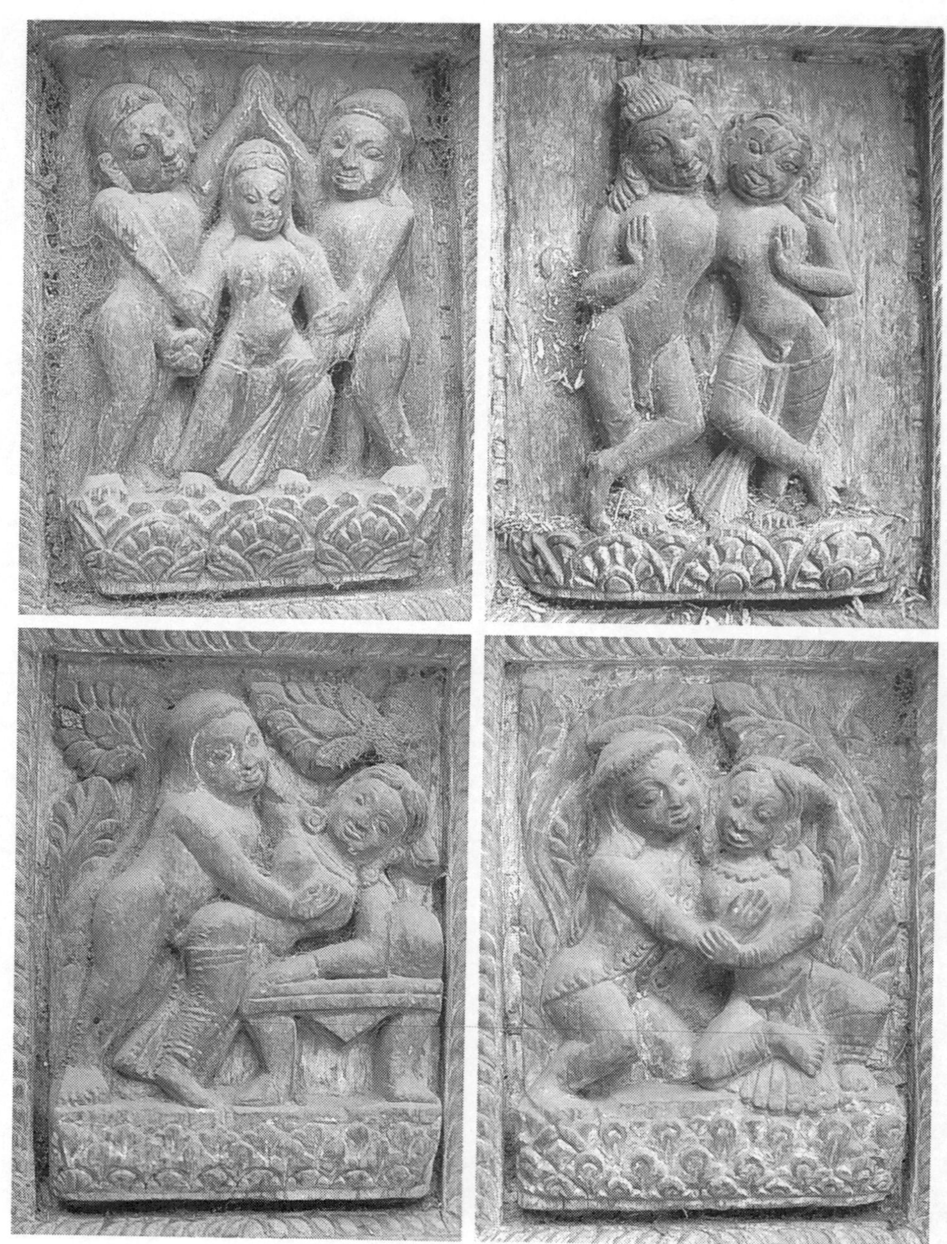

신들의 유희. 파탄 사원의 탕가, 18세기

에 손톱자국을 내는 행위는 있을 수 있다.

이상에서 말한 뜻을 분명히 하기 위해 손톱자국을 찬양하여, 작자는 다음과 같은 글로써 표현했다.

부인이 그 몸의 은밀한 곳에서 정인情人의 손톱자국을 발견할 때는, 오랜 시일이 지난 뒤라도 즐거웠던 그날의 애정이 아름다운 추억으로 마음에 떠올라 항상 즐겁고 새로운 기쁨을 줄 것이다.

만일 옛 정인情人과의 언약을 생각할 수 있는 손톱자국을 발견할 수 없다면, 애정도 오랜 세월이 지나면 역시 없어질 것이다.

먼 곳으로부터 걸어오는 부인의 가슴이 손톱자국으로 가득 차 있는 것을 보았을 때는, 미지의 사이라 하더라도 찬미하는 눈초리로 바라보고 교접하고 싶은 생각이 생길 것이다.

뿐만 아니라 남자로서 그 몸의 여러 곳에 손톱자국을 가지고 있는 자는 흔히 여자들의 마음을 유혹誘惑하게 된다.

손톱과 이로 자국을 내는 일을 해본 경험이 있으면 있을수록, 이보다 더 애정을 더하는 것이 없다.

제5장 이로 무는 일

지금까지 윗입술·눈·입 안 등을 제외한 몸의 다른 부분에 입을 맞추는 것을 말하였으나, 그 부분은 또한 상처를 내는 데나 이로 무는 데에도 역시 적용될 수 있다.

이(齒)는 고르게 길고, 〈페테르〉의 잎을 씹는 것처럼 남의 눈을 끄는 것이어야 하며, 크기는 적당하고 촘촘히 나고 벌어져서는 안 되며, 끝은 고르게 나야 좋은 이라 할 수 있다. 반면에 이가 빠졌거나 갈라졌거나 고르지가 못한 것, 또는 길고 짧고 닳아졌거나 사이가 벌어진 것, 기타 너무 큰 것들은 모두 좋지 않은 이들이다.

이로 상처를 내는 데에는 다음의 여덟 가지 종류가 있다.

1 구드하캄

2 웃쮸후나캄

3 빈두

4 빈두마라

5 푸라바라마니

6 마니마라

7 칸다브흐라캄

8 브라하쨔르비타캄

여자의 아랫입술이 남자의 입술과 이와의 사이에 잡혀, 상처가 나지 않을 정도로 조금 붉게 된다. 이것을 〈구드하캄〉이라고 한다. 물린 곳이 뚜렷이 나타나지 않으므로 비밀이라는 이 이름이 붙여지고 있는 것이다.

위에서 말한 동작이 보다 강렬하게 행하여져, 그 부분이 부풀어올라서 부어 있는 것을 〈웃쮸후나캄〉이라고 한다.

위와 같은 동작은 〈빈두〉와 더불어 아랫입술의 중간에서 행해진다.

〈웃쮸후나캄〉은 〈푸라바라마니〉와 더불어 뺨에도 행해진다.

그러나 이는 왼쪽 뺨에 한해서만 행해지고 있다.

꽃으로 아름답게 장식하거나, 키스와 이로 물려서 생긴 상처는 부인의 왼쪽 뺨에 장식이 된다.

여자의 몸의 어떤 특수한 부분에 상처가 나지 않을 정도로, 이와 입술로 거듭하여 행해져서 붉게 피가 맺힌 점은 〈푸라바라마니〉, 〈푸라바라〉(珊瑚)라고 한다.

이와 같은 방법으로 이런 종류의 상처가 줄을 지어 늘어서 있는 것을 〈마니마라〉(花鬘)라고 한다.

여자 몸의 어떤 부분의 피부가 좀 부풀어올랐거나, 이로 물려서 피부에 작은 상처가 생기는 것을 〈빈두〉(물방울)라고 한다.

이런 종류의 점이 한 줄로 늘어서 있어, 같은 방법으로 몸의 어느 부분에 행하여진 것을 〈빈두마라〉(물방울의 꽃술)라고 한다.

이 두 개의 〈마라〉(꽃술)는 목·겨드랑이·사타구니 등에 행해진다. 이 부분은 피부가 늘어지기 쉬우므로 이런 명칭이 붙여진 것이다.

〈빈두마라〉는 또한 이마·넓적다리에도 행해진다.

구름과 같은 모양으로, 이로 행해지는 것은 〈칸다브흐라캄〉이라고 한다. 이것은 가슴 밑에 행해진다. 이것은 마치 한 구름과 같기 때문이다.

긴 이로 물린 많은 흔적이 여자의 가슴 밑에 줄달아 표시되고, 그 중간 부분이 벌겋게 되어 있는 것은 〈브라하짜르비타캄〉이라고 한다. 마치 멧돼지가 문 자국과 같기 때문이다. 위에 적은 두 가지는 애인의 뜨거운 열정의 표시로 행해진다. 이것으로 물어서 상처를 내는 일에 관한 기술을 마친다.

할퀴어서 내는 상처와 물어서 내는 상처는 애인에게 줄 어떠한 선물, 가령 〈비슈샤카〉(이마에 붙인 장식물의 나뭇잎), 〈카루나푸라〉(귀걸이), 〈구슈파피다〉(꽃다발), 〈담부라파라샤〉(페테르를 말한다), 〈타마라〉의 잎 등에도 그것이 행해지는 일이 있다. 이것은 애정을 표시하기 위한 예비적인 동작이라는 뜻으로 〈아브히요기카〉라고 한다.

이와 같은 애정 표시의 동작은 단순히 특수한 지방에서만 그들의 습관으로 행해지고 있다.

예를 들면 〈맛쟈데샤〉(야무나와 恒河의 사이에 있는 지방)의 부인들은 순수한 〈아르야〉족으로서 습관도 매우 순결하므로, 키스나 손톱으로 내는 상처나 이로 무는 상처 등 모든 것을 싫어한다.

〈바후리카〉 및 〈아반티〉의 부인들도 역시 이와 같은 것을 싫어한다.

그러나 그들의 경향은 동작이 기이하므로 그것도 기교적인 정교情交에 속하는 것이다.

〈마라바〉 및 〈아브히라〉의 부인들은 주로 포옹·키스·상처가 나지 않을 정도의 할퀴기와 물기에 익숙하다. 그러나 〈프라하나〉라고 하여, 어떤 특수한 부분을 때림으로써 최후의 만족한 쾌감을 얻는다.

오하五河 지방의 부인들은 본래 〈아우파리슈타카〉(입으로 하는 성교)에 익숙하다. 〈아바란카타〉, 즉 외부 지방의 서부 해안에 가까이 사는 부인들과 〈라다〉 지방의 부인들은 정욕情慾이 매우 왕성하여 가벼운 타격에 능히 견디고, 〈시트크리타〉(울부짖음)를 연발하는 경향이 있다.

〈스트리라쥬야〉(서부 벵갈 지방), 〈코샤라〉 지방에서는 부인들이 이상한 성욕을 가져 세게 때리는 일에 익숙하다. 그리고 주로 〈아파드라브야〉(남근 모조품)를 사용한다.

〈나루마다〉 강의 남부 〈안드라데샤〉(테르그 지방)의 부인들은 성질이 온화하여 사교를 좋아하나, 기호가 야비하여 습관도 지극히 추악하다.

〈마하라슈트라〉 지방의 부인들은 64종류의 자태를 모두 사용하고, 언어가 거칠고 성질도 난폭하며, 전희 없이 곧 〈샤야나〉(성교)로 돌입한다.

〈나가라〉(파타리푸트라, 현재의 파트나 지방)의 부인들은 〈마하라슈트라〉와 같은 경향이 있다. 그러나 전자는 이러한 동작을 은밀히 하는 반면에 후자, 즉 〈마하라슈트라〉의 부인들은 조금도 감추는 일 없이 공공연히 행한다.

〈타미르〉의 부인들은 정사, 가령 포옹 등에 있어서 민감한 부분이 남자에 의하여 자극되면 성교의 예비적인 단계에 있어서도 분비액을 분비하며, 최후의 사정까지 이르는 경향이 있다.

〈바나와시카〉(곤나카의 동부 지방)의 부인은 성질이 온순하고, 모든 종류의 정사에 익숙하다. 자기 자신의 불완전한 부분을 숨겨놓고, 남의 불완전한 것을 비웃는 일이 있다. 그리고 말이나 습관이 거친 남자를 싫어한다. 〈가우디〉(벵갈 지방)의 부인들은 유순하게 말을 하고 정인情人을 사랑하며, 몸이 부드럽다.

〈수바르나브하〉의 글에 의하면, 그는 각 지방마다 행해지는 관습에 따라 정사에 있어서 여자가 좋아하는 것에 따라야 할 것이다, 라고 주장하고 있다. 그리고 비록 그 지방의 관습이라고 하더라도 여자가 싫어하는 것은 행해서는 안 된다는 것이다.

여기서 주의하지 않으면 안 되는 것은, 시대사조의 흐름에 따라서 한 지방의 풍속이나 습관이나 복장 등에 변화가 있다는 사실이다.

위에서 기술한 여러 가지 정사 중에서 앞의 것이 뒤의 것보다 한층 더 욕정에 도움이 된다. 그러나 뒤의 것은 앞의 것에 비하여 훨씬 변태적이다.

만일 남자가 여자의 뜻을 무시하고, 그 반대에도 불구하고 이들 중의 어느 동작을 강행하면 여자는 이것에 감내할 수 없는 것이니, 여자는 남자에게 더욱더 반항할 것이다.

남자가 만일 〈빈두〉를 여자에게 행하려고 함에 대하여 여자는 〈마라〉를 하려고 하는 것으로 알거나, 여자가 〈마라〉를 하려고 함에 대하여 남자가 〈아브후라칸디캄〉을 행하려고 하면 여자는 화를 낼 것이다.

이와 같은 일이 있게 되면 치정싸움이 벌어지는 것이다.

여자가 한번 욕정으로 광란을 부리게 되면 남자의 머리칼을 휘어잡고, 한 손으로 턱을 받치고 얼굴을 굽혀 남자의 입술을 깨물 것이며, 남자에게 파고들어 남자를 꼭 포옹할 것이다. 이와 같이 하여 술에 취한 듯 흥분한 과격한 동작 때문에 남자의 몸은 여러 곳을 물리게 되는 것이다.

또는 한쪽 손을 남자의 등뒤로 돌려 껴안고, 남자의 가슴에 몸을 기대어 다른 손으로 턱을 받치고 남자의 얼굴을 굽혀, 여자가 남자의 몸 둘레에 〈마나마라〉나, 그와 비슷한 여러 가지의 교상咬傷(깨물어서 낸 상처)을 낼 것이다.

백주나 복잡한 저자 속에서, 혹은 은밀히 정사를 하기 위해 정부情夫가 여자에게 받은 상처를 그녀에게 넌지시 보인다면, 그녀는 그것을 남에게 보이지 않도록 다만 미소로써 응할 것이다. 남자가 얼굴에 미소를 띠고 추파를 던지면, 여자 쪽에서는 마치 남자를 책하듯이 하면서도 일찍이 그 남자가 자기에게 남겨 준 상처를 슬쩍 보이면서 뜻을 받아들일 것이다.

　이와 같이 남녀간의 사랑은 오직 둘만의 은근하고 수줍은 태도로 주고받게 되는 것이며, 애정과 부끄러움은 영원히 없어지지 않을 것이다.

제6장 정교情交의 모습과 여러 가지 체위

성교의 경우, 〈므리기〉(암사슴)족의 여자가 〈웃짜라타〉(큰 것)족의 남자와 교접할 때는 두 다리를 벌려 음부陰部를 넓게 하여 눕지 않으면 안 된다.

〈하스티니〉(암코끼리)족의 여자는 〈니짜라타〉, 즉 그보다 작은 종족의 남자와 교접할 때는 두 다리를 좁혀서 음부를 좁게 하여 눕지 않으면 안 된다.

〈사나라타〉, 즉 서로 맞서는 종족의 남녀간의 성교에서는 여자는 그 음부를 보통의 상태로 하여 넓히거나 좁힐 필요가 없다.

〈바다바〉(암말)족의 여자도 이에 준하므로써 알 수 있다. 즉 〈아슈바〉(수말)족의 남자와 교접하려면 그의 음부를 넓혀야 하고, 〈샤샤〉(수토끼)족의 남자와 교접하려면 이를 좁히고 〈부리샤〉(황소)족의 남자와 교접하려면 예사로운 상태를 가진다.

위에서 말한 것처럼 하여 누운 후에 여자는 정부情夫의 〈쟈그하나〉(남근)를 잡고, 자기의 음부 중에 받아넣을 것이다.

〈니짜라타〉, 즉 작은 종족의 남자가 큰 종족의 여자와 교접하려면, 여자의 욕정을 만족시키기 위해 인위적인 방법을 사용해야 한다.

여자가 음부를 좁히거나, 또는 넓히는 방법 중 우선 〈므리기〉(암사슴)족의 여자에게는 다음과 같은 세 가지 방법이 있다.

　1 웃드푸트라캄(꽃핀 모양)

　2 비쥬린브히타캄(기지개 모양)

　3 인드라니캄(帝釋妃가 전한 것)

여자가 머리를 바닥 위에 낮게 늘어뜨리고, 궁둥이를 높이 하여 음부를 든다. 이 동작은 어느 정도의 노력이 필요하다. 혹은 궁둥이 밑에 무엇을 받쳐놓기도 한다. 이러한 모습을 〈웃드푸트라캄〉이라고 한다. 그것은 여자의 음부가 이와 같이 들려서 마치 꽃이 핀 것과 같은 모양이 되기 때문이다.

남근이 완전히 삽입되자마자 남녀의 어느 한편이 성교 동작을 해야 한다.

만일 여자의 경우라면 허리로 이 동작을 하고, 남자의 경우라면 발을 뻗어 생식기의 접합을 완전하게 한다.

이와 같이 하여 성교가 계속된다.

여자가 두 다리를 넓게 벌림과 동시에 높이 들고 남근이 삽입되었을 때, 이것을 〈비쥬린 브히타캄〉이라고 한다. 마치 여음女陰이 기지개를 켜는 모양이 되기 때문이다.

여성 상위에서는 두 다리를 벌리고 두 팔로 몸을 받쳐든다. 이 상태에서는 여음女陰이 위에서 말한 두 가지 상태보다 한층 더 넓혀진다. 이 동작은 다소의 연습이 필요하다. 이 방법은 제석비帝釋妃 〈인드라니〉가 창시한 것이므로 〈인드라니캄〉이라고 한다.

〈인드라니캄〉은 〈웃쨔타라〉와 〈라타〉, 즉 〈므리기〉(암사슴)족과 〈아슈바〉(수말)족과의 교접에 사용하여도 좋다.

〈니이챠〉와 〈라타〉, 즉 〈바다바〉(암말)족, 혹은 〈하스티니〉(암코끼리)족이 〈샤샤〉(수토끼)족, 혹은 〈부리샤〉(황소)족과 교접할 때는 다음과 같은 방법으로 남근을 받아넣지 않으면 안 된다. 이와 같이 하여 다음과 같은 방식은 〈니챠라타〉, 즉 〈하스티니〉(암코끼리)족과 〈샤샤〉(수토끼)족과의 성교의 경우에 행해진다.

1 삼푸타캄(긴축緊縮)

2 피디타캄(누르는 것)

3 베슈티캄(다리꼬기)

4 베다베캄(암말과 같이)

남녀가 함께 두 다리를 쭉 뻗고 서로의 성기를 맞댄다. 이 동작을 〈삼푸타캄〉이라고 한다. 〈삼푸타캄〉에는 두 가지가 있다.

1 남녀가 서로 마주 보고, 옆으로 누워서 교접한다. 이것을 〈파르슈바삼푸타캄〉이라고 한다.

2 여자가 반듯이 누워 남자가 그 위에 올라가서 교접한다. 이것을 〈웃다나삼푸타캄〉이라고 한다. 자리에 들 때, 남자는 여자의 오른쪽에 왼쪽을 밑으로 하여 눕지 않으면 안 된다. 이것은 어떤 종족에게나 통용되는 동작이다.

3 여자가 〈삼푸타캄〉으로 교접하는 동안에 그 두 다리로 세게 누르는 동작을 〈피디타캄〉이라고 한다.

4 보다 굳게 음부를 좁히기 위해서는 여자가 두 다리를 교차하여 꼰다. 이 형태를 〈베슈티캄〉이라고 한다. 두 다리가 꼬아지기 때문이다.

5 음중陰中으로 남근이 받아넣어지고, 아무런 다른 정사가 따르지 않는 암말의 교접의 경우와 같이 굳게 삽입되어 있는 경우를 〈바다바캄〉이라고 한다. 이 동작은 다소 연습할 필요가 있다.

이 〈바다바캄〉식의 성교는 주로 〈안드후라〉 지방의 부인들 사이에 행해지고 있다.

이상은 〈바브라비야〉가 가르친 성교방법이다.

다음과 같은 성교방법은 〈수바르나브하〉가 기술한 것이다.

1 여자가 반듯이 누워, 두 다리를 붙여 높이 들고 그 위치를 그대로 유지하고, 남자는 여자의 두 다리를 무릎 사이에서 견지하여, 두 손으로 이를 껴안으면서 교접한다. 이것을 〈브후구나캄〉(굴절)이라고 한다. 왜냐하면 두 다리 위에 얹힌 여자의 무릎이 꺾인 모양이 되기 때문이다.

2 남자가 여자의 두 다리를 떠받쳐 올리고, 남자의 어깨 너머에 무릎을 올려놓는다. 이렇게 하여 좌우로 벌린다. 이 방법을 〈쥬낌부히타캄〉이라고 한다. 여자의 음부가 기지개를 켜는 것 같은 모양이 되기 때문이다.

3 여자가 두 다리를 무릎 부분에서 꺾고, 남자는 두 손으로 여자의 다리를 껴안고, 여자의 두 다리를 가슴 앞에 얼싸안으면서 교접한다. 이 동작은 여자의 두 다리가 남자의 가슴으로 떠받쳐져 있기 때문에 〈웃드피디타캄〉이라고 한다.

4 위에서 기술한 동작에서 여자의 한쪽 발은 가슴을 받치고, 다른 발은 자리 위에 뻗는다. 또는 뻗은 한 발로 남자의 가슴을 받치고, 다른 발을 자리 위에 뻗는다. 이러한 동작을 되풀이하는 것을 〈알트하피디타캄〉이라고 한다. 압박을 한쪽 발로 가하게 되기 때문이다.

5 처음에는 여자의 한쪽 발이 남자의 어깨 위에 올려지고, 다른 발은 자

리 위에 뻗었다가, 다음에는 이와는 반대로 뻗었던 발을 어깨 위에 올려놓고, 다른 발을 자리 위에 뻗는다. 이 동작을 되풀이한다. 이것을 〈브헤누다리타캄〉이라고 한다. 이것은 마치 대나무가 바람에 서로 맞닿다가 떨어지는 모양과 같기 때문이다.

6 여자의 한쪽 발은 남자의 머리 위에 놓아지고, 다른 발은 자리 위에 놓아진다. 이것을 〈슈라치타캄〉이라고 한다. 마치 창이 남자의 몸을 관통한 듯한 상태가 되기 때문이다. 이 동작은 다소의 연습을 요한다.

7 여자가 두 무릎을 꺾어 남자의 배나 배꼽 아래에 둔다. 이와 같이 하여 남녀가 교접한다. 이것을 〈카루카타카〉라고 한다. 이 상태에서는 여자의 발이 게의 집게발과 같이 보이기 때문이다.

8 여자는 반듯이 누워 두 다리를 겹치고, 오른쪽 다리를 왼쪽 다리 위에 놓았다가, 다음에는 그 반대로 한다. 그리하여 여음女陰이 압박당하여 좁혀진다. 이것을 〈피디타캄〉(압박)이라고 한다.

9 여자가 반듯이 누워 두 다리를 꺾어 넓적다리의 기부에 접촉시킨다. 왼발은 오른쪽 넓적다리에, 오른쪽 다리는 왼쪽 넓적다리에 댄다. 이것을 〈파드마사나〉(연화좌)라고 한다.

10 남녀가 마주앉아서 교접하고, 서로 두 손을 상대방의 등뒤에 돌려서 껴안는다. 이와 같이 하여 여자가 교접과 포옹을 한 채 남자의 한쪽 옆으로 움직이면 남자는 여자 쪽이 아닌 다른 쪽으로 얼굴을 돌리고 교접을 계속한다. 이것을 〈파라브릿타캄〉이라고 한다. 이것은 남자가 여자 얼굴을 외면하기 때문에 붙여진 이름인데, 다소 연습할 필요가 있다.

11 물 속에서도 남녀가 옆으로 눕거나, 정좌하거나, 서서 여러 가지 성교性交가 행해진다. 옆으로 누웠을 경우, 남자가 언덕을 베개로 하여 물 속에 몸을 뻗는다. 이와 같은 성교의 동작은 물 위보다는 물 속에서 하는 것이 보다 쉽다고 〈수바르나브하〉는 말하고 있다.

그러나 〈바쨔야나〉는 물 속에서의 성교는 이를 행할 가치가 없고, 죄악으로서 사람들의 비난을 받는 것이므로 행하지 않는 것이 좋다고 주장했다.

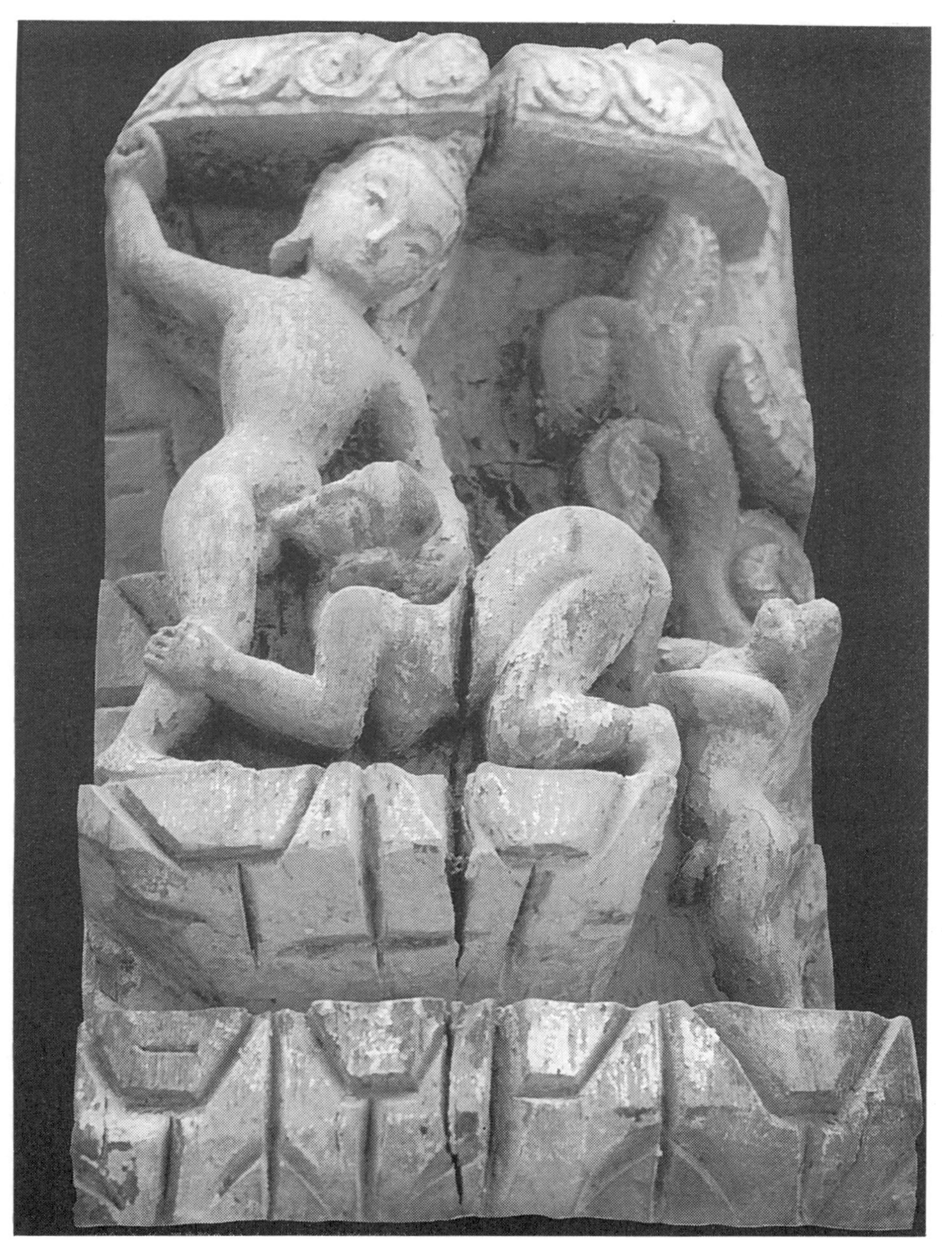

파탄 사원의 탕가. 17세기

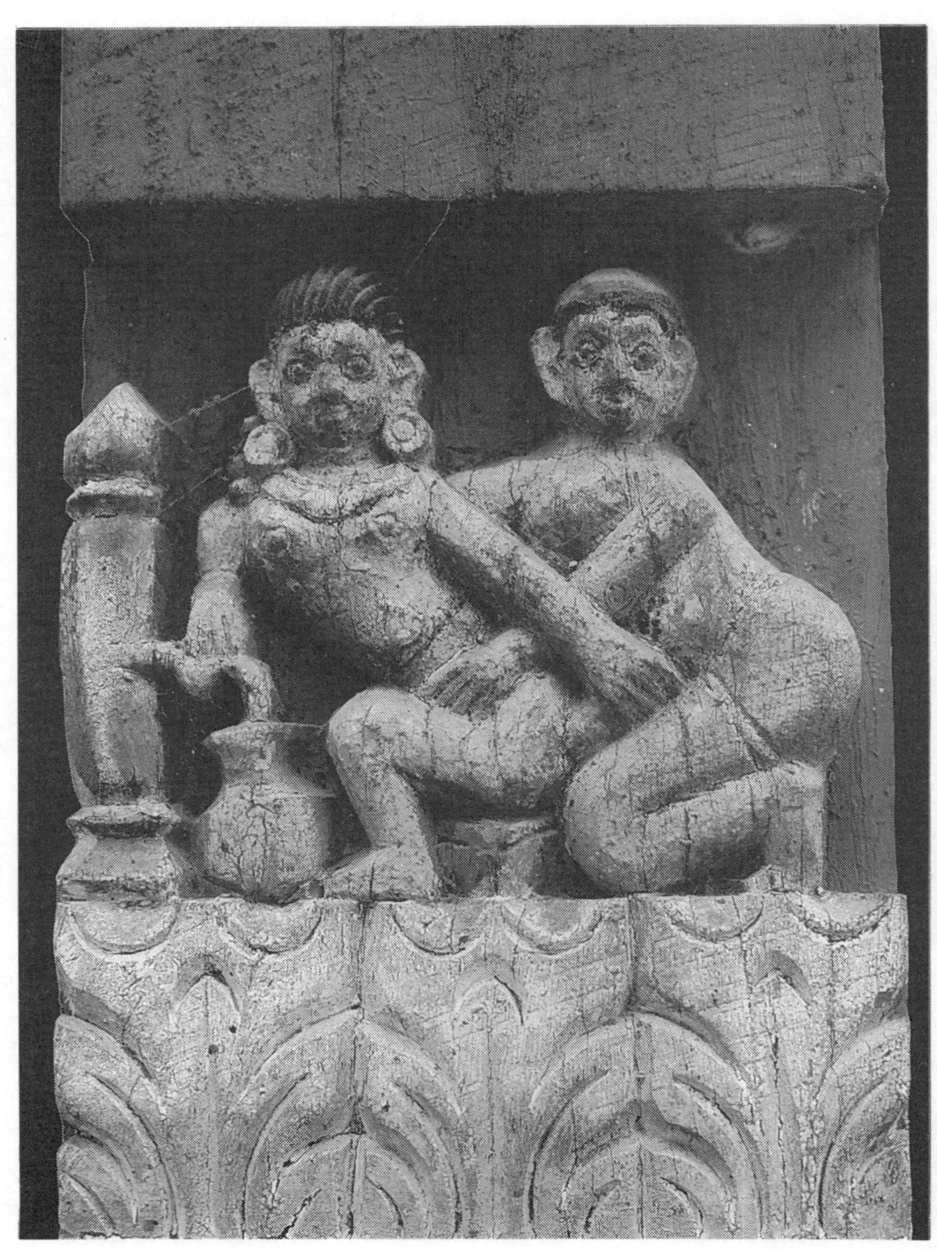

카투만두 사원의 탕가. 18세기

다음에 〈치트라라타캄〉, 즉 진기한 성교의 방법을 들고자 한다.

1 남녀가 서로 기둥이나 벽에 몸을 기대고 교접하는 것을 〈스트하타라탐〉이라고 한다. 이것은 서서 한다는 뜻이다.

2 남자는 벽에 기대어 서서 두 손을 깍지 끼고 늘어뜨려, 그 위에 여자를 걸터앉게 하고, 여자는 두 다리를 남자의 옆으로 돌려서 얼싸안는다. 여자가 두 다리로 벽을 받쳐 이리저리 움직이면서 교접한다. 이 동작을 〈아브람비타캄〉이라고 한다. 즉 여자가 남자의 목에 매달려 몸을 받치면서 움직이기 때문이다.

3 여자는 두 손으로 땅을 짚고 엎드리고, 남자는 뒤로부터 황소가 암소와 교접할 때처럼 동작한다. 이것을 〈드헤누캄〉이라고 한다.

이 경우, 여자의 등을 남자가 껴안는다. 또한 다음과 같은 여러 가지 성교방법이 있다. 이것들은 각각 동물의 성교방법에 따라 이해하지 않으면 안 된다.

1 샤우나타(개와 같이)

2 아이네얌(사슴과 같이)

3 츄하가람(노루와 같이)

4 가르다브하크란타(당나귀와 같이)

5 마르샤라라리타캄(고양이와 같이 논다)

6 브야그라바스칸다남(호랑이와 같이 거칠게 한다)

7 가쇼바마르디탐(코끼리와 같이 누른다)

8 브라하그흐리슈타캄(멧돼지와 같이 마찰한다)

9 투라가드힐다캄(말과 같이 기어오른다)

10 이 이외에 남자가 친구인 두 여자와 동시에 교접하는 경우가 있는데, 이것을 〈상가타캄〉이라고 한다. 즉 두 여자가 동시에 한 곳에서 교접되기 때문이다.

11 이와 같이 많은 여자들이 한 남자와 교접할 경우를 〈고고트히캄〉(소의 떼)이라고 한다. 마치 한 황소가 여러 암소들과 교접하는 것과 같기 때문이다.

12 또한 물 속에서 코끼리가 놀고 있는 것처럼, 남녀가 물 속에서 교합하는 것을 〈아이네얌〉이라고 한다. 이상과 같이 이들은 각각 짐승이 교미하는 모양과 같은 것이다.

〈브라마나리〉, 〈스트리라쟈〉 및 〈바후리카〉 지방에서는, 부유한 집안의 부인은 그녀의 후궁後宮에 잘생긴 많은 청년들을 살게 해놓고 마음이 내키는 대로 하나씩, 또는 한꺼번에 여럿을 동시에 상대하여 성교를 행하는 관습이 있다. 그들은 주인마님의 기분과 기호에 따라서 여러 가지 방법의 정사로써 그녀를 기쁘게 해준다.

그런데 공동으로 행하는 경우는 다음과 같다.

한 사람은 여자의 무릎 위에 앉히고, 한 사람은 그 입에 키스하고, 또 다른 한 사람은 성기性器에 교접하고, 또 한 사람은 그녀의 허리에 이나 손톱으로 상처를 낸다.

이러한 동작을 부인이 만족할 때까지 되풀이한다.

이와 같은 방법을 다른 지방에서는 창부娼婦가 그 정부情夫와 더불어 성교性交를 즐길 때 쓰기도 한다. 때로는 왕자王者나 귀족의 후궁들이 한 사람의 남자를 놓고, 공동으로 성의 쾌락을 즐기는 데 이용하기도 한다. 이 경우도 역시 이상과 같이 설명된다.

이밖에 여자나 남자의 항문에 행하는 성교를 〈아드후라탐〉이라고 하며, 이는 남부 지방에서 볼 수 있다.

이상으로써 여러 가지 진기한 성교의 기술을 마친다.

남자가 교접하기 위해 여자에게 접근하는 방법, 즉 〈브르쇼파스리프타〉는 제8장 〈푸루샤이타〉에서 설명되어질 것이다.

이에 대하여는 다음과 같은 글이 있다.

남자는 여자의 기호를 알아서 짐승, 또는 새들의 성교방법이나 기타 여러 가지의 진기한 방법을 써서 여자를 기쁘게 해주어야 한다.

이렇게 여자의 기호와 그 지방의 습관에 따라서 여자와 교접하는 남자는 그녀
의 사랑을 차지하고 칭찬을 받을 수 있을 것이다.

제7장 때리기와 울부짖음

본래 정교情交는 투쟁적인 것이다. 왜냐하면 성애性愛의 동작은 적대적이요, 투쟁적인 것으로서 정복하고 굴종하는 성질이 있기 때문이다.

그러므로 정욕情慾이 고조되었을 때, 부인의 몸의 어느 부분을 때리는 것은 성애性愛의 부수적인 행동이라 할 수 있다. 때리는 부분은 다음과 같다.

　1 어깨

　2 머리

　3 젖가슴

　4 등

　5 볼기짝

　6 넓적다리

때리는 방법에는 다음과 같은 종류가 있다.

　1 아바스하타감(손등으로 때리는 것)

　2 프라스리타감(손을 벌려 손바닥으로 때리는 것)

　3 므슈티(주먹으로 때리는 것)

때리는 것 때문에 고통을 느끼거나 쾌감으로 소리를 치며 울부짖는 소리, 즉 〈시트크라타〉에는 다음의 여러 가지가 있다.

　1 힝카라(〈홍〉과 같은 특수한 낮은 소리)

　2 스타니타(신음 소리)

　3 쿠지타(놀란 듯한 낮은 소리)

　4 루디타(우는 소리)

　5 수트크리타(숨이 막히는 소리)

　6 푸트크리타(노여움의 소리)

　7 부트크리타(영각하는 소리)

이상의 일곱 가지는 뜻이 분명치 않은 소리다.

8 암바(〈엄마〉의 뜻을 가진 말, 고통 때문에 저항·탈출·만족 등의 뜻을 나타낸다.)

이것은 비둘기, 〈바라브리타〉, 〈하리타〉, 〈오므〉, 벌, 〈다티우하〉, 백조, 〈카란다바〉, 〈라바카〉 등의 소리와 같이 거의가 마찰음으로 되어 있어, 서로 성교할 때 나오는 소리이다.

주먹으로 때리는 것은

1 여자가 남자의 무릎 위에 있을 경우에 여자의 등을 때리는 행동이다. 여자는 마치 그것을 두려워하는 듯이 엄살을 부리며, 신음 소리를 내면서 주먹으로 남자에게 대들며 때린다.

2 누워 있는 여자와 교접하면서 손등으로 여자의 가슴을 때리는 행동은 처음에는 가볍게, 다음에는 정열적으로 더욱 강해지고, 그리하여 사정에 의해서 여자는 최후의 만족에 도달하게 된다. 이것을 〈아바하스타감〉이라 한다. 그 동안에 여자는 위에서 말한 여러 가지 울부짖음 가운데서 어느것이든 순서 없이 소리를 지르거나, 혹은 한꺼번에 연쇄적으로 울부짖게 되는데, 그 높고 낮은 것은 일정할 수가 없는 것이다.

3 남녀간의 격정이 바야흐로 극치에 달할 무렵에 이르면, 남자는 손가락을 구부려 여자의 머리를 때림과 동시에 〈푸트크리타〉의 소리를 지른다. 이런 동작을 〈프라스리타감〉이라고 하는데, 이는 더한다는 뜻으로서 이 동작을 하는 동안에 손을 펴기 때문이다.

4 이와 같이 때리는 결과로, 여자는 고통 때문에 〈쿠지타〉 및 〈푸트크리타〉의 울부짖음을 연발한다. 이렇게 격전을 치르는 듯한 성교가 끝나면 여자는 극도의 피로 때문에 큰 한숨을 몰아쉬며, 마치 대나무 지팡이를 둘로 쪼개는 듯한 날카로운 〈푸트크리타〉의 소리를 지른다.

〈푸트크리타〉는 〈바담〉의 열매가 물에 떨어질 때와 같은 소리이며, 윗입천정에 혀끝을 대었다가 재빨리 누르면서 뗄 때 나는 소리와 흡사하다.

모든 정사의 경우에 있어서 여자는 남자가 자기에게 하듯이 남자에게 〈푸트크리타〉를 연발하면서 교접한다.

5 정열이 극치에 다다르면 남자는 여자의 국부를 때리고, 또한 음낭으로 국부를 쳐서 자극하면 여자는 이에 저항을 시도하며 못 견뎌서 도망을 치려는 듯, 혹은 만족감 등이 한꺼번에 얽힌 여러 가지 울부짖음을 연발한다. 그녀의 울부짖음에는 노곤한 피로에서 오는 한숨이나 울음, 또는 안간힘이 섞인 울부짖음이 교차하게 된다.

남자가 마지막 사정 때에 이르면 여자도 오르가즘에 이르도록 촉진시키기 위해 여자의 볼기짝이나 옆구리를 빨리, 그리고 계속적으로 때려 성교의 최후에 이르기까지 남녀가 다같이 최후의 만족을 얻도록 한다. 그리고 끝내는 〈라바카〉(백조의 종류)의 우는 소리가 빠른 속도로 연속적으로 여자 쪽에서 연발된다.

이상으로 〈스타나나〉와 〈파라하나나〉에 대한 기술을 마친다.

투쟁적이며 능동적인 것이 남자의 본성이다. 반면에 보수적이고 수동적이고 손이 부드러워서 때리는 일에 고통을 느끼며, 또한 그에 한도가 있으며, 느리고 둔한 것이 여자이다. 그러나 그 지방의 습관에 따라서, 혹은 개인적인 정욕情慾의 강약 때문에 간혹 남녀간에 그 성질을 달리하는 경우가 있다. 그러나 이것은 순간적인 것이고, 각각 본래의 성질은 최후에 나타나게 마련이다.

이상과 같은 네 가지 종류의 때리기 이외에 네 가지 종류가 또 있다. 따라서 여덟 가지가 된다.

1 카르타리(칼날)—다섯 손가락을 고르게 나란히 하여, 마치 칼날과 같이하여 여자의 머리를 때린다.

2 키라(문설주)—둘째손가락과 가운데손가락과 엄지손가락의 끝을 모아, 이 세 손가락 끝을 밑으로 하여 남자가 여자의 가슴을 때린다.

3 〈빗드하〉—관통한다는 뜻으로 엄지손가락을 둘째손가락과 가운데손가락, 혹은 무명지 사이에 끼어 엄지손가락 끝이 손등으로 나오도록 주먹을 쥐고, 이 엄지손가락 끝으로 여자의 뺨을 때린다.

4 산단시카—엄지손가락을 둘째손가락, 또는 가운데손가락과 맞대고 남자가 여자의 가슴, 혹은 배를 잡고 근육을 잡아당기듯이 때린다.

이상과 같은 네 가지 종류의 때리기 중, 남부 지방의 여자 가슴에는 이 〈키라〉가 행해진 흔적이 있으며, 또한 몸의 다른 부분에서도 그 흔적을 찾아볼 수 있다. 이것은 그 지방에 따른 습관이다.

이와 같은 잔인한 행동을 생각하면 고통스러운 것이니, 올바른 사람은 해서는 안 된다고 〈바짜야나〉는 말하고 있다.

이상과 같은 이유에서, 어떤 지방에서 행해지고 있는 잔인한 행동은 다른 지방에서는 절대로 해서는 안 된다.

이들 지방에 있는 사람도 심하게는 하지 말 것이며, 조심스럽게 이를 행해야 한다. 그것은 상대방을 불구자로 만들고, 심지어는 생명에도 관계가 있기 때문이다.

〈쪼라〉국의 왕은 〈찌트나세나〉라고 부르는 한 창부와의 교접에 있어서, 〈키라〉의 때리기를 여자의 가슴에 행하여 그 결과 여자가 죽었다고 한다.

그리고 〈쿤타라〉 사람으로, 〈샤타카르나〉 왕의 아들인 〈샤타바하나〉가 〈마라야바티〉라고 하는 왕비에게 〈카르타리〉의 때리기를 하여 살해한 일이 있다고 한다.

또 〈반드야〉 왕의 장군 〈나라데바〉는 상처의 흔적이 있는 손으로 무희舞姬에게 〈빗드하〉의 때리기를 행하여 실명케 하였다. 이것은 눈을 때렸기 때문이며, 정열에 끌려서 법전에 규정된 것인가 아닌가를 미처 생각지 못했기 때문이다. 이와 같이 흔히 정사가 최고조에 달하면 정열에만 끌리게 되고 마는 것이다.

이에 대한 다음과 같은 글이 있다.

성교 때 순간적으로 느껴지는 정감과 쾌적한 기분은 결코 꿈에서도 맛볼 수 없는 것이다.

그것은 마치 달리는 말이 그 속력에 끌려서 갑자기 멈출 수가 없거나, 또는 눈이 먼 말이 앞에 기둥이 있는지 함정이 있는지도 모르고 달리는 것처럼, 남자나 여자나 교접중에는 그에 열중하여 정욕에 끌려서 눈이 멀게 되어, 그 행위로부터 일어나는 위험을 깨닫지 못하는 것이다.

　그러므로 법전에 밝은 사람은 정사를 행할 때에 자기 상대에 따라서 행동을 하며, 여자와 자기와의 역량을 고려하여 느리거나 급격한 것을 적당히 조절할 필요가 있다.

　성교의 여러 가지 체위와 그에 따른 기교는 모든 여자에게 일률적으로, 또는 아무 때에나 행할 것은 못 된다. 오히려 상대와 몸의 형편에 따라서 적당히 행해져야 한다. 사랑의 기교는 최음대의 적당한 애무, 또 그 지방의 습관에 따라 적당히 행해야 한다는 것도 명심하여야 한다.

제8장 정교情交와 그 준비

성교가 너무 오래 끌어지게 되어 남자가 피로했을 경우, 그리고 남녀가 쉽게 최후의 만족에 이르지 못할 때는 여자는 남자의 허락을 받고 위치를 바꾸어 남자 위에 올라가서 상대방을 즐겁게 이끌며, 남자가 하는 것과 같은 동작을 취할 경우가 있다. 이 성교방법은 단조롭지 않게 하기 위하여도 사용되고, 호기심이나 혹은 장난으로 상대방의 요구에 의해 그렇게 하는 수도 있다.

이러한 성교에는 두 가지 자세가 있다.

1 보통의 성교 위치에서 성기를 결합한 채로 남자 위에 올라타고, 여자가 능동적으로 동작을 계속한다. 이 방법은 위치를 바꾸는 동안에도 성교의 쾌락을 중단시키는 일이 없다.

2 다음 방법은 이미 결합한 것을 중지하고, 여자가 남자의 위에 올라탄 후에 다시 결합시켜 새로 동작을 시작하는 것이다.

여자가 이 동작을 취하면, 머리에 얹은 꽃이 떨어져 여기저기에 흩어지고, 그 웃음소리는 깊은 거센 숨소리와 뒤섞여 난다. 남자의 입술에 입맞출 때는 남자의 가슴을 유방이 짓누르고, 그 사이에 여자의 머리는 상하로 흔들린다. 남자가 앞서 여자에게 대하여 행한 모든 동작을 여자가 이때 모방한다. 그리고 여자는 웃음을 참지 못하면서「당신이 이렇게 했으니 이젠 내가 이렇게 하겠어요」하고 위세를 부리면서, 또 이때 때리기도 하면서 그렇게 말한다. 이와 같이 하고, 다시 부끄러운 듯이 피로하니 중지하자고 하는 수도 있다. 또한 남자가 하는 여러 가지 정사를 여자가 할 때도 있을 것이다.

다음은 성교의 준비에 대하여 말하겠다.

여자가 잠자리에 들어온 후, 남자가 하는 말에 귀를 기울여 유심히 듣고 있는 동안에 남자는 여자의 허리띠를 늦춘다. 만일 여자가 그것을 거절하면, 뺨에 입을 맞추어 그 기분을 조절해야 한다. 남근이 욕정 때문에 발기하게 되면, 이것을 여자의 몸의 여러 곳에 닿게 한다. 만일 그 여자와 처음 교접을 갖는 때라면 반드시 부끄러움 때문에 두 다리를 굳게 모을 것이다. 남자는 이것을 벌리게 하여 그 사이를 짓누른다. 처녀의 경우에도 이와 같다. 남자는 여자의 두 유방의 사이와 손·옆구리·어깨·목 등을 애무해야 한다. 이때 여자는 부끄러움 때문에 그곳에 남자가 닿을 겨를을 주지 않으려고 밀착시킬 것이다. 창부의 경우에는 그 지방의 습관이나 여자의 기호, 또는 기타의 정사情事에 따라 그녀를 다루는 방법을 달리하지 않으면 안 된다. 입을 맞추기 위해서는 거리낌 없이 앞머리를 휘어잡거나, 둘째손가락으로 잡아당겨서 강제로 행한다. 그러면 여자는 부끄러움 때문에 눈을 감을 것이다. 처음 갖는 교접인 경우에는 물론 처녀의 경우에도 이와 같다.

성기를 결합시킨 후, 남자는 여러 가지의 애무를 베풀되 여자의 몸의 변화에 주의해야 한다. 만일 여자의 음부陰部의 어느 부분을 마찰했을 때 여자의 몸에 경련이 일어나면 남자는 그곳을 잘 기억해 두었다가 여자를 최후의 만족에 이르게 하기 위하여 그곳을 강하게 찌른다. 이것은 여자의 비밀을 아는 비결이다, 라고 〈수바르나브하〉는 말했다.

여자의 몸이 권태를 느끼거나, 두 눈을 다 감거나, 부끄러움을 잊고 난잡하게 굴거나 여자가 스스로 남근에 바짝 붙어 더욱 밀접하게 접촉하려고 할 때 등은 여자가 최후의 만족에 가까워졌다는 증거이다.

여자가 최후의 쾌감에 도달할 직전에는 손을 젓고, 땀을 흘리며, 물어뜯거나 울부짖거나 한다. 만일 이러한 때 남자가 남근을 빼고 일어나려고 하면 그렇게 못하게 하느라고 끌어당기며, 발로 남자를 차기도 할 것이다. 그리고 만일 남자가 먼저 사정하면, 여자는 남자가 일어나지 못하도록 꼭 붙들고 여자가 혼자서 성교의 동작을 계속하려 할 것이다.

이런 사실을 미리 알고, 남자는 교접하기 전에 손가락을 넣어 마치 코끼리가 코를 놀리듯이 여음女陰의 내부가 질척하게 될 때까지 휘저은 다음에 남근을 삽입해야 한다.

성교의 동작에는 다음과 같은 여러 가지 방법이 있다.

1 우파스리프타캄

2 만트하남

3 후라

4 피디타캄

5 닐그하타

6 베라하그하타

7 브리샤그하타

8 챠타카비라시탐

9 삼프타

10 아베마르다남

남녀가 성기를 바로 결합하는 것을 〈우파스리프타캄〉이라고 한다.

남근을 손으로 잡고 남자가 음부陰部 속을 회전하는 것을 〈만트하남〉이라고 한다.

남자가 허리를 낮추고 남근으로 여음女陰의 윗부분을 찌르는 것을 〈후라〉라고 한다.

남근을 전부 옥문玉門 속에 삽입하여, 그것을 빼지 않고 남자가 짓누르는 것을 〈피디타캄〉이라고 한다.

남자가 둔부와 허리로 강하게 찌르는 것을 〈닐그하타〉라고 한다.

음중陰中의 한쪽을 겨누어, 남자가 남근으로 강하게 찌르는 것을 〈베라하그하타〉라고 한다.

여음女陰의 양측을 남근으로 강하게 찌르는 것을 〈브리샤그하타〉라고 한다. 즉 소가 뿔로 찌른다는 뜻이다.

남근을 한 번 음중陰中에 삽입하여 그것을 빼지 않고 남자가 한 번, 두 번, 세 번, 네 번…….

이와 같이 참새가 모이를 쪼아먹듯이 찌르는 것을 〈챠타카비라시탐〉이라고 한다.

〈삼프타〉는 남녀가 두 발을 똑바로 뻗고 교접하는 것을 말한다.

〈아베마르다남〉은 남성이 허리를 높게 들고 여성 생식기의 밑을 강하게 찌르는 것이다.

이상과 같은 방법은 여자의 기호와 감수성에 따라서 천천히, 혹은 강하게
해야 한다.
〈푸루샤이타〉, 즉 여성 상위 성교법(남자의 흉내를 모방하는 방법)에 있어
서는 다음과 같은 세 가지 종류가 있다.
1 산단샤
2 프라마라카
3 프렝크호리타
남근을 음순陰脣으로 잡아 움츠려, 그것을 내부로 끌어넣어 압축하는 여
자는 오래도록 이 상태를 계속한다. 이것을 〈산단샤〉라고 한다.
남녀가 생식기를 결합시킨 후, 여자가 남근을 중축으로 하여 마치 오지그
릇을 만드는 사람이 물레를 돌리듯이 돌린다. 이것이 〈프라마라카〉이다.
남자는 이러한 회전에 의해 남근男根과 여음女陰이 결합된 것이 떨어져 빠
지지 않도록 허리를 받쳐서 들어 준다. 이렇게 하여 남근이 들리고, 그것을
중심으로 하여 여음이 회전한다. 이것은 다소의 연습을 필요로 한다. 이 동
작으로 〈프렝크하〉(그네)와 같이 전후좌우로 동작되는 것을 〈프렝크호리
타〉라고 한다.
남근男根과 여음女陰이 결합된 채 여자가 남자 위에 엎드려 이마를 맞대
고 쉰다. 여자가 이와 같이 하고 조금 쉰 다음, 여자가 남자 위에 올라타고
교접의 동작을 계속한다. 이상과 같이 〈푸루샤이타〉(여성 상위 성교법)에
대하여 기술되어 있다.
이에 관하여 다음과 같은 글이 있다.

여자는 부끄러움 때문에 자기의 본성을 숨기거나, 정사에 대하여 자기의 기호
를 숨길 수는 있을지라도 남자 위에 올라갔을 때, 즉 여성 상위로 성교를 행할
때는 성교의 열망과 호기심을 나타내게 된다. 그러므로 남자는 여자의 본성이나,
정열의 정도나, 그녀의 성교 태도의 모든 것을 이 여성 상위의 정교情交에 의해

서 알 수 있는 것이다. 그러나 다음과 같은 사정이 있을 때는, 여자는 여성 상위
성교를 행해서는 안 된다.

1 월경 때.

2 출산 후의 일정한 기간.

3 〈므리기〉(암사슴)족의 여자일 때.

4 임신중일 때.

5 비만한 여자.

제9장 입술로 하는 정교情交

제3의 성(트리티야 푸라크티—양성불구자)에는 두 가지 종류가 있다.

　1 남성으로서 여자와 같은 것을 가진 자

　2 여성으로서 남자와 같은 것을 가진 자

여자와 같은 남성, 제3의 성이란 목소리·거동·감정·기호·예쁘장한 것·내성적인 것·부끄러움 등을 말한다.

여성의 제3의 성도 이와 같이 남성다운 요소를 가지고 있는 것이다.

여자의 입술로 행하는 성교를 〈아우파리슈타감〉(입술로 하는 성교)이라고 한다.

이러한 동작에 의하여 여자는 상상적인 성교의 만족을 얻고, 또한 생계를 유지할 수 있다. 그러므로 이러한 여자는 창부와 같은 짓을 하는 것이다. 이것은 곧 남성으로서 여자와 같은 제3의 성이다.

다음에 여성으로서 남자와 같은 제3의 성은 감정을 숨겨, 그러나 마음 속으로는 남자와 성교하려고 생각하고, 또한 남자의 몸을 안마하여 생계를 유지하려는 여성을 말한다.

이러한 동작을 함에 있어서, 그녀는 마치 포옹하듯이 상대방의 몸에 기대어 다리를 주무른다. 이렇게 하여 상대방과 한층 더 친해지면 다리나 사타구니에 손을 대고, 드디어는 남근을 만지게 된다.

남근을 만지고 그것이 발기하는 것을 보며 손으로 잡아 희롱한다. 이와 같이 하여 마치 상대방의 마음이 달라지는 것을 질책이나 하는 듯이, 웃으면서 구순성교口脣性交(입술로 하는 성교)를 하자고 자기의 의사를 밝힌다.

만일 남자가 양근이 단단해지도록 욕정이 일어나거나, 또는 뜻이 이러한 종류의 성교를 하고 싶은데도 불구하고, 여자가 감히 이를 하자고 말하지 않을 때는 남자가 먼저 이를 하자고 해야 한다. 이와 같이 남자가 여자에게 이를 하자고 하면 겉으로는 화가 난 듯하나 여자는 결국 그 뜻에 따르게 될 것이다.

〈아우파리슈타캄〉의 동작에는 다음과 같은 여덟 가지 방법이 있다.

1 니밋타캄

2 파르슈베트다슈탐

3 바히산단샤

4 안타산단샤

5 츔비타캄

6 파리므리슈타캄

7 암라츄시타캄

8 상가라

이와 같은 동작은 이에 열거한 순서에 따라 순차적으로 행해진다.

각각의 체위에 의한 동작이 끝나면, 그녀는 이를 그만두고 싶다는 듯이 일부러 가장할 것이다.

그러면 상대방인 남자는 제1의 동작을 취한 후, 제2의 동작을 하도록 권하여 차례로 마지막까지 끌고 간다.

여자가 남근을 손으로 잡고 그 끝을 입술로 물고 얼굴을 좌우로 흔들면서 움직인다. 이것을 〈니밋타캄〉이라고 한다. 남근의 끝을 손으로 잡고, 그 아랫부분을 남기고 입술로 윗부분을 물되, 그러나 이로 물어서는 안 된다. 그리고 그녀는 상대방에게 애교를 보이면서 여기까지만 하고 이 이상은 더하지 않겠다고 한다. 이것을 〈파르슈베트다슈탐〉이라고 한다. 남자의 〈파르슈바〉, 즉 측면이 물렸다는 뜻이다.

또 그녀가 억지로 남근의 끝을 입술로 물고, 아래위의 입술로 꼭 누르면서 그것을 잡아 뽑는다. 이러한 동작을 〈바히산단샤〉라고 하는데, 이것은 남근 끝의 외부를 핥기 때문에 붙여진 명칭이다.

이 동작을 하고 있는 동안에, 만일 상대방이 좀더 많이 입 안으로 넣으라고 요구하면 그녀는 〈마니반드하〉(남근의 흠진 곳)까지 근피根皮를 아래쪽으로 끌어내리고, 그 부분을 빤 다음에 침을 뱉아 버린다. 이것을 〈안타산단샤〉라고 하는데, 남근의 내부가 빨리기 때문이다.

손으로 남근을 잡고, 마치 정부情夫의 아랫입술에 입을 맞추듯이 두 입술 사이로 그것을 문다. 이것을 〈춤비타캄〉이라고 한다. 입을 맞추는 것과 같기 때문이다.

위에서 말한 동작, 즉 〈춤비타캄〉을 행한 후, 혓바닥으로 남근의 내부를 전면에 걸쳐서 물었다가 그 끝을 빤다. 이것이 〈파리므리슈타캄〉이다. 모든 부분이 혓바닥에 의해서 빨리기 때문이다.

이와 같이 외피外皮를 아래로 까내리고, 까진 남근이 두 번, 세 번, 네 번, 마치 〈망고〉의 과실을 빨아먹듯이 빨렸다가 다시 내놓아진다. 이것을 〈암라츄시타캄〉(암라는 과실 이름이고, 츄시타캄은 빤다는 것)이라고 한다.

상대방의 희망에 따라, 그 혀와 임술로 남근을 빨아서 사정의 쾌감에 도달할 때까지 계속하는 것을 〈상가라〉라고 한다.

〈아우파리슈타캄〉의 동작에 있어서도, 남자의 욕정의 정도와 그의 기호에 따라서 때리거나 울부짖음을 수반한다.

이상으로 〈아우파리슈타캄〉의 기술을 마친다.

제3 성자 외에, 창부·탕녀·하녀·여자 안마사 등도 이러한 성교를 행한다. 그러나 일반인은 이러한 동작을 취해서는 안 된다. 왜냐하면 남녀의 행동을 규정한 규칙에 위반되며, 또 점잖고 덕이 있는 사람이면 이것은 야비한 짓으로 생각하기 때문이다. 또 만일 상기한 동작을 행한 후에 그 여자와 입을 맞추면 추잡한 느낌이 들기도 하고, 그런 야비한 행위를 후회하게 될 것이다, 라고도 학자들은 말하고 있다. 그러나 창부의 경우에는 이 행위는 죄가 되지 않는다. 그러나 예의를 잃게 되는 등의 다른 이유에서 이러한 동작은 창부라고 하더라도 행해서는 안 된다고 〈바짜야나〉는 말하고 있다.

그러므로 동부 인도 지방의 사람은 〈아우파리슈타캄〉을 즐겨 행하는 습관이 있는 여자와는 교접하지 않는다.

〈아히슈하리카〉의 사람들은 창부와는 교접하지 않는다. 혹 교접하더라도 입술에는 대지 않는다.

〈사케타〉의 사람들은 깨끗하고 더러운 것을 구별하지 않는다. 그러므로 이들은 입술로 성기를 핥거나 빠는 것을 문제삼지 않는다.

〈나가라〉(현재의 파드나)의 사람들은 창부와 교접하더라도 자기의 의사에 의해서 〈아우파리슈타캄〉을 그녀에게 강요하지 않는다. 그러나 여자가 스스로 이를 좋아할 경우에는 별문제다.

〈사우라세나〉의 사람들은 조금도 거리낌 없이 이를 행한다.

그들은 스스로 변명하기를, 여자의 본성은 이미 깨끗할 수 없는 습관이 들어 있을 뿐만 아니라 사상도 좋지 않으며, 따라서 본래부터 여자가 깨끗하다거나 품행이 단정하다거나, 혹은 약속을 잘 지키고 믿을 수가 있다는 것은 맞지 않는 말이다. 그러나 여자는 〈푸르샤알트하〉, 즉 〈카마〉(성애)의 획득에는 없어서는 안 될 중요한 역할을 하는 존재이다. 그러므로 여자가 깨끗하다는 것은 오직 법전의 규정에서만 이를 찾아야 한다. 이 사실을 뒷받침하기 위하여 다음의 한 글을 인용한다.

송아지의 입은, 평상시에는 깨끗하지 않으나 어미소로부터 젖을 빨아먹을 때는 깨끗하다. 개의 입은 사냥할 때는 깨끗하다. 새의 부리는 나무에서 과실을 쪼아먹을 때는 깨끗하다. 이와 같이 여자의 입은 성교 때와 키스를 할 때는 깨끗하다.

어느 남자가 정력이 감퇴되었거나, 늙었거나, 비만하거나, 또는 다른 원인으로 남에게 쾌감을 줄 수 없으면서도 간혹 성교의 욕망이 일어나서, 그의 성기를 자극하여 사정에 따른 쾌감을 상상하고, 이것을 하고자 할 때는 아름다운 귀걸이를 단 소년을 고용하여 〈아우파리슈타캄〉을 행하게 된다. 이들 소년은 주인의 남근을 입 안에 넣고, 그의 욕망을 만족시켜 준다.

이 점에 관하여는 의견의 차이가 있으며, 위에 든 〈스므리티〉의 문전文典도 전혀 다른 뜻으로 해석하고 있다.(예를 들면 〈스트리〉를 단순히 처妻라고만 해석하듯이.) 그러나 사람은 지방의 습관과 자신의 양심과 신앙에 의하여 행동할 것이다, 라고 〈바쨔야나〉는 주장하고 있다.

어떤 두 남자가 도시생활에서 이러한 행동에 의해 서로 위로하는 것을 즐기는 습관이 있고, 서로가 깊이 정이 들었을 경우에는 서로 〈아우파리슈타캄〉으로 사정의 쾌감을 맛본다.

또한 남자가 여자에게 이러한 방법을 쓸 때가 있다. 즉 남자가 여자의 음부에 〈아우파리슈타캄〉의 동작을 행하는 것이다.

그 방법은 여자의 입술에 키스하는 것과 같다.

남녀가 동시에 이를 행할 경우가 있다. 남녀가 서로 반대쪽으로 누워, 서로 성기를 입으로 잡아서 행한다. 이 동작을 〈카키라〉라고 한다. 그 모양이 마치 까마귀가 더러운 물건을 그 부리로 쪼아먹는 것과 같기 때문이다.

이러한 이유에 의해 창부들이 노예, 혹은 코끼리 몰이꾼과 같은 비천한 자와 사랑에 빠져 현명하고 관용성 있는 자를 버리는 일이 있다.

학덕 있는 바라문·재상·명예로운 지위에 있는 사람들은 절대로 〈아우파리슈타캄〉을 시켜서는 안 된다. 또 타인에 대하여도 해서는 안 된다.

법전이 이러한 동작을 하지 말라고 규정하고 있다는 이유에서만이 아니라, 그것은 반드시 실행하지 않으면 안 되는 것은 아니기 때문이다. 사물을 일반적으로 규정한 것이 법전이며, 그 사용은 행할 필요에 따라서, 단지 소수인에게 한정되어 사용하게 되어 있다.

개고기가 정력을 증진시키고 몸에 좋다고 하여, 이를 약으로 먹는다고 의서醫書에서 일컫고 있더라도 지혜 있는 사람이 어찌 이것을 먹겠는가.

그러나 그렇지가 않다. 어떤 부류의 사람들이 이러한 행동을 하는 것은 확실하다. 또 이와 같은 행위가 일반적으로 행해지는 지방이 있다. 때로는 이와 같은 행위도 필요할 경우가 있는 것이다. 때로는 욕망을 채워 주는 수단이 되기 때문이다.

따라서 사람은 먼저 장소와 시간과 그 방법과 법전의 규율과 자기의 위치 등을 고려하여 이들의 동작을 행할 것인지 아닌지를 결정해야 할 것이다.

〈아우파리슈타캄〉의 동작은 비밀로 행해지며, 또 남녀의 본성은 모름지기 색정적이기 때문에 이러한 동작은 누가, 언제, 어떻게, 어찌하여 행하는 것인가에 대하여는 아무도 이를 알 수 없다.

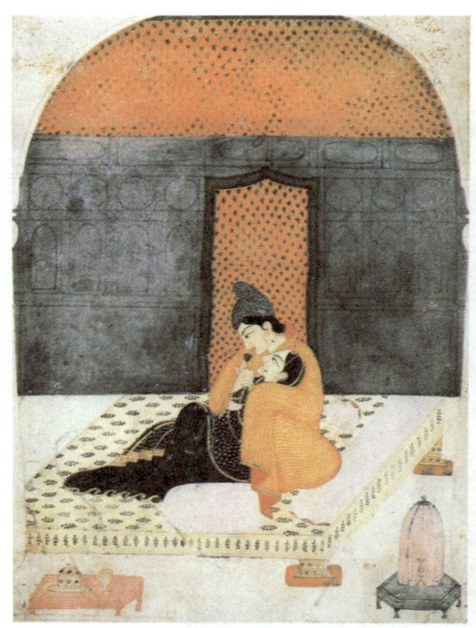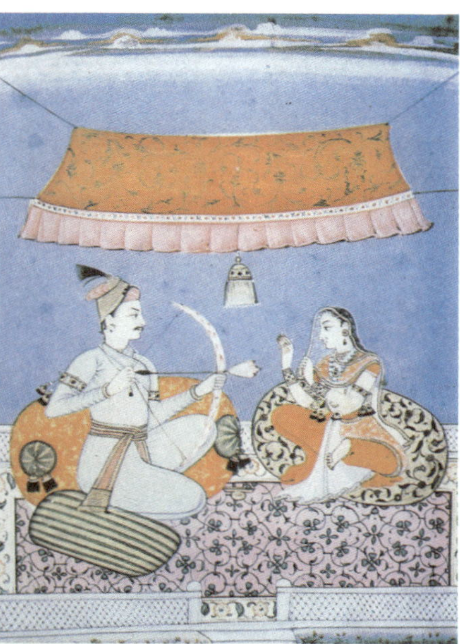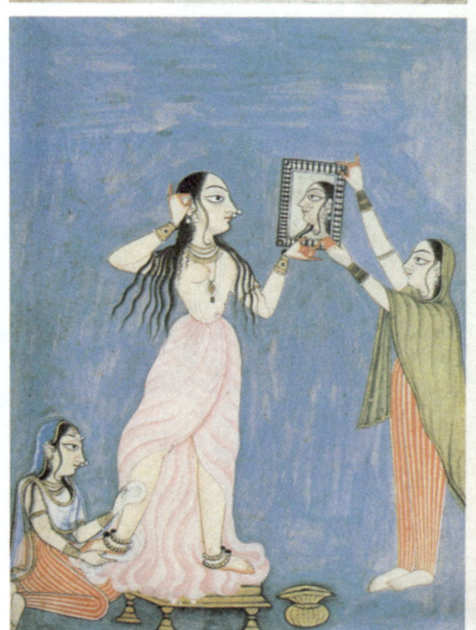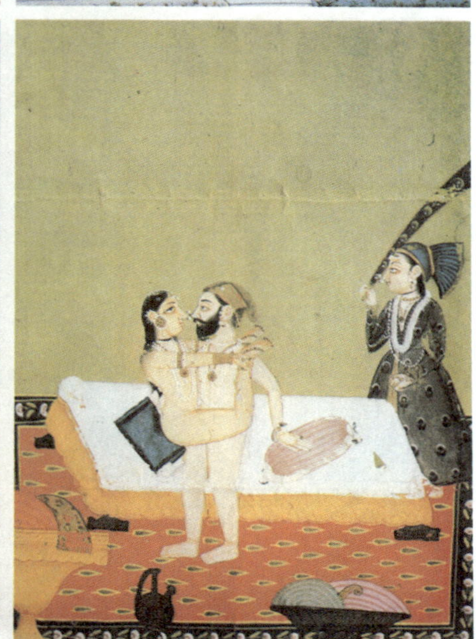

18세기의 풍속화

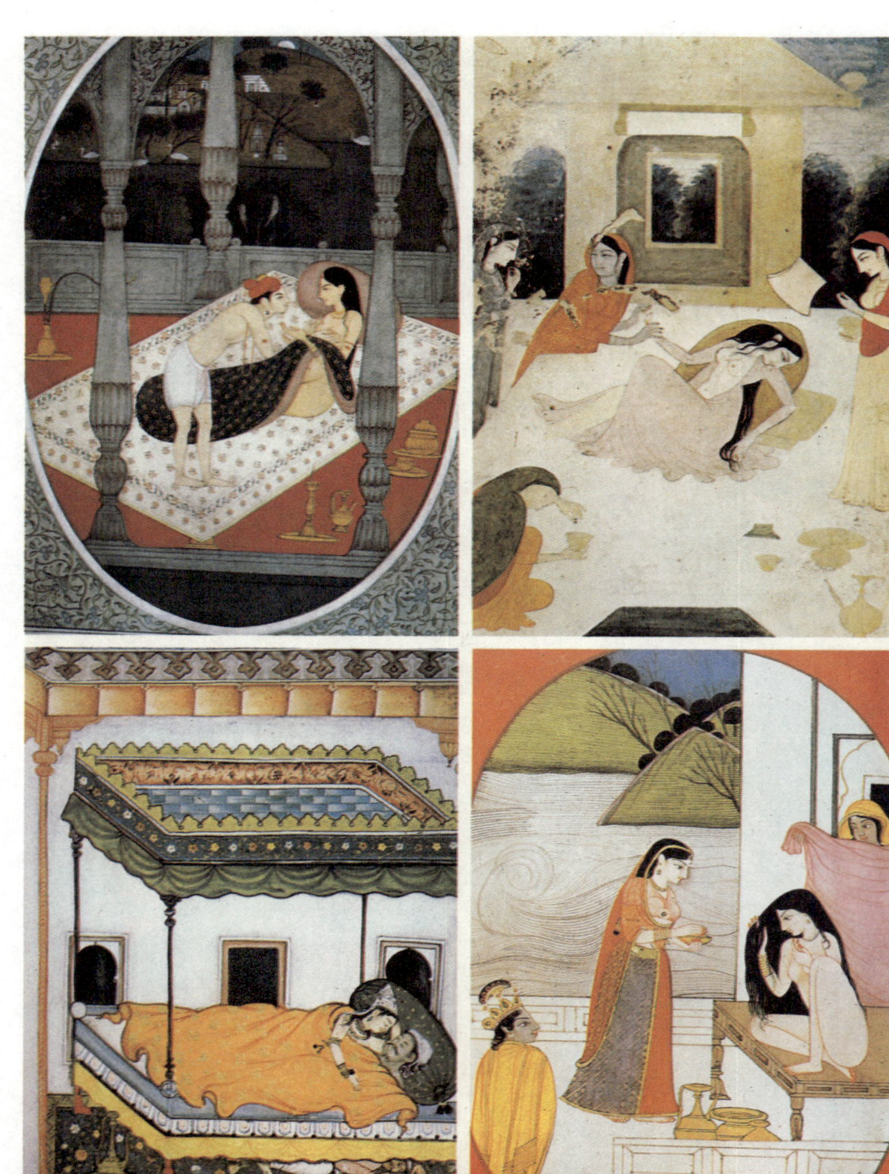

18세기의 풍속화

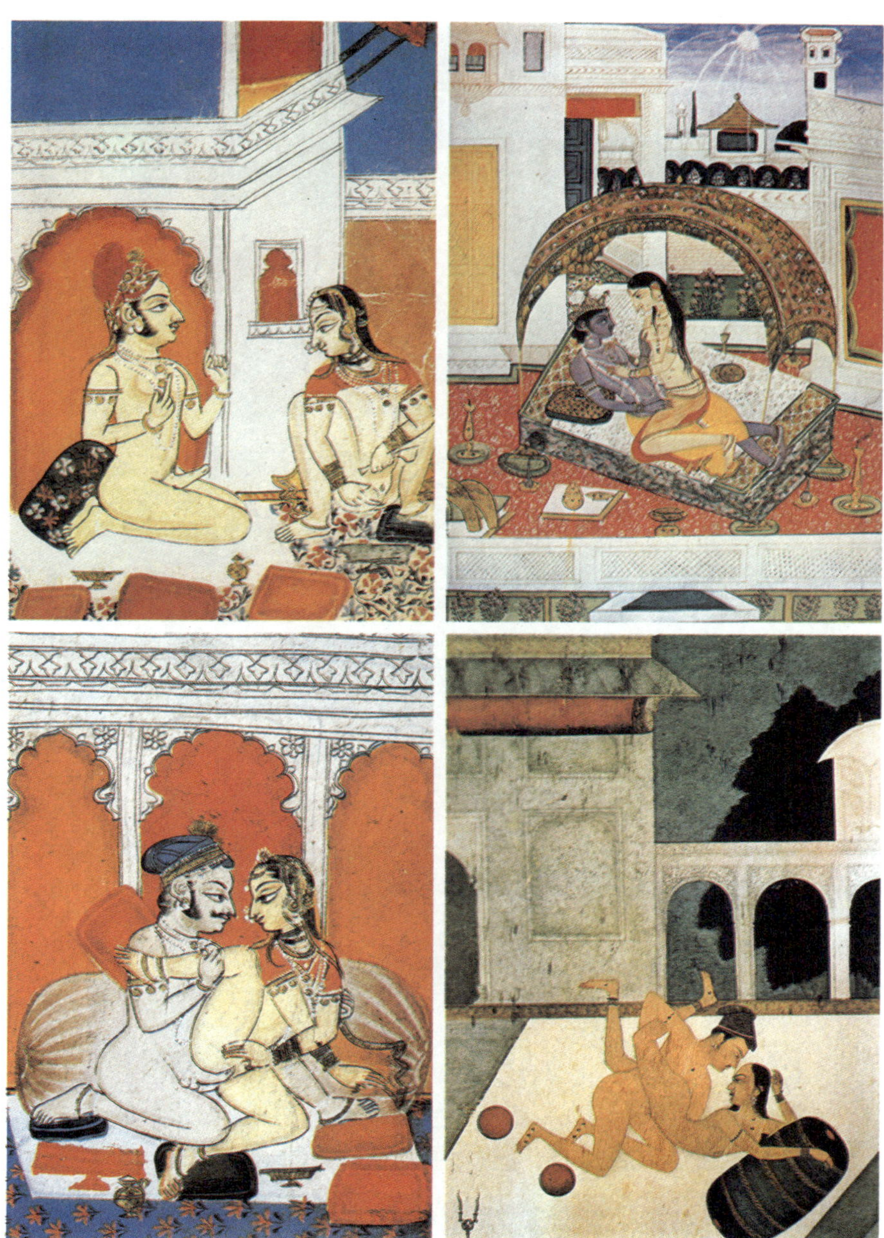

18세기의 풍속화

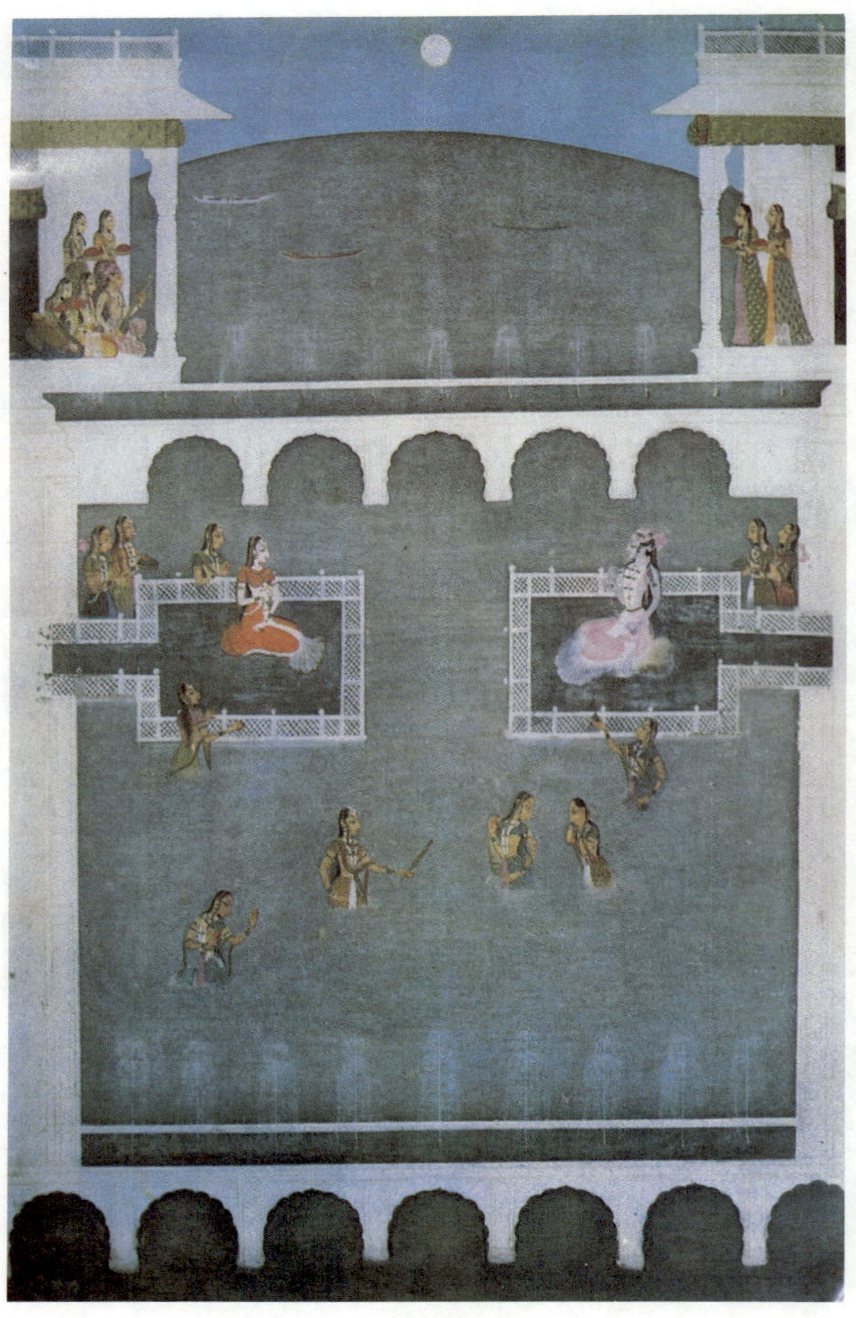

月光의 수영장. 키샹그라畵派, 1735∼1757년

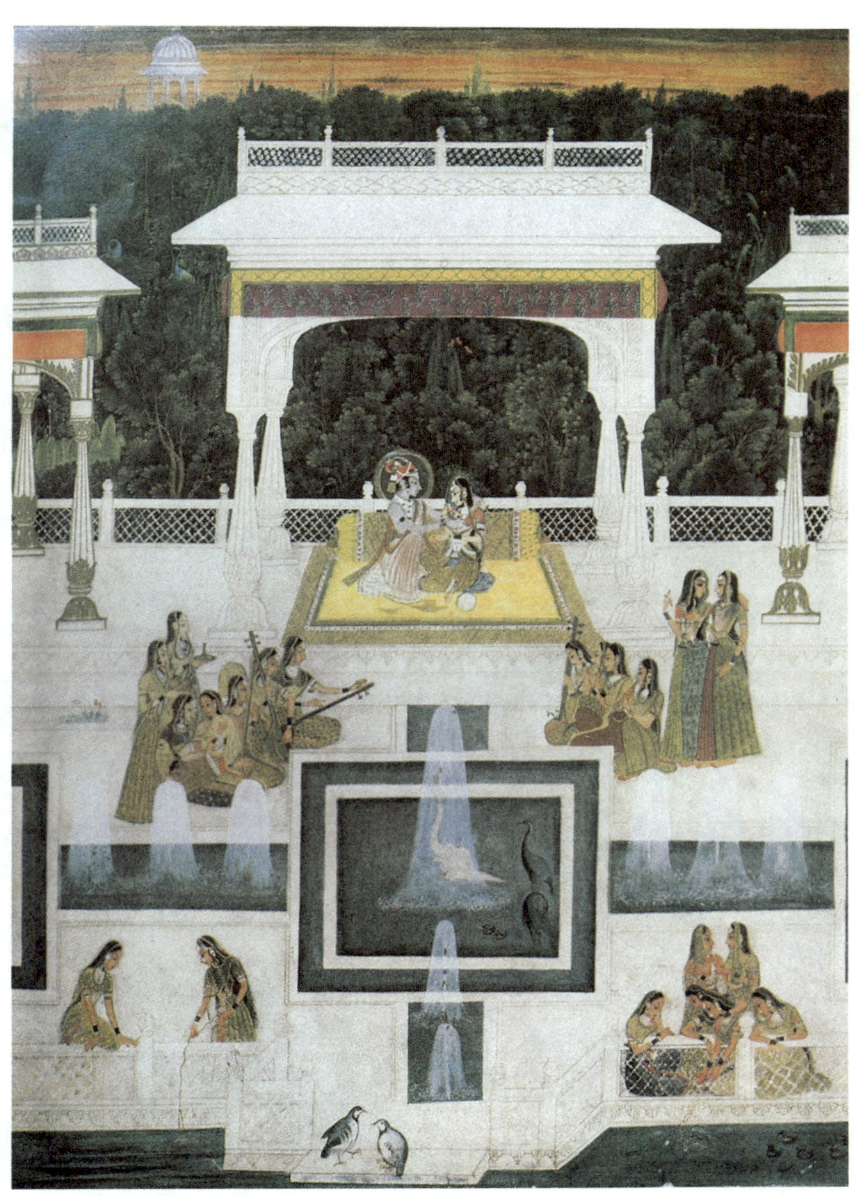

宮廷의 樂園. 키샹그라畵派, 1735〜1757년

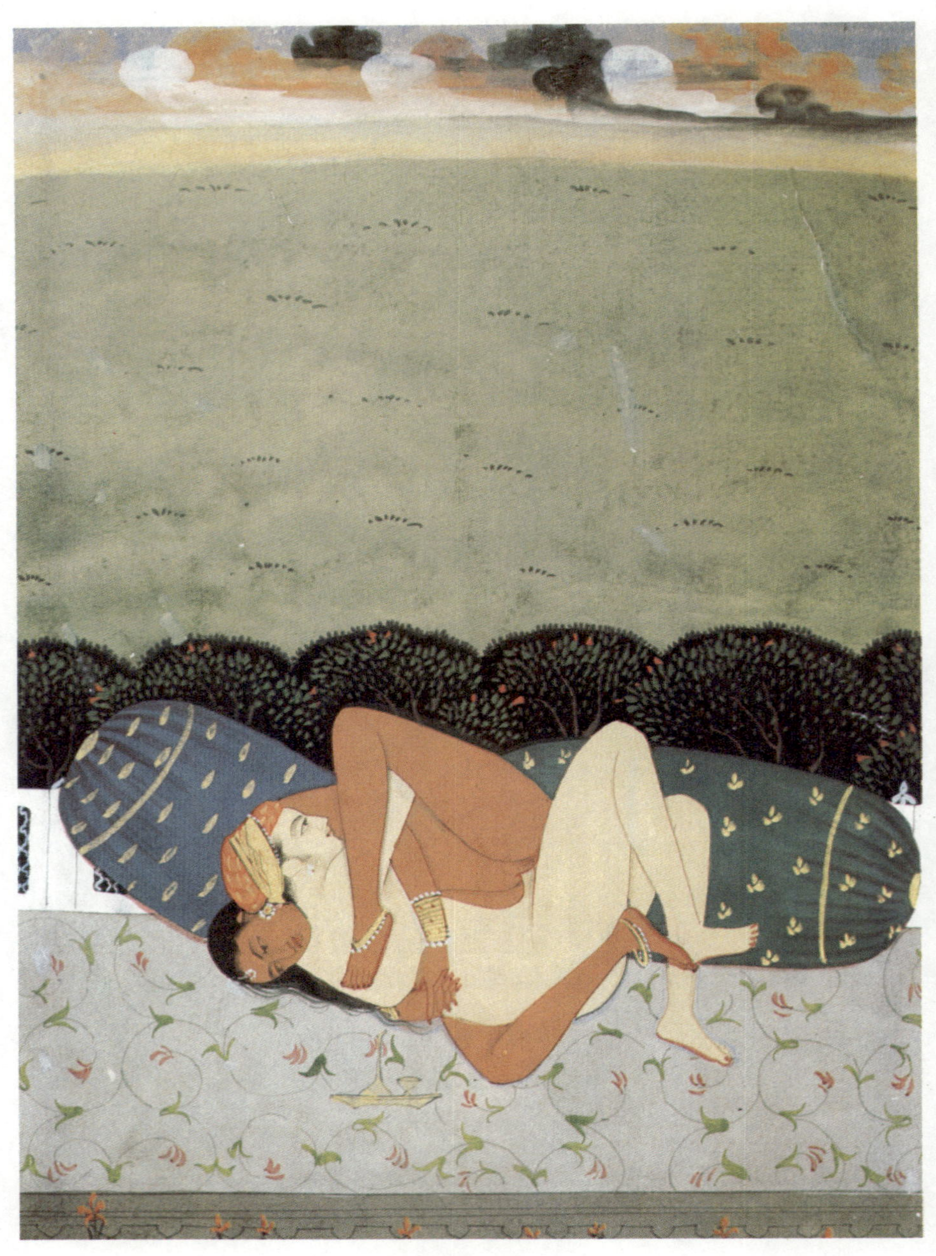

사랑의 행위. 시크畵派, 18세기경

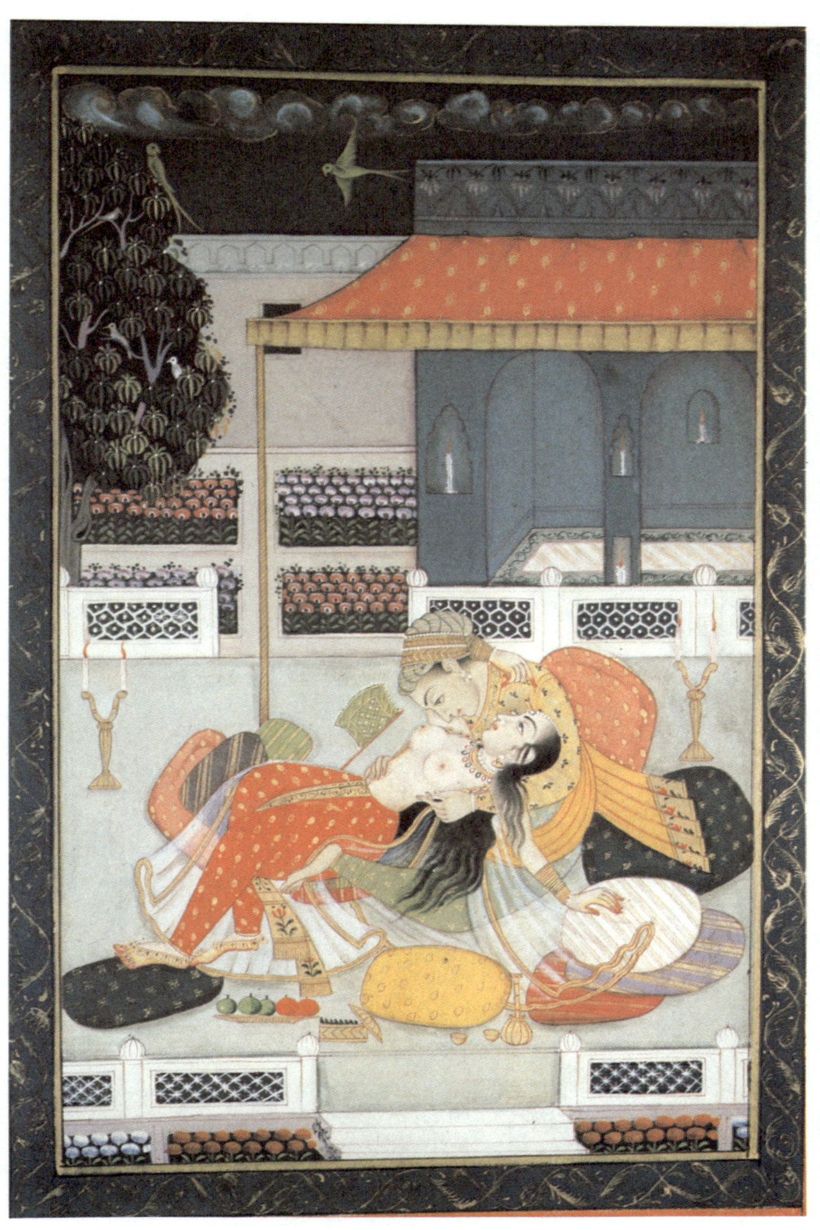

사랑의 유희. 쟈이푸르畵派, 18세기

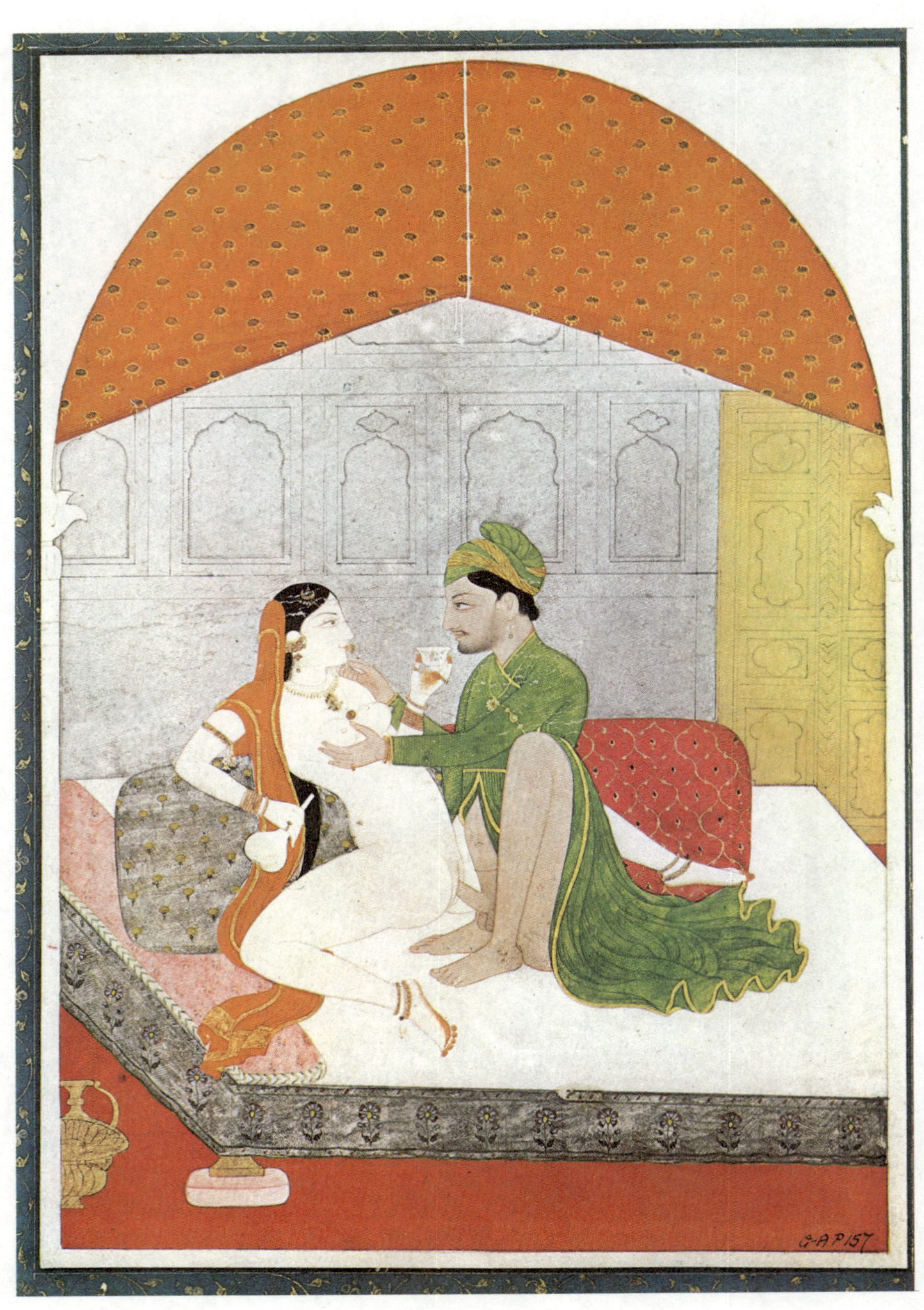

왕자와 여인의 사랑. 캉그라畵派, 18세기

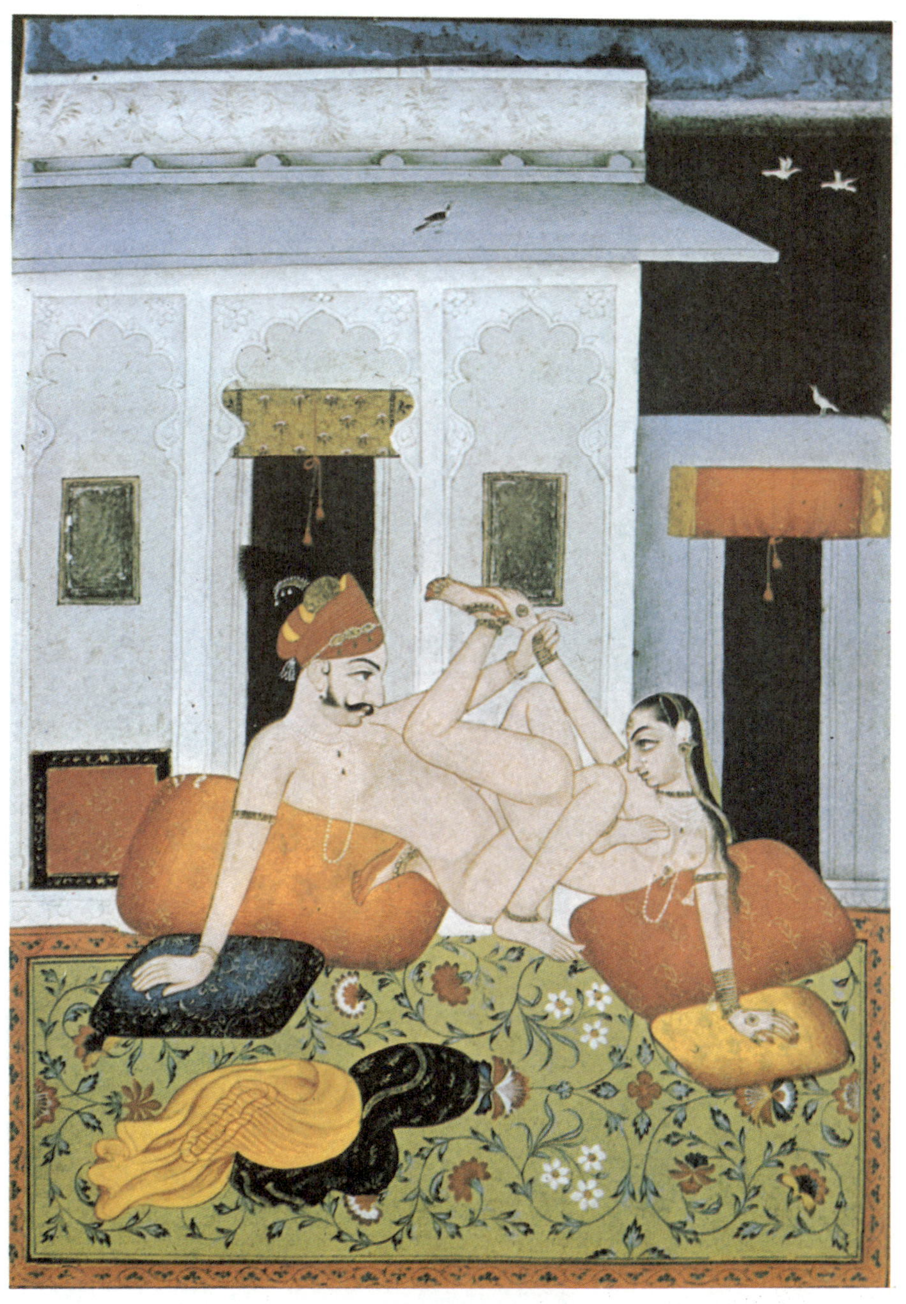

요가적 체위. 분디畫派, 18세기

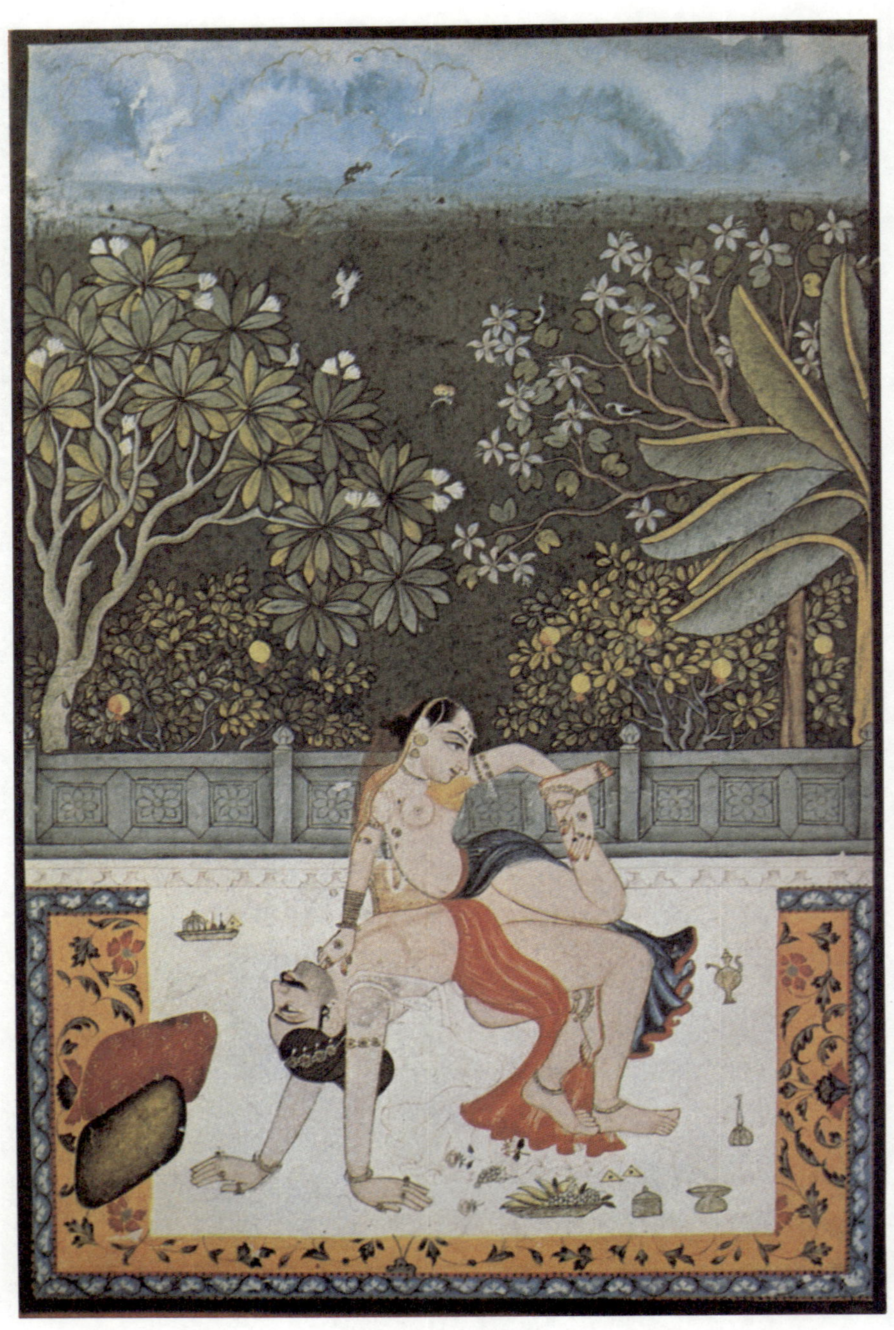

요가적 체위. 분디畵派, 18세기

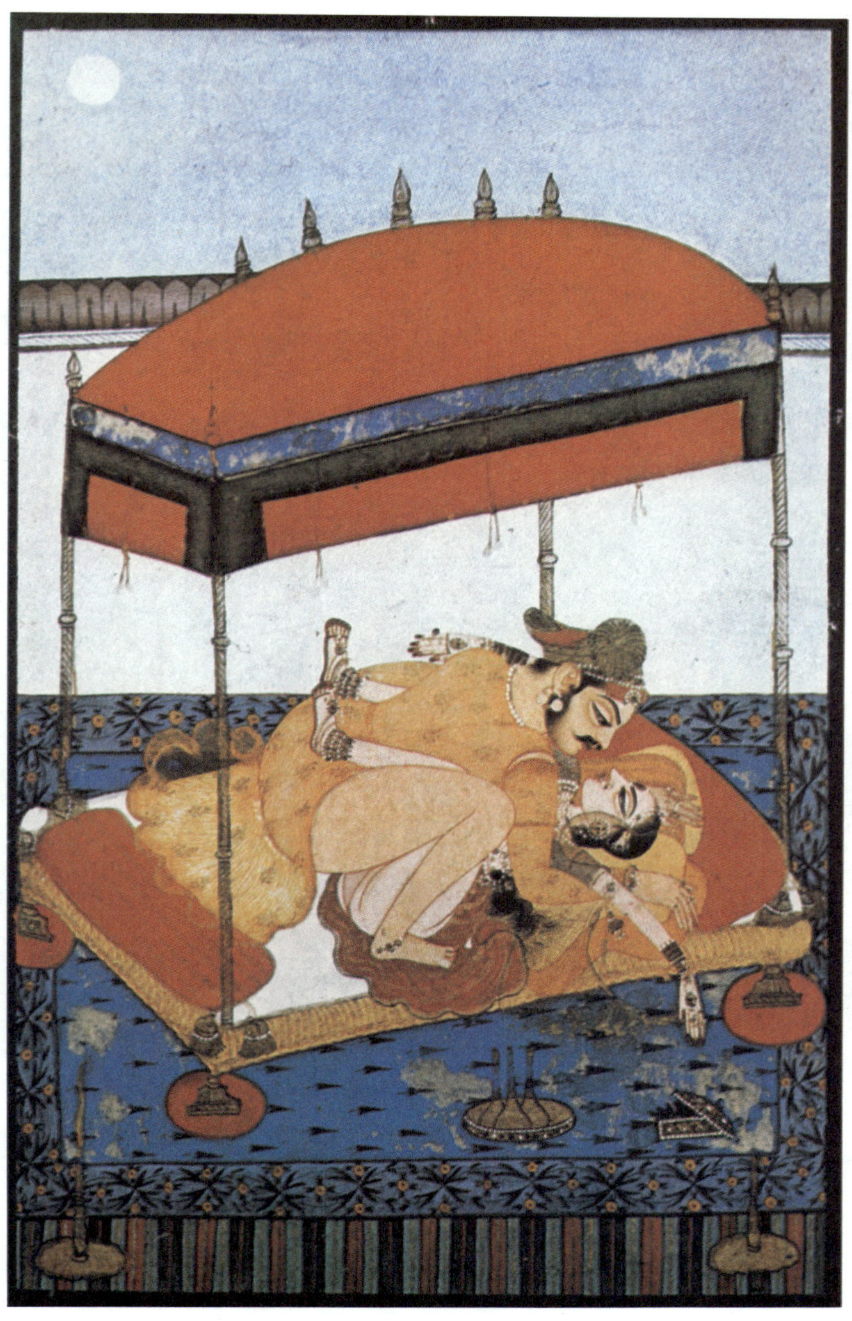

사랑의 행위. 분디畵派, 18세기

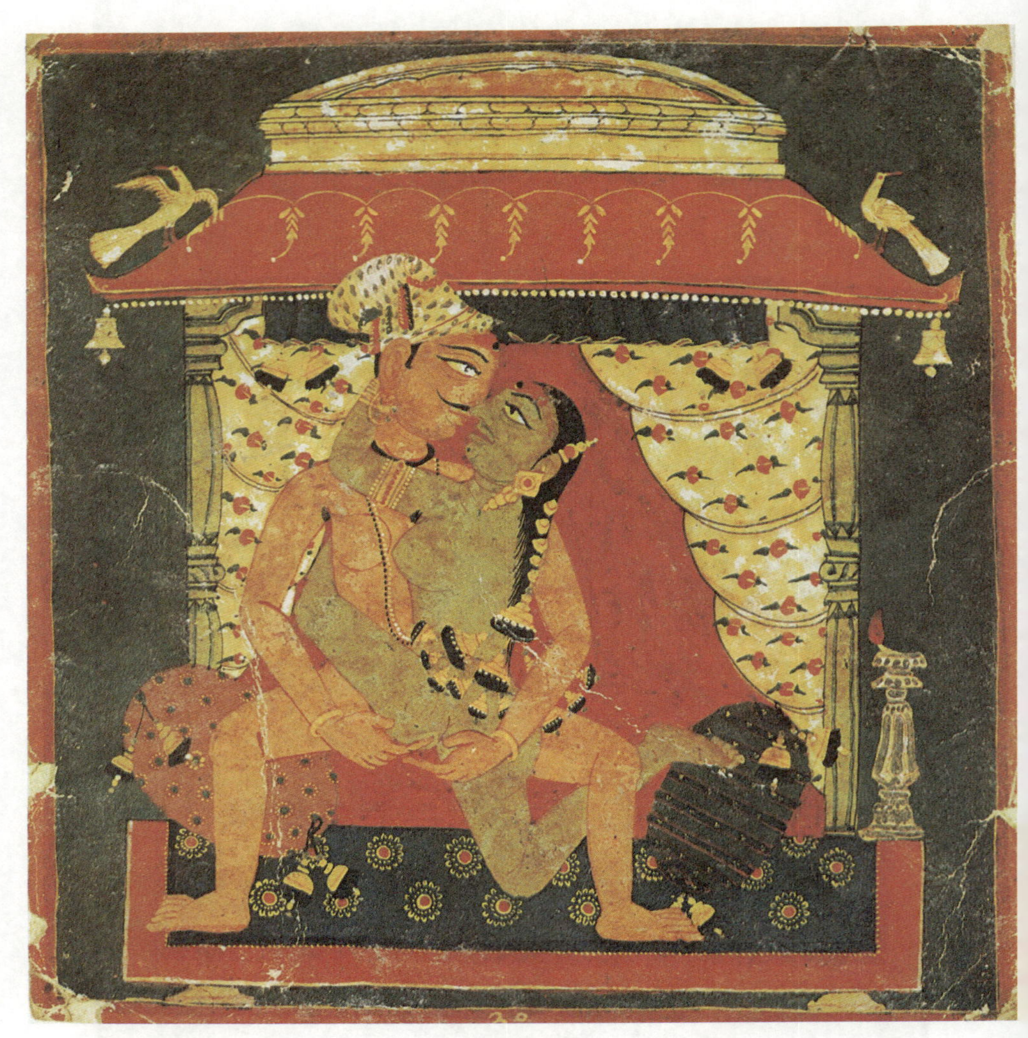

요니 아사나의 성적 교합 자세. 1700년경, 네팔

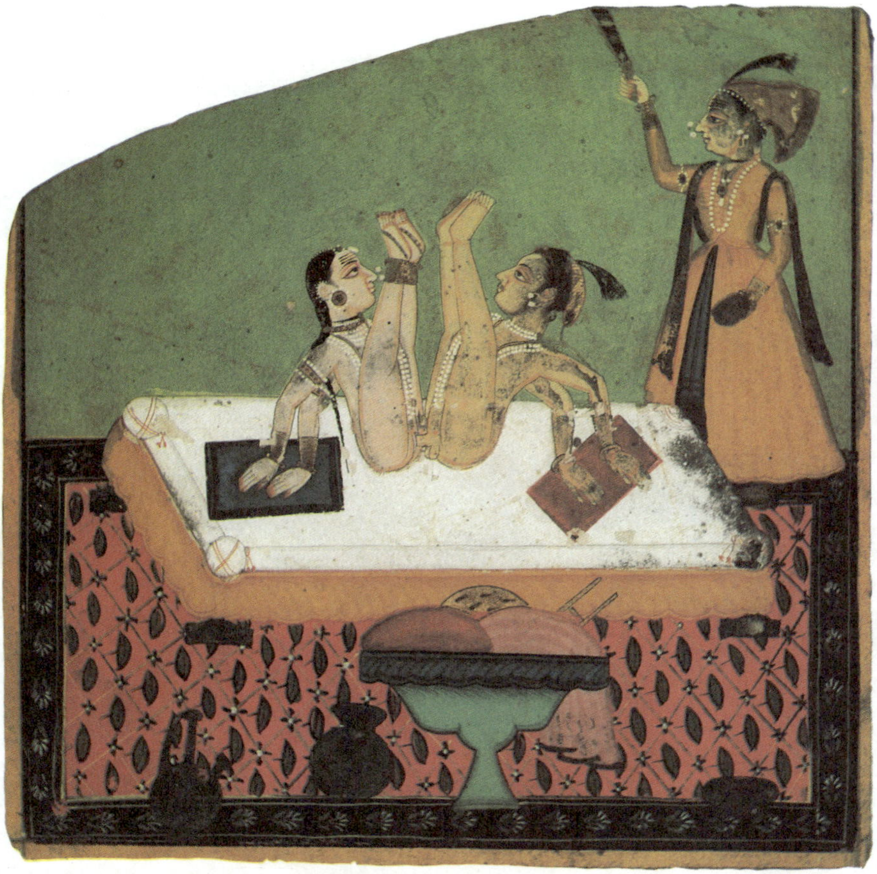

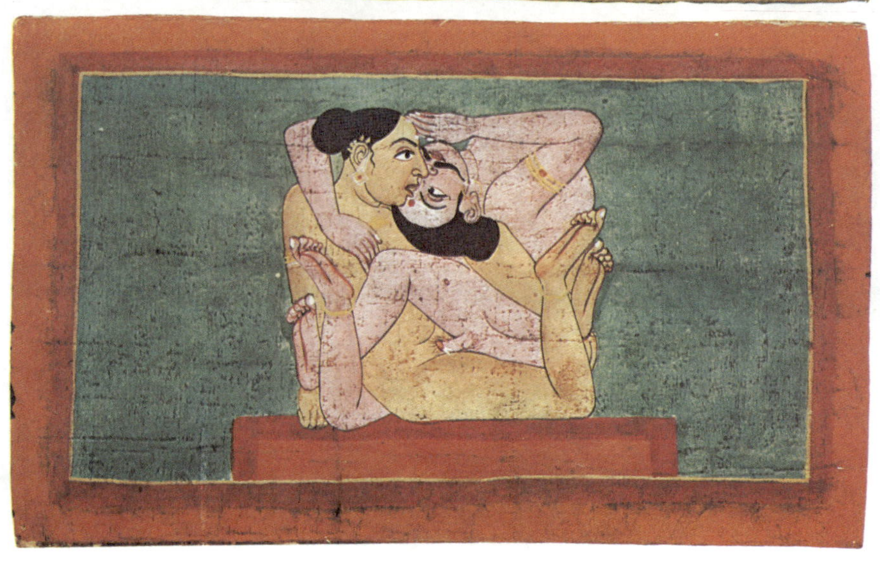

성적 교합을 이룬 요가 자세. 18세기, 네팔

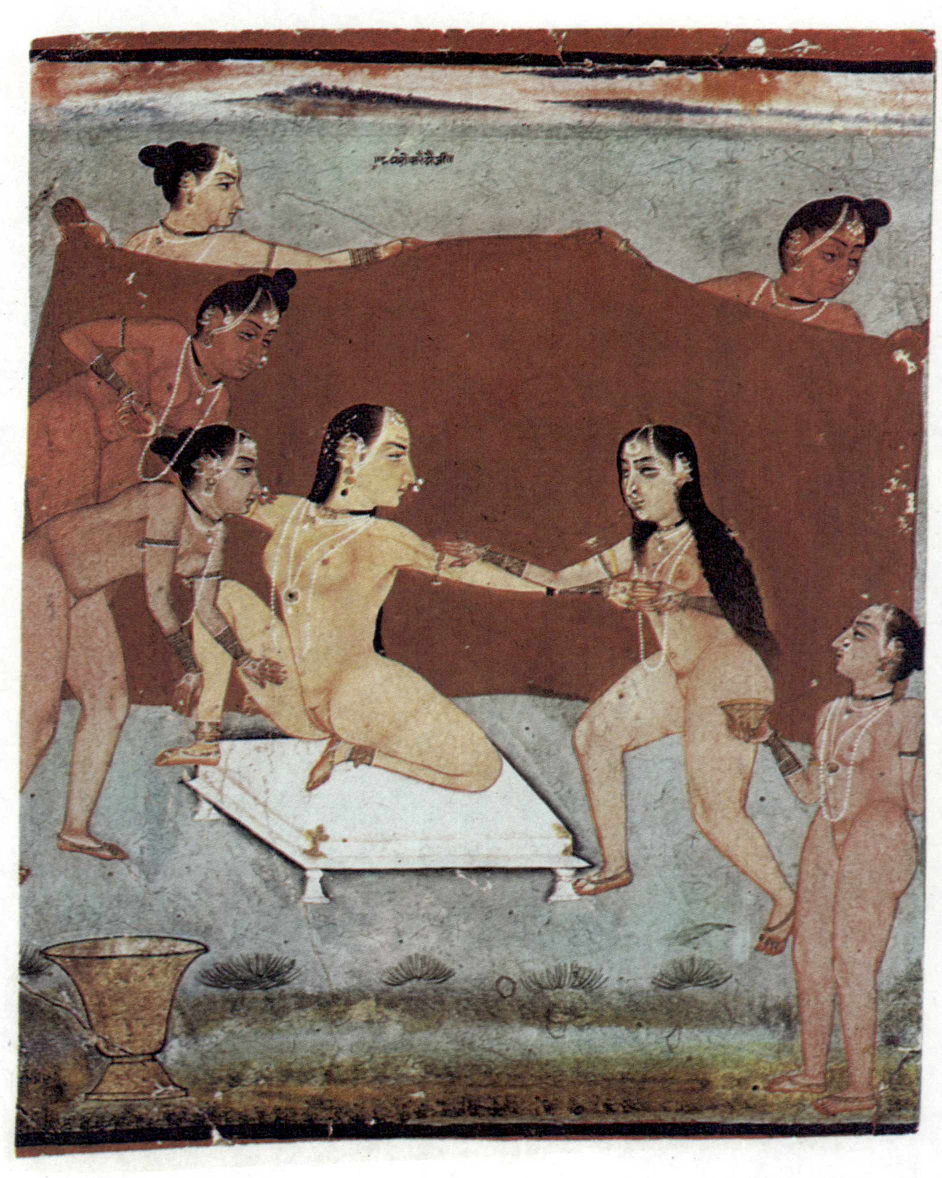

성적 교합례 전에 聖油를 바르는 탄트라의 여신. 라쟈스탄畵派, 18세기

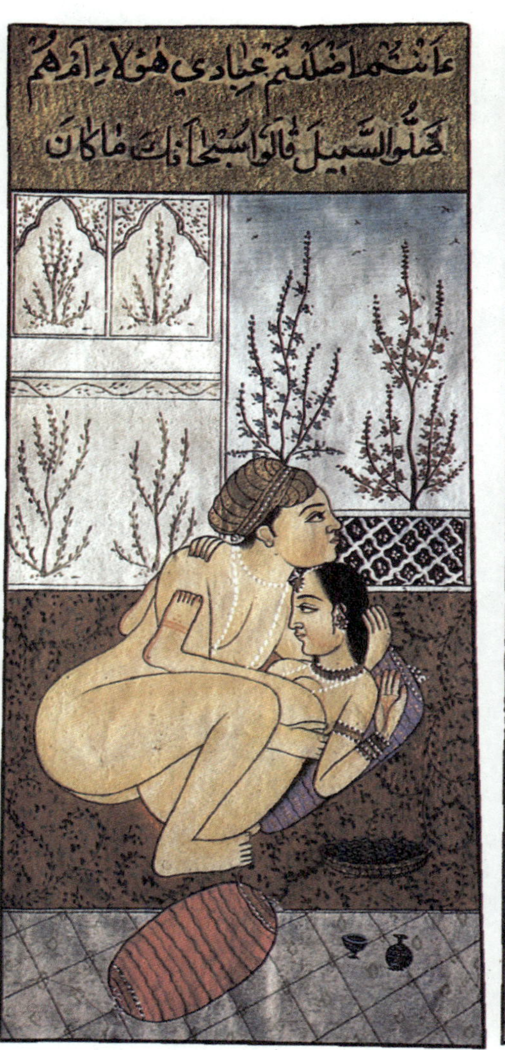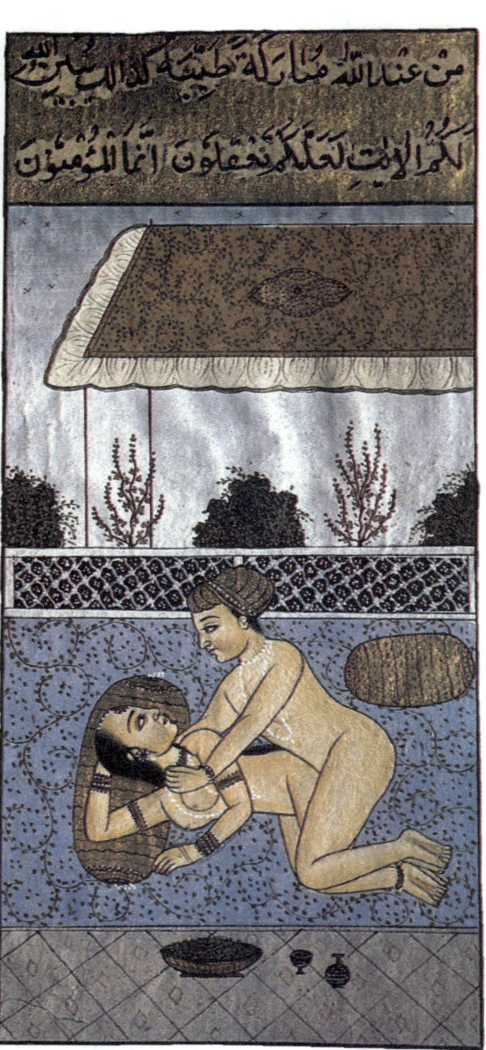

사랑의 행위. 18세기 소설의 삽화

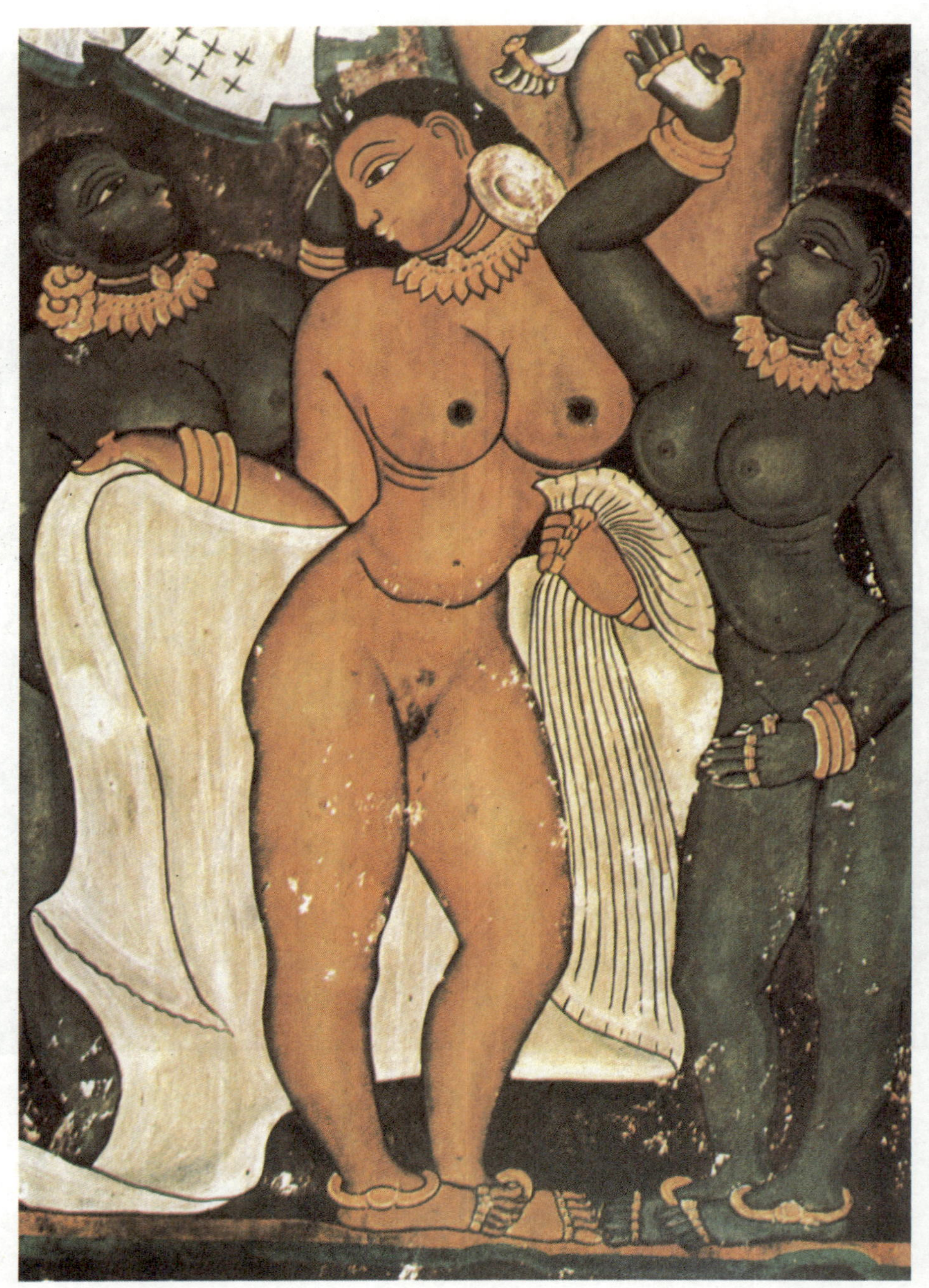

목욕 후. 16세기경

제10장 정교情交 전후의 준비와 사랑싸움

성교가 시작되기 전에 해야 할 준비는, 도시생활에 익숙한 자는 친구와 노복들의 힘을 빌어서 이를 준비하지 않으면 안 된다.

먼저 꽃으로 침실을 꾸미고, 향을 피우고, 집에 알맞은 장식을 한다. 그리고 목욕이 끝난 후에 화장을 하고, 꽃으로 장식하고, 술을 적당히 마시고 부인과 만나는 것이다. 부인에게는 다정스러운 말씨로 안부를 묻고, 술을 권하여 대접을 잘 한 다음에 남자가 여자의 오른쪽에 앉는다. 그리고 남자는 여자의 머리를 만지고, 옷깃을 잡고, 마지막에 치마끈을 잡도록 한다.

성교의 준비적인 동작으로서 남자는 왼쪽 팔을 여자의 등뒤로 돌려서 가볍게 포옹하고 남자가 지난날의 일을 이야기하거나 처음 만났던 날을 생각하게 하여, 적당한 유모어와 애정으로 여자를 위로해 준다. 그리고는 거리낌 없이 노골적인 말이 예사로이 입에서 나오게 될 것이다.

춤은 추든 안 추든 관계 없으나, 노래를 부르고 악기를 연주하게도 될 것이다.

그림이나 미술에 관한 문제도 남녀간의 이야기 속에 넣는다. 그러는 동안에 남자는 다시 여자에게 술을 권한다.

이와 같이 여자를 기쁘게 해주고, 남자에 대한 애정을 표시하게 한 다음에 곁에 앉아서 비복들에게 꽃, 〈베테르〉등을 주어 물러가게 한다.

둘만이 남게 되면 앞에서 말한 포옹과 기타 여러 가지 정사로써 여자를 즐겁게 해준다.

그리하여 하의를 벗게 하고, 앞에서 말한 동작으로써 진행해 나간다.

다음에는 성교가 끝난 후에 할 일을 설명하겠다. 정액의 사정으로 욕정이 만족에 도달하였을 때에는, 두 사람은 지금까지의 난잡한 것에 대한 부끄러움을 느끼는 것이 상정이다. 그리하여 이들은 슬쩍 혼자서 목욕실로 가게 될 것이다.

그로부터 돌아오더라도 두 사람은 아직도 부끄러움을 가지고, 잠자리와는 전혀 다른 어떤 편리한 장소에 앉아서 〈베테르〉를 씹고, 전단가루 등의 향료를 준다.

그리고 남자는 왼손으로 여자를 포옹하고, 오른손으로는 술잔을 잡고, 다시 술을 권하면서 여자를 애무한다.

이때 한 잔의 물, 〈칸다〉나 〈카디야〉 및 그외의 감미로운 것을 먹는다.

또한 〈앗짜라사〉의 즙·죽·구운 고기·빙과·〈망고〉·마른 고기·그밖에 〈마쓰랑가〉에 설탕을 섞은 과자 등 달고 맛있는 것을 기호와 지방의 습관에 따라서 여자에게 준다.

남자는 이것들을 먹는 동안에도 이것은 달고, 이것은 연하고, 이것은 깨끗하고, 이것이 맛이 좋고, 저것은 좋다는 등등으로 가리키면서 여자에게 먹인다.

만일 여름이면 남자가 베란다에 나가서, 달빛을 찬미하면서 거기에 자리를 만든다. 거기서는 남자가 주로 흥미있는 사랑에 대한 이야기를 해준다. 이러는 동안에 두 사람의 기분은 다시 소생할 것이다.

여자는 행복에 겨워 남자의 무릎에 기대어 물끄러미 달을 바라볼 것이며, 남자는 반짝이는 별들을 가리켜, 특히 〈아룬다티〉(金牛宮의 별떼), 〈두르바〉(북극성), 또는 7성의 성좌(大態星) 등을 가리켜 보이면서 다정한 이야기를 나눈다. 이와 같이 성교가 끝난 다음에 해야 할 일들이 기술되어 있다.

이에 대하여 다음과 같은 글이 있다.

성교性交가 끝난 다음에 달고 맛있는 것을 주는 것과 같이, 정사나 그와의 다정한 이야기를 하므로써 욕정이 다시 일어난다. 그리고 서로의 기호에 맞는 포옹이나 입맞춤으로 한때 화를 냈던 일도 순식간에 기쁨의 웃음으로 변할 것이다.

또 여러 가지 춤을 추며 노래를 불러 〈하르리사카〉를 춤추는 여자의 눈이 정욕으로 불타올라 기쁨과 즐거움의 눈물을 머금은 채 달을 바라보면 정감이 더해간다. 처음에 만났던 그 옛날에 헤어진 후 슬픔으로 어떻게 날을 보냈는지를 말함으로써 두 사람의 사랑은 다시 되살아나고, 사랑을 더하는 이러한 정사를 되풀이함으로써 젊은 남녀의 사랑은 점점 더해 갈 것이다.

이렇게 한 뒤, 서로 포옹하고 입을 맞춤으로써 사랑은 고조된다. 젊은 남녀는 이와 같은 사랑의 기교를 써서 영원한 사랑을 맹세한다.

〈라가〉, 즉 성교에는 다음과 같은 종류가 있다.
1 라가밧트
2 아하하르야 라가
3 크리트리마 라가
4 브야브헤타 라가
5 보타 라가
6 크하라 라가
7 아얀트리타 라가

남녀가 처음 만났을 때부터 사랑하게 되지만 여러 가지 어려운 일을 겪고 간신히 성교를 하게 되었을 경우나, 또는 오랫동안 떨어져 있었던 남녀가 서로 만났을 경우나, 또 사랑싸움이 있은 후에 화해하고 다시 만났을 경우 등을 〈라가밧트〉라고 한다. 열정이 있다는 것이란 뜻이다.

이러한 경우에는 자연히 남녀가 자신의 마음의 허전함을 채우고, 충분히 차지하기 위해서 많은 노력을 해야 한다.

때로는 남녀가 처음 만나, 두 사람 사이에 지극히 섬세한 애정이 싹트고 날이 감에 따라 어떤 이유에 의해 그 사랑이 날로 더해 간다. 이것을 〈아하하르야 라가〉라고 한다. 이것은 사랑이 외부의 원인 때문에 더해지기 때문이다.

남녀의 사랑은 성교의 64종류에 의해서 증대했을 경우나, 또한 성교는 다른 사람에게 마음이 쏠렸기 때문에 서로 질투하여 일어나는 행동이다. 이것을 〈크리트리마 라가〉라고 한다. 이것은 느껴진 사랑이라는 뜻이다.

이러한 경우에는, 남자는 64종류의 자세를 법전의 가르침에 따라 적용시켜서 성교 체위의 변화를 보여 준다.

여기에 만일 한 남자가 어떤 여자와 지극히 사랑하는 사이면서도 어떤 이유로 해서 전혀 마음에도 없는 다른 한 여인과 정을 통하게 되었다고 하자. 그때는 성교를 하는 동안에 본래 그 남자가 사랑하는 여인과 하는 것처럼 상상하므로써 즐길 수 있다. 이러한 것을 〈브야브헤타 라가〉라고 하는데, 그것은 현재 있지 않은 여자를 상상하면서 정교하는 것이기 때문이다.

만일 성욕 때문에 별로 사랑하지도 않는 여자와 접하거나, 낮은 종족의 여자와 교접하면 이것을 〈보타 라가〉라고 한다. 〈보타〉는 비녀婢女란 뜻이다.

이 경우에는 키스나 포옹과 같은 정사는 행하지 않는다. 단순히 야욕적인 만족이 그의 주목적이기 때문이다.

이와 같이 하여 지위가 있는 창부가 명성이 있는 정부情夫의 부재중 단순한 성욕의 만족을 위해서, 마을의 소년과 교접하는 것을 〈크하라 라가〉(크하라는 천하다는 뜻이다)라고 한다.

도시에서 자란 남자가 단순히 성욕 때문에 시골 여자나 목동의 딸, 혹은 어부의 딸과 교접하는 것도 〈크하라 라가〉라고 한다.

지극히 친밀한 사이에 있는 남녀가 서로 쾌감을 얻기 위해 아무런 구속도 받지 않고 성교하는 것을 〈아얀트리타 라가〉라고 한다. 이상으로 〈라가〉의 종류를 전부 마친다.

다음은 사랑싸움에 대하여 기술하겠다.

남편을 몹시 사랑하는 처妻는 남편이 고의적이든 무의식적이든간에 다른 여인에 대해 말하는 것을 싫어한다. 또한 남자가 얼떨결에 다른 여자의 이름을 부르거나 처妻에게 그런 여자의 이름을 부르면 질투하며, 또 남편이 그런 여자들과의 관계를 부정해도 결코 용서하지 않는다.

이와 같은 사건에 관련하여 끊임없이 많은 사랑싸움이 일어난다. 울부짖고, 또는 자포자기하고, 머리를 풀어헤치고, 자기 몸을 치고, 침상에서 땅바닥으로 굴러떨어지고, 혹은 꽃이나 장식물을 던지거나, 땅에 뒹굴거나 한다.

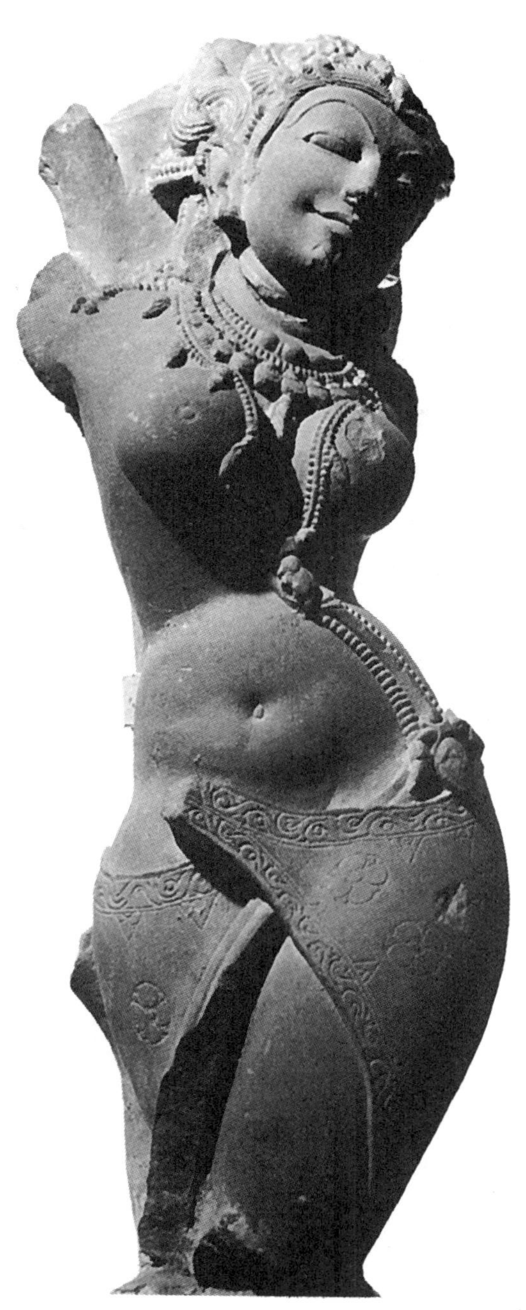

樹神. 챤드라시대, 11세기, 갸라스푸르 출토

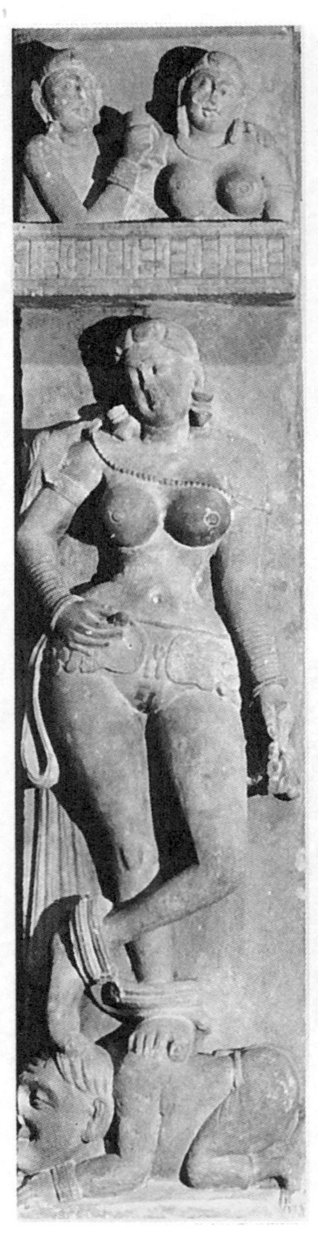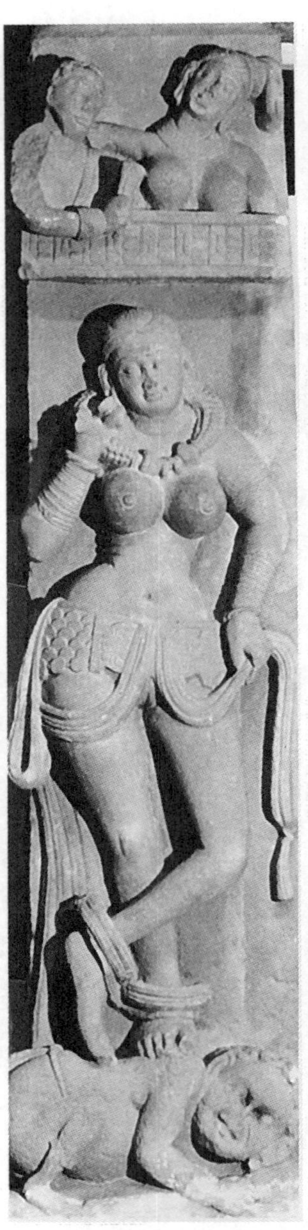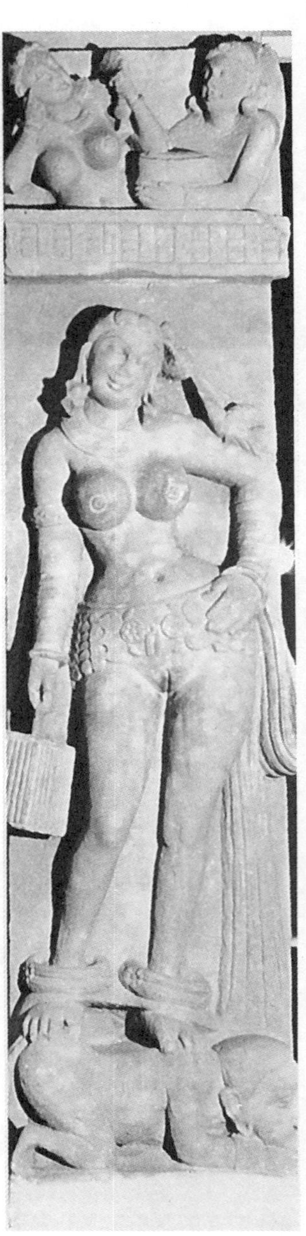

야쿠시像 2세기, 마투라 출토

이러한 사건을 당하면 남편은 처妻를 달래서 적당히 사랑스러운 말로써 대해야 하고, 스스로 냉정히 하여 필요에 따라서는 그녀의 발 밑에 엎드려 가까이 다가가서, 다시 여자를 침상 위에 안아 올려놓아야 한다.

여자는 그 사이에도 끊임없이 시비를 걸고, 점점 노기를 더하며 남자의 머리칼을 잡아 얼굴을 치켜들고서 그의 손이나 머리, 가슴, 혹은 등을 마구 걷어차기도 한다.

그리하여 처는 마치 집을 뛰쳐나가듯이 문 쪽으로 달려가거나, 그대로 앉아서 목을 놓고 울거나 한다.

그러나 노기가 극도에 달하고 있는 이와 같은 때에도 실제로 집을 나가지는 않는다. 왜냐하면 집을 나가므로 인하여 정숙하지 못하다는 어떤 비난을 받게 되기 때문이다.

그러므로 다시 적당히 달래는 남편의 말에 위로를 받으면서 결국은 진정하게 된다. 그렇게 화해된 뒤에도, 여자는 아직도 기분이 풀리지 않았으므로 난폭한 말씨로 남편에게 대드는 법이다. 그러나 마지막에는 애정을 구하여 남편의 포옹에 몸을 맡기게 되는 것이다.

상대의 여자가 만일 창부나, 또는 제2의 부인이라 하더라도 이와 같은 방법과 이유로써 남편과 다투고, 그런 식으로 남편에게 덤벼들 것이다.

이러한 경우 남편은 처를 달래기 위해 〈히트라후루다〉(재담을 하는 예능인의 일종), 〈비타카〉(獻談者), 혹은 〈비두샤카〉(익살쟁이)를 부른다. 여자의 노기가 이에 의하여 진정되면, 여자는 이들과 같이 남편 앞으로 돌아온다. 그리하여 한밤을 보낸다. 이상으로 사랑싸움에 대한 기술이 끝났다.

이에 관하여 다음과 같은 글이 있다.

〈바부라비야〉가 말한 64종류의 기예에 능한 남자는, 여러 여인들 중에서도 최고의 여인에게 환영받게 될 것이다.

이들 64종류의 기예에 대한 소양이 없는 남자는, 설사 법전에 씌어진 문제에 대해 잘 설명하더라도 기예에 관한 논의를 하는 학자들 사이에서는 존경을 받지 못한다.

　그러나 설령 다른 학문의 지식이 없더라도 이들 64종류의 기예에 능숙한 남자는, 기예에 관한 논의가 진행되고 있는 동안은 항상 최고로 인기 있는 자리에 있게 될 것이다.

　이와 같이 성애性愛는 학자들이 가장 중요시하는 바이고, 학문이 없는 자에게는 더한층 존중되는 것이며, 창부들 사이에서도 또한 중요시된다. 그 누가 감히 이 〈난디니〉(神牛 —성스러운 소, 바람직한 것)를 존중하지 않겠는가.

학자들은 법전 중에서 성의 기예를 다음과 같은 말로써 표현하고 있다.
　1 난디니—바라는 모든 것을 주는 것
　2 스브하가—모든 것에 의하여 사랑을 받는 것
　3 스브하강카라니—애정을 주는 것
　4 나리푸리야—여자에게 사랑을 받는 것
　이 성애학性愛學의 64종류의 기예를 알고 있는 자는 처녀나 유부녀나, 창부에 의하여 사랑과 찬미로써 환영받을 것이다.

제 3 편

연애편戀愛篇

제1장 아내의 선택과 친족의 정혼

같은 종족에 속하는 여성으로서 아직 성교의 경험이 없는 사람과 법전에 정해진 규정에 따라 결혼한다면, 이것은 정법正法(正義)과 실리實利(財寶) 및 정당한 후계자, 새로운 친족, 종족의 증가, 순결한 애정 등을 얻는 수단이 될 것이다.

그러므로 부모는 아들의 교육을 끝낸 후에는 다음과 같은 여성과 결혼시켜야 한다. 즉 신부감이 될 처녀는 가문이 좋고 양친이 살아 있고, 남자보다 적어도 세 살쯤 아래라야 한다. 그리고 그녀의 집안은 부유하고, 그 가족의 성품이 뛰어나고 또한 친족끼리 서로 화목하며, 부모네 집안 중 어느쪽이든 간에 번창하는 것이 바람직하다.

처녀 자신은 무엇보다도 용모가 아름답고, 행동이 단정하며 성질이 온순해야 한다. 그리고 몸의 모든 부분이 튼튼하고 이·손톱·귀·머리·눈·가슴 등이 고르게 박혀, 많거나 적거나 크거나 작거나 하지 않고 건강하게 태어난 사람이어야 한다.

이와 같은 규수를 아내로 맞이하려는 남자는 자기 자신이 그에 상응하여 알맞지 않으면 안 된다.

〈고타카무크하〉는 말하기를 『그와 같은 조건을 구비한 규수를 얻고자 하는 남자는 모름지기 그에 알맞은 자격이 있고, 또한 지위도 있어 누구로부터든지 비난을 받지 않을 만한 사람이어야 한다』라고 하였다.

남자 쪽의 부모는 아들의 배필이 될 이와 같은 여건을 갖춘 여자를 얻기 위하여 비상한 힘을 기울이지 않으면 안 된다.

여자나 남자의 친구들도 마찬가지로, 그 남자의 부탁을 받아서 그러한 상대자를 얻도록 노력하지 않으면 안 된다.

친구들은 여자의 양친 앞에 가서, 경쟁자의 결점이나 장래 등을 새삼스럽게 끄집어내거나 그의 과실 등을 폭로하는 일도 있을 것이다.

그와 반대로 소개하려는 그 남자에 관해서는 집안이 좋고, 기예에 숙달하고, 장차 양친을 위해서도 좋은 일이 많이 있을 것이라고 그 남자를 칭찬하는 일도 있을 것이다. 그 여자의 모친에게는 특히 그 남자의 현재나 장래에 대해서 유망한 점을 강조하고, 그외에 많은 장점을 들어서 말하지 않으면 안 된다.

남자 쪽의 친구 가운데 한 사람은 점복자를 불러, 여자의 가족에게 새가 나는 듯이 유망한 가상家相이 있다는 것, 남자의 생년월일에서 운수의 별이 좋다는 것 등을 말하여, 이와 같은 경우에는 장차 부귀영화를 누릴 것이라고 예언케 한다.

또한 한 사람은 여자의 모친에게 보다 좋은 여건을 가진 다른 좋은 여자가 그 남자와 곧 결혼하려 한다고 말하여 모친의 마음을 자극한다.

신랑측의 가족 역시 신부를 선택하기 전에 성좌·운수 등을 살펴보고, 남자의 운명이 이 결혼을 성사하는 것이 적당한가 아닌가를 알아보아야 한다. 신부측에서도 이와 같이 하나, 이러한 일에 관해서는 세상의 일반적인 상식만을 가지고 결정지을 수가 없다고 〈고타카무크하〉는 주장한다.

만일 남자 쪽에서 청혼하러 여자의 집으로 갔을 때, 여자가 잠을 자고 있거나 울고 있거나 집을 나가 있으면 이것은 나쁜 징조이니, 이 여자와는 결혼하면 안 된다.

다음과 같은 여성은 결혼하면 안 된다.
1 이름이 나쁜 사람
2 어떤 이유로 남을 만나지 않는 사람
3 한 번 출가했던 사람
4 말코를 가진 사람
5 몸에 반점이 있는 사람
6 황소와 같이 어깨가 넓은 사람
7 몸이 너무 굽은 사람

8 지극히 보기 흉한 얼굴을 가진 사람

9 이마가 넓은 사람

10 신성한 것을 더럽힌 사람

11 간음한 일이 있어 자기 종족을 욕되게 한 사람

12 월경불순의 사람

13 임신의 전조가 있는 사람

14 가까운 혈족의 여자

15 항상 몸에서 땀이 나는 사람

다음과 같은 종류의 이름을 가진 사람과 결혼하면 안 된다.

1 별(星) 이름을 가진 사람, 가령 〈비샤크하〉와 같이.

2 강 이름을 가진 사람, 가령 〈갠지스〉와 같이.

3 나무 이름을 가진 사람, 가령 〈쟘부〉와 같이.

4 기피하는 것으로 이름을 가진 사람.

5 〈라〉음으로 어미가 끝나는 사람, 가령 〈카마라〉, 〈쨔라〉 등과 같이.

남자의 마음에 사랑을 느끼게 하고, 첫대면에 있어서 남자의 눈에 마음이 양순한 것이 그대로 드러나는 여자는 행복을 가져다 준다. 그러므로 남자는 이러한 여성을 데려올 조건을 갖추고 있다면, 다른 어떤 것을 버리더라도 이러한 여자와 결혼하면 행복하다. 이것은 〈아바스탐바〉와 같은 일부 학자의 의견이다.

그러므로 딸을 가진 양친은 자기의 딸이 남의 눈을 끌도록 소녀를 꾸며두지 않으면 안 된다.

결혼해야 할 연령에 도달한 처녀는 오후가 되면 매일 적당히 차려입고 친구와 놀도록 해야 한다. 그리고 축제·결혼식 등 사람이 많이 모이는 곳에는 반드시 사람들의 눈에 띄도록 데리고 가야 한다. 왜냐하면 처녀는 하나의 소중한 상품이기 때문이다.

체격이나 말씨가 훌륭한 남자가 좋은 선물을 가지고 그의 친족이나 친구와 더불어 결혼하기를 청하면, 그를 환영해야 한다.

그리고 처녀를 적당히 차려입혀, 어색하지 않고 자연스럽게 그리고 예사로 차린 듯이 그들에게 보여야 한다.

남자 쪽에서 청혼해 왔을 때, 여자측에서는 이 결혼은 신의 뜻이라고 생각하고 결혼 날짜를 정한다. 결혼을 신청한 남자는 첫날은 가령 목욕을 하라고 하거나 기타의 대접을 잘 받게 되더라도, 그것을 사양하여 〈모든 것은 결정된 후에〉라고 말해야 한다.

시간이 가고 일이 정해지면 그 지방의 풍습에 따라서 다음과 같은 네 가지 방법에 의해 결혼하여 신부를 데리고 오라.

1 브라후마
2 브라쟈파티야
3 아르샤
4 다이베

이상은 모두 법전 중에 규정되어 있는 아내를 선택하는 방법이다.

이에 관하여 다음과 같은 글이 있다.

〈사마스야〉(여럿이 하는 유희) 및 다른 오락·결혼·우정 등은 모두 동등한 사이라야 하고, 자기보다 높거나 낮은 자와 함께 하는 것은 좋지 않다. 결혼 후, 남자가 여자의 가족에 대하여 노예와 같이 되지 않으면 안 될 결혼은 〈웃쟈삼반다〉(높은 종족 결혼)라고 칭하여 자존심이 있는 자는 피한다.

그와 반대로 남자가 부나 권력이 있기 때문에, 여자 쪽의 친족으로부터 마치 왕자王者와 같이 존대를 받는 결혼은 〈히나삼반다〉(낮은 종족 결혼)라고 하여, 현명한 사람은 좋아하지 않는다.

결혼 후에 양자의 가족이 서로 교제하여 날로 행복할 수 있을 만한 친족관계가 현명하고 좋은 것이다.

결혼 후에 자기 쪽보다 상대방이 너무 우월한 사돈관계의 경우, 그리고 만일 친하는 것이 정당하지 않다고 생각되거든 교제를 끊고 이를 사절해도 상관 없다. 그러나 상대방이 열등한 사돈관계에 있어서는 관계를 끊어서는 안 된다. 이는 현자가 피해야 할 처신이기 때문이다.

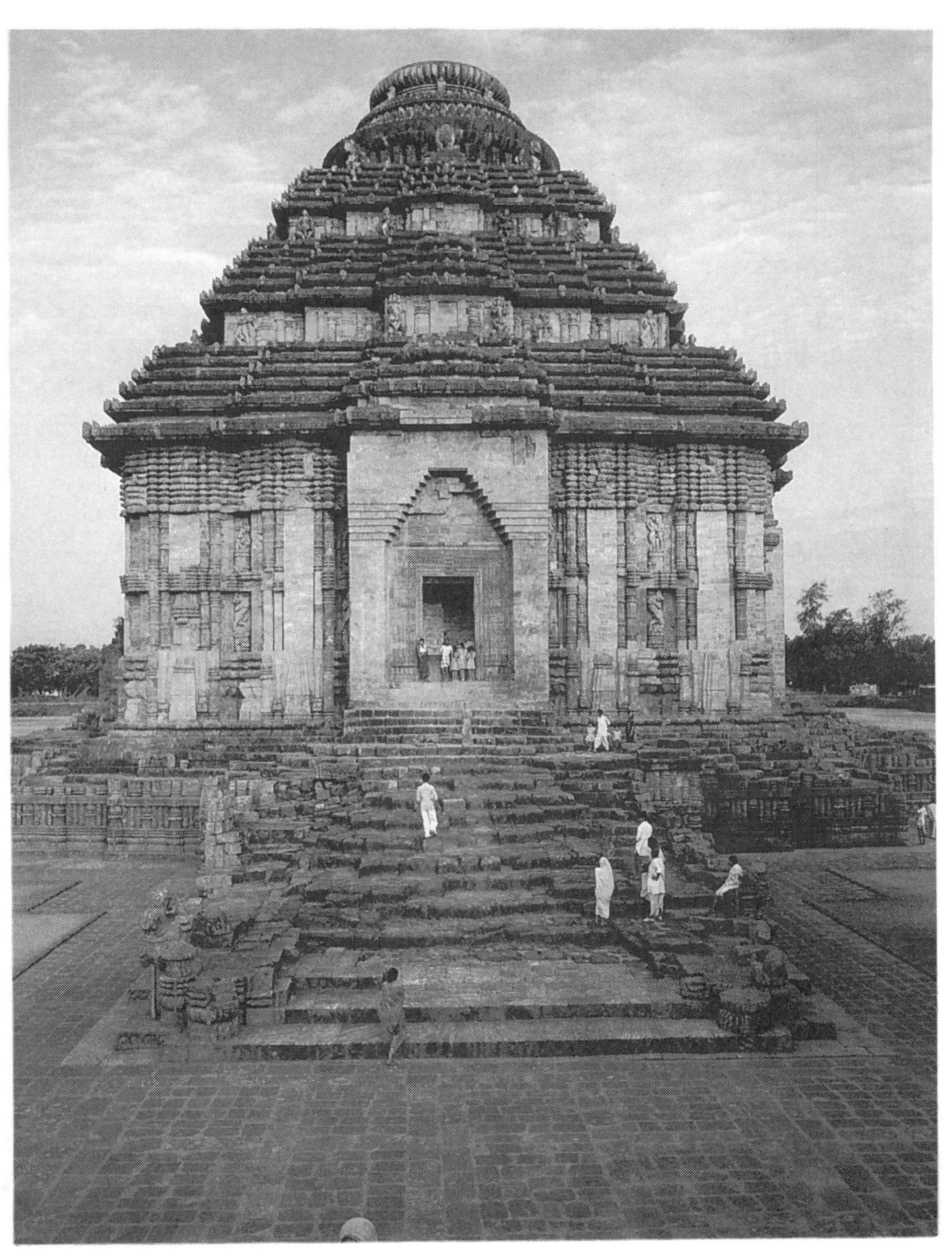

코나라크 신전. 13세기

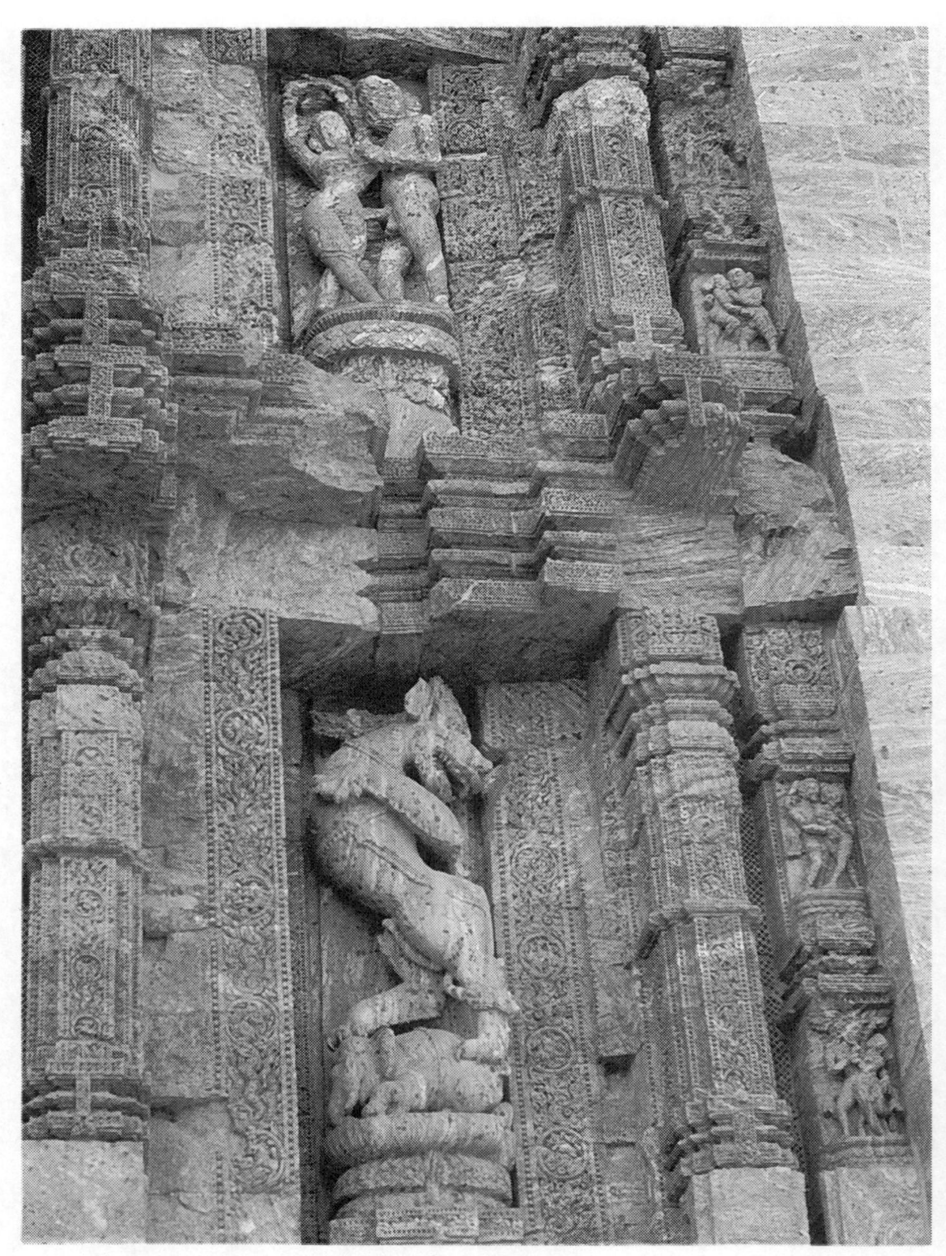

코나라크 신전의 미투나像

제2장 아내에게 신뢰를 얻으려면

결혼이 끝난 남자는 사흘 밤을 다음과 같은 약속을 지켜야 한다.

1 자리를 깔지 않고 바닥에 눕는 일.

2 교접하지 않는 일.

3 소금과 당분을 취하지 말 일.

4 1주일 동안 음악을 들으면서 목욕을 할 일.

5 성장을 하여 음악회 등의 모임을 베풀고, 새로 맺게 된 친족을 환대하고, 선물을 주는 것은 남자가 모두 해야 할 의무이니 이 의무를 충실히 실행할 일.

이 기간중에 남자는 밤이 깊어 사람이 없는 곳에서, 사랑스러운 다정한 말씨와 주의사항 등을 가르쳐 주면서 새로 들어온 신부에게 접근하라.

그렇지 않고, 이 사흘 밤을 무뚝뚝하고 멋적게 보내면 신부는 남편에 대하여 혐오의 생각을 품게 되며, 아마도 중성자中性者가 아닌가 생각하여 싫어하게 될 것이다.

남자는 이와 같이 하여 신부의 신뢰를 얻지 않으면 안 되고, 그 동안 동정童貞의 맹세를 깨서는 안 된다. 이와 같이 〈바쨔야나〉는 말했다. 그 동안에 명심할 것은 남자는 무슨 일이고 강제적으로 해서는 안 된다.

여자란 꽃과 같은 것이다. 이것을 잘 알아서 처음에는 반드시 친절하게 대해야 한다. 만일 아직도 친밀하게 되지 않았는데 거칠게 다루면, 정교情交 동작을 싫어하게 된다. 그러므로 먼저 사랑스러운 말로써 접근해야 하는 것이다.

남자는 신부에게 무리가 없도록 접근하지 않으면 안 된다. 처음에는 가볍게 포옹한다. 그것은 잠깐 동안이므로 여자의 마음에 심한 충격을 주지 않는다. 그리고 처음에는 여자의 상체 부분에 접촉한다. 상체의 부분이면 여자는 관용한 태도를 취한다. 남자가 말하는 것을 여자가 귀를 기울여 듣는 것을 확인하였을 때, 여자에게 무엇인가 몇 마디로써 대답하게 될 만한 질문을 한다. 너무 여자에게 부담을 주지 않도록 상냥하게 두세 번 같은 질문을 하고, 그래도 대답하지 않을 경우에는 대답할 것을 강요한다. 나이가 들어 성숙한 여자나, 또는 자기에게 친밀한 여자라면 등불 아래에서 행하는 것도 좋으나, 나이가 어린 여자나, 또는 알지 못하는 미지의 여자와는 어두운 방이 좋다.

포옹을 한 후에 〈베테르〉를 입에 물고 그것을 여자에게 준다. 만일 그녀가 그것을 거절하면, 애원하며 발 아래에 엎드릴 한이 있더라도 이를 받도록 노력해야 한다. 여자는 부끄러움과 심한 분노를 느낄 때라도 정인情人이 엎드린 것을 보면 물러설 수가 없는 법이다. 이것은 흔히 경험하게 되는 일이다. 이 〈베테르〉를 입에 옮겨 주는 일로써 은연중에 부드러운 키스를 여자에게 준다.

여자가 이러한 동작에 따랐을 경우, 다음에는 서로 말을 나눈다.

신부는 누구를 막론하고 본래 그녀의 새신랑이 말하는 것을 기쁘게 귀기울이지만, 그가 묻는 것에 대해서는 한 마디도 대답하지 않으려고 한다. 만일 대답을 강요하더라도 다만 잠자코 머리를 조아리거나 끄덕일 뿐이다. 긍정의 경우에는 상하로, 부정의 경우에는 좌우로 흔든다. 만일 여자가 남자에게 불쾌감을 느꼈을 경우에는 남자가 『화났는가?』라고 묻더라도 여자는 이외에는 어떠한 동작도 하지 않는다. 그것은 불쾌감을 나타내는 증거이다.

만일 남자가 『그대는 나를 사랑하는가? 나는 진실로 당신의 사랑을 받고 있는 거요?』하고 묻는다면, 여자는 잠시 동안 묵묵부답일 것이다. 그러나 계속해서 물으면 끄덕끄덕 머리를 숙이며 그렇다는 뜻을 나타낼 것이다. 그러나 남자가 이런 정도로 만족하지 않고, 좀더 분명히 대답해 보라고 강요한다면 그녀는 오히려 벙어리가 되어 버릴 것이다.

만일 신부가 남자와 소녀 때부터 이미 친밀한 사이라면 부부가 다같이 알고 있는 친구로서 믿을 만한 사람의 이야기를 할 수 있을 것이며, 그러는 동안에 신부는 드디어 미소를 머금을 것이다. 이때 실제로 그렇지 않은 것을 일부러 『그 친구가 이런 말을 하지 않았소?』하면서 장난조로 말하면 신부는 처음에는 침묵을 지키지만, 그러나 계속 대답을 해보라고 하면 『그렇게 말한 것이 아니었지요』하면서 저도 모르게 말문을 열고, 그런 다음에는 미소를 머금고 추파를 던지게 되는 것이다.

그런데 비록 신부가 신랑과 어느 정도 친숙해지기는 했더라도, 아직은 여자는 활발히 말을 하지 않을 것이나 남자가 바라는 대로 향료인 〈베테르〉, 꽃장식 등을 가져다가 곁에 놓거나, 혹은 그것들을 남자의 의복에 달아 줄 것이다.

이와 같이 하는 동안에 남자는 〈앗츄후리타캄〉(손톱 상처의 일종으로 제2편 정교편情交篇 참조)으로 젖꼭지를 만진다.

신부가 만일 이를 거절하거든 신랑은 『만일 당신이 내가 한 것처럼 나를 꼭 껴안아 주면 이런 짓을 안하겠소』하고 말하면서 여자를 포용한다. 이와 같이 그는 몇 번이고 되풀이하여 손을 여자의 배꼽 부분에 댔다가 그만두고, 다음에는 점차로 여자를 자기의 무릎 위에 앉히고, 보다 더 많은 정사를 행한다. 만일 여자가 이때에도 거절하면 위엄으로써 따르게 한다. 그리고 『만일 당신이 복종하지 않으면 나는 당신의 입술을 깨물고, 손톱으로 그 아름다운 유방을 할퀴어 상처를 내겠소. 그리고 같은 상처를 내 자신에게도 내어 당신 친구들 앞에 내보이고, 내 아내가 내 몸에 이와 같은 상처를 냈다고 떠들어댈 것이오. 그때 당신은 무어라고 말하겠소』라고 한다.

이런 식으로 남자는 마치 어린이에게 하듯이 무섭게 하거나 책략을 써서 여자의 마음을 잡아야 한다.

둘째 밤, 셋째 밤을 맞이하면서 여자와 보다 더 친하게 됨에 따라 남자는 비로소 성교 준비를 위해 손을 비밀한 곳에 댄다.

다음에 남자는 여자의 몸의 각 부분을 키스한다. 손을 여자의 넓적다리에 대고 마찰하듯이 한다. 이것을 할 수가 있으면 사타구니를 꾹 누른다. 만일 여자가 이를 막으면 『마음 쓰지 말아요. 아무것도 아닌데 왜 그래요』라고 하면서 여자를 억누르고, 자기의 동작을 계속한다. 이와 같이 하여 여자가 어느 정도 행동에 호응하게 되면 비로소 여자의 음부에 손을 대는 것이다. 다음에는 허리띠를 풀게 하고 의복을 치켜들어 사타구니를 누른다. 이러한 동작을 셋째 밤이 끝날 때까지 되풀이한다. 그리고 이것은 다만 성정을 환기시켜, 친밀감을 더하기 위해서만 취하는 행위로서, 아직 성교에는 이르지 않는다. 나흘째 되는 날 밤에야 비로소 성교를 행하여 여자를 즐겁게 해준다. 이때까지 남자는 동정童貞의 서약을 깨서는 안 된다. 그리고 이 사흘 동안에 남자는 성적 동작을 여자에게 가르쳐서는 안 된다. 그 동안에는 다만 여자에 대한 애정을 보이고, 결혼 전에 그가 기대한 것을 말하여 그들의 희망에 맞추어 장차 해야 할 것을 약속해야 한다. 남자는 또한 〈사파토니〉(동거한 여인)에 대한 신부의 의심을 풀어 주어야 한다. 여자가 충분히 발육하여 나이가 찼을 때는 어떤 자극을 주지 않는 정사를 수행해도 좋다.

이에 대한 다음과 같은 글이 있다.

남자는 여자의 기호에 따라서 교묘한 방법으로 그 마음을 잡아라. 그러면 여자는 남자를 믿고 그를 사랑하게 될 것이다.

남자가 너무 여자에게 마음을 주어 그녀가 바라는 것을 지나치게 들어 주는 것도 좋지 않다. 또한 너무 멀리하는 것도 좋지 않다. 여자의 마음을 얻으려면 그 중용을 취하여야만 비로소 성공하는 것이다.

여인의 마음을 잡는 방법을 잘 알고 있는 자는 여인들에게 사랑을 받게 될 것이다.

여자를 무시하거나 등한히 하는 남자는 여자의 감정을 이해할 줄 모르는 짐승과 같은 사내라고 멸시를 받는다. 또 여자의 섬세한 감정을 모르고 거칠게 다루면 공포증을 자아내게 하여 남자를 미워하게 한다.

또한 여자란 사랑을 받지 못하면 남자를 두려워하고 미워하며, 그로 인해 딴 남자를 구하게 된다.

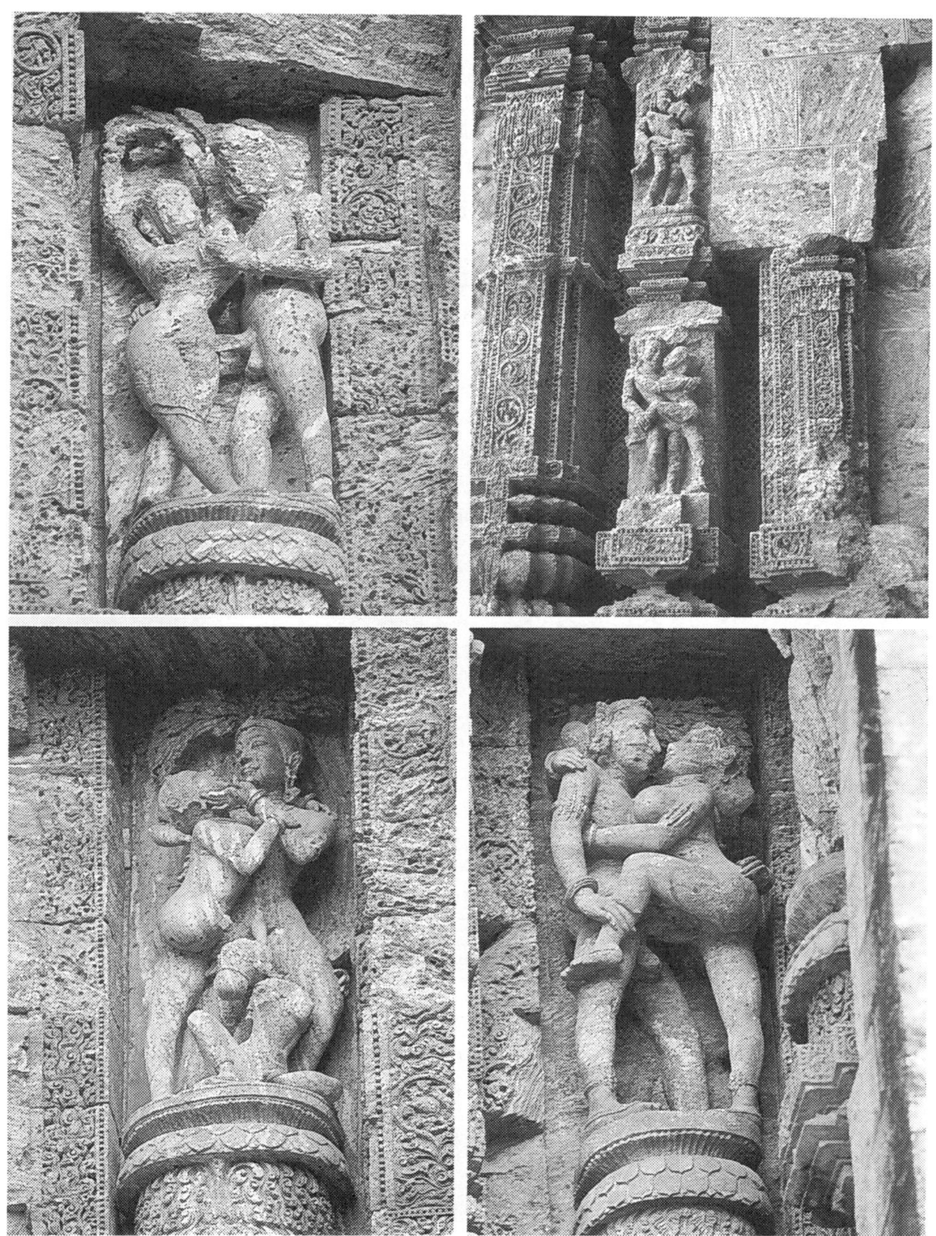

코나라크 신전의 미투나像

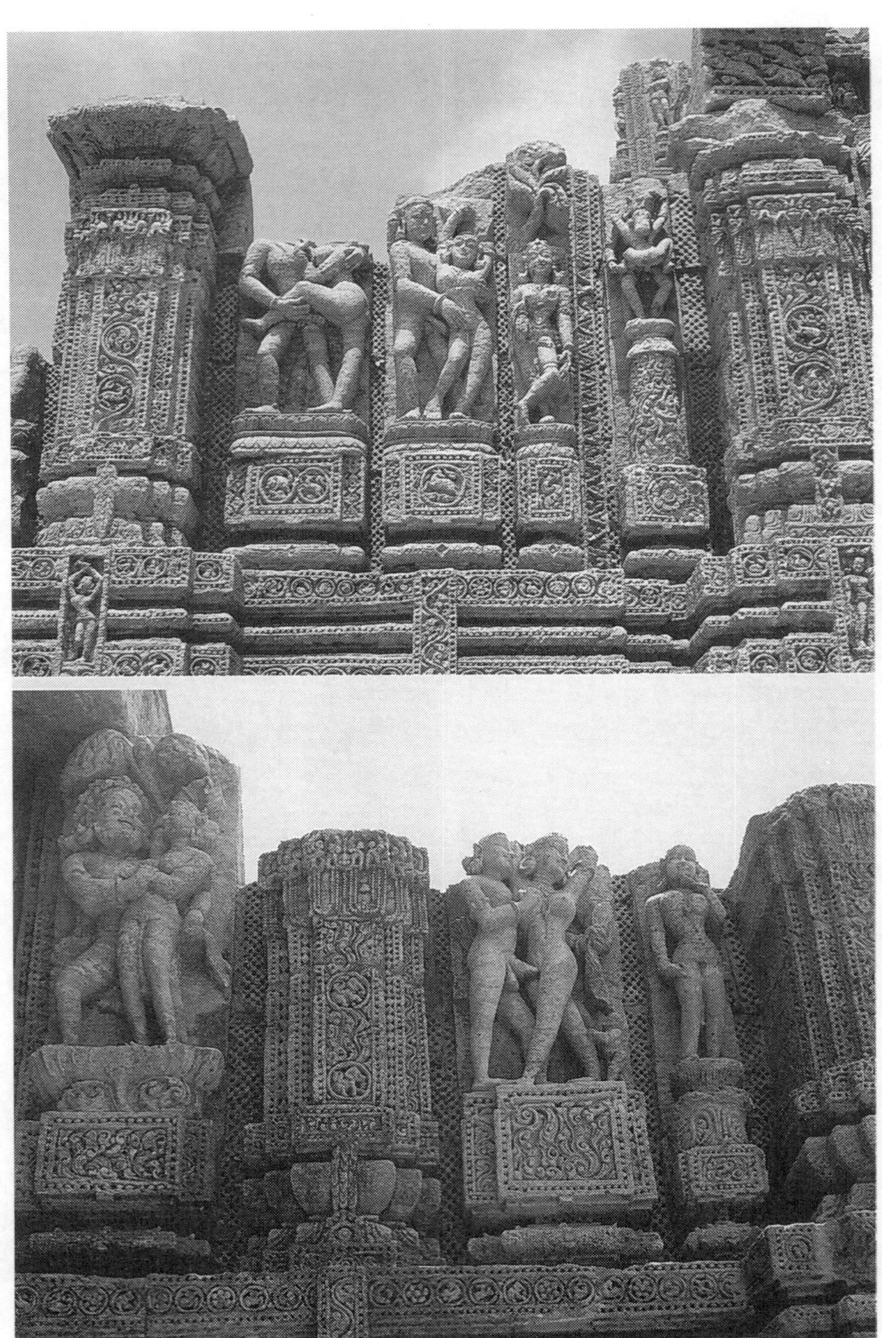

코나라크 신전의 미투나像

제3장 어려서부터 여자의 마음을 잡으려면

기예에 숙달하더라도 가난하거나, 또는 교양이 있더라도 비천한 태생이
거나, 또는 부유하더라도 이웃사람이거나, 양친이나 장형長兄에게 의지하
여 독립하지 못했거나, 혹은 여자의 집에 출입하면서도 그 소녀가 너무 어
리게 보이거나 하기 때문에 남자가 정당한 방법으로는 그 여자와 결혼할 수
없을 경우가 있다.

이러한 경우 남자는 그 여자를 어릴 때부터 친구로서 가까이하여 그녀의
사랑을 얻어야 한다.

남인도에서는 어려서 부모를 잃고, 고아가 되어 외삼촌 집에서 양육된 소
년이 이러한 방법으로 부유한 외삼촌의 딸을 얻은 일이 있다. 그렇지 않으
면 이 소녀는 다른 남자에게 시집가게 되어 남에게 빼앗기고 말게 된다. 다
른 소녀에 대해서도 이와 같은 계획을 세울 수 있다. 그리하여 올바른 결혼
을 하게 되도록 여자의 마음을 잡는 것이 좋다. 이와 같이 〈고타카무크하〉
는 말하고 있다.

여자와 함께 꽃을 따서 모아, 그것으로 화환을 만들거나 나무조각이나 진
흙으로 집을 만들며 노는 소꿉놀이를 하거나, 또는 취사놀이도 한다. 친근
한 정도와 나이에 따라서 여자와 서로 사귀며, 다음과 같은 유희를 한다.

1 아카르샤크리다(주사위놀이)

2 팟티카크리다(등나무로 무엇을 엮는 일)

3 무슈티드유탐(주먹에 쥔 것의 수량을 알아맞히는 놀이)

4 크슈라카드유탐(도박놀이)

5 맛챠망그라하남(한 사람이 손가락의 재주를 부려 상대방에게 가운데손가
락을 잡게 하는 놀이)

6 샤드바샤나카(여섯 개의 작은 돌을 손등에 올려놓고 손을 젖혀 잡는 공기
놀이)

지방에 따라서는 다음과 같은 놀이도 동남동녀들 사이에 행하여진다.

1 크류베디타카(소리를 지르는 놀이)

2 스니미리타카(숨바꼭질)

3 아라브드히카(경주놀이)

4 라베나비트히카(화투놀이의 일종)

5 아니라타디타카(두 손을 똑바로 뻗어 서로 잡고 빙빙 도는 놀이)

6 고드후마분쟈(돈을 곡식 속에 넣어두고 찾지 못하면 지는 놀이)

7 앙그리타디타카(한 사람이 눈을 가리고, 다른 사람은 그 이마를 손가락으로 때려, 누가 그랬는가를 알아맞히는 놀이)

남자에게 만일 사랑하는 여자가 있어 그녀에게 매우 신뢰를 받고 있는 어떤 여인이 있다면, 그는 먼저 그 여인을 통해서 사랑하는 여자와의 교제를 시도한다.

또 남자는 사랑하고 있는 여자의 유모와 같은 부인에게 선물을 주며, 친절히 하여 환심을 사도록 한다. 이때 그 부인은 그 남자가 자기 아가씨에게 야심이 있는 것을 알지라도 방해하지 말고, 오히려 결합을 이루도록 도와주어야 한다. 그리하여 아가씨 앞에서 남자의 뛰어난 재간이나 씩씩한 풍모를 칭찬하면 그녀도 은근히 남자를 좋아하게 될 것이다. 이렇게 해서 남녀가 서로 사랑에 빠지게 되는 것이다.

남자는 사랑하는 여자가 무엇을 좋아하는지를 잘 파악하고, 그것을 마련하였다가 그녀에게 주지 않으면 안 된다.

여자에게 선물할 때는 그것이 매우 희귀한 값진 노리개여서 쉽게 손에 넣기가 어려운 것일지라도 겉으로는 대수롭지 않은 듯이 하여 여자에게 주어야 한다.

여러 가지 재료로 만들어진 진귀한 장식을 한 털공(毛毬)을 여자에게 보여 주고, 또 실·나무·뿔·상아·납·연분·진흙 등으로 만든 인형을 보여 준다.

또한 여자에게 취사나 요리방법 등을 가르치는 것이 좋다. 남녀의 형상을 한 목인형木人形, 양이나 염소의 모양을 한 모형, 양털로 만들어진 전당殿堂, 집, 교묘히 만들어진 앵무새, 〈파라부리타〉, 까마귀, 비둘기, 닭, 초호鵃鵯胡鳥 등의 둥우리, 여러 가지 모양의 물병, 작은 기구, 〈비나〉, 칠, 비소, 〈하리타라〉, 아편 및 검은 물을 들인 〈파토리카〉, 혹은 〈쿤쿠마〉(염료) 전단栴檀의 도분, 빈랑檳榔나무, 〈베테르〉의 잎 등을 보여 준다. 될 수 있으면 여자가 바라는 것을 은밀히 주는 것이 좋다. 요컨대 남자는 여자가 바라는 것은 무엇이든지 주는 것이라고 생각하도록 해야 하는 것이다.

여자를 만날 기회를 얻기 위해, 남자는 여자가 바라는 것을 모두 충족시켜 준다. 그리고 남자는 여러 가지 이야기를 한다.

남자가 그것들을 은밀히 주는 것은 어른들이 모르게 하기 위한 것임을 알린다. 만일 공공연히 주게 되면, 다른 사람도 그것을 가지고 싶어하며 달라고 할지도 모르기 때문이다.

남자가 여자를 사랑하게 되고, 남자의 용감했던 일 등을 여자가 경청하게 되면 남자는 유쾌한 경험담을 이야기하여 여자를 기쁘게 해주어야 한다.

어떤 재미있는 것을 보기를 바라면 요술과 같은 재미있는 재주를 부려서 여자를 기쁘게 해주어야 한다.

여자가 어떤 기예를 요구하면 그것을 해보인다. 만일 음악을 좋아하면 듣기 좋은 노래를 부른다. 10월 백월白月(그 달의 전반)의 8일, 혹은 다른 달의 달 밝은 밤에 제례祭禮·순례巡禮·월식月蝕 때 등에 여자가 남자의 집을 방문하면, 될 수 있는 대로 아름다운 화환이나 귀걸이를 단 〈파트라방카〉(나무를 자르는 것), 〈시크트하카〉(장식물), 기타의 화장품, 의복, 반지, 기타 장식물 등을 준다.

남자는 이미 남과 성교의 경험이 있는 그녀의 유모에게 성애학性愛學에 대한 64종류의 기예를 가르친다. 그리하여 그는 다른 남자보다도 그 기예에 능하다는 사실을 알린다.

이 유모를 가르침으로써 그녀는 기예에 숙달하고 있음을 여자에게 알려 줄 것이다.

또한 남자는 남의 눈에 보기 흉하지 않게 예의나 용모를 단정히 하고 있어야 한다.

남자는 여자의 모습이나 표정 등으로 그 감정을 미루어 알아차려서, 이에 적당히 대응해 주지 않으면 안 된다. 왜냐하면 소녀는 전부터 친밀히 사귀고, 여러 번 만났던 남자를 사랑하고 있기 때문이다. 그러나 그 남자를 마음으로 사랑하더라도 그 사랑을 나타내는 일은 하지 않을 것이다. 이것이 일반적인 경우이다. 이와 같이 어렸을 때부터 여자의 사랑을 얻는 방법이 기술되어 있다.

여자의 감정이 나타나는 표정과 자태는 다음과 같다.

1 여자는 남자와 마주앉아도 정면으로 얼굴을 대하려 하지 않고, 그리고 얼굴을 보이게 되었을 때에는 부끄러운 감정을 나타낸다.

그러나 때로는 여자가 몸의 아름다운 부분, 즉 가슴과 같은 부분을 대담하게 노출시켜 보이기도 한다. 또 여자는 남자가 다른 일에 열중하고 있거나, 혹은 혼자 있거나, 또는 여자 앞을 걸어가고 있으면 남몰래 뚫어지도록 남자를 응시한다.

2 무엇인가 질문을 받았을 때는 얼굴을 다소곳이 숙이고, 미소를 머금고 들릴락말락한 말로 대답한다.

3 여자는 본능적으로 남자의 곁에 오래 있기를 바란다. 마음에 드는 남자와 좀 떨어져 있을 때는 남자가 자기를 보도록, 또는 그의 마음을 끌기 위해 시녀에게 얼굴이나 눈에 애교를 나타내 보이면서 상냥하게 말을 건다.

4 그리고 무엇인가 거기에 있는 것을 보고 웃거나 시녀나 노비奴婢 등과 이야기할 화제를 얻기에 마음을 쓴다.

5 무릎 위의 어린이를 꼭 껴안고 입을 맞추기도 하고, 시녀의 이마에 〈티라캄〉(기름의 일종)을 발라 주기도 하고, 시녀들에게 기대어 여러 가지 유희를 하기도 한다.

6 그리고 그 친구에 대하여 친애의 정을 은근히 보이고, 또 그 친구의 말에 경의를 표한다. 여자가 남자에게 마음이 있을 때는, 남자 앞에서는 저도 모르게 하녀에게 다정하게 굴고 서로 이야기를 즐기며 승부놀이를 한다.

그러면서 하녀들에게 자기가 마치 그 남자의 아내가 된 듯이 행동하면서 그들에게도 그와 같이 하게 한다. 그리고 하녀들이 여자의 장래의 남편감에 대하여 무어라 말을 하면 비상한 관심으로 귀를 기울인다.

7 끝내는 유모의 권유를 받아 애인의 집으로 간다. 그리하여 그 애인과 함께 유모와 셋이서 승부놀이를 하고, 서로 즐겁게 이야기를 한다.

8 여자는 몸에 장식물이 없을 때는 남자 앞에 나가기를 꺼린다.

만일 남자가 귀걸이 장식이나 화환 등을 만들어 주겠다고 하면, 그에 필요한 재료를 남자에게 넘겨 주도록 유모에게 준다. 그리하여 그 남자가 만든 장식물을 몸에 달고 다닌다. 여자는 남자와 결혼에 대한 이야기가 나오면 어쩔 줄을 몰라할 뿐 아니라, 결혼설이 나돌고 있는 상대편 남자의 친족과 만나는 것조차 부끄러워한다.

그러나 이와 같은 것들의 표정이나 태도가 남자에 대한 애정의 표시임을 안 이상, 남자는 그 여자를 보호하는 방법을 생각하지 않으면 안 된다.

만일 여자가 이러한 태도를 보이면 노리개 같은 것을 주어 환심을 사도록 한다. 만일 청춘기의 여자라면 사랑의 기교에 의하여 기쁘게 해준다. 사랑하는 여자는 중매자, 즉 여자가 가장 신뢰하는 사람을 통하여 그 마음을 사로잡을 수가 있다.

제4장 중매자 없이 남녀가 접근하는 방법

여자가 표정이나 기타 다른 동작으로 사랑의 의사를 표시하였을 때, 예를 들면 여자가 남자를 보고 얼굴을 붉히는 것은 사랑을 나타내는 것인데, 이런 경우 남자는 교묘하고도 적극적인 방법으로 그녀에게 접근해야 한다.

카드놀이나 장기 등, 기타 놀이의 모임에서 자주 일어나는 말다툼을 틈타서 남자는 여자의 손을 은근히 잡아야 한다. 그런 다음에 애정을 표시해야 하는데 여러 가지 포옹, 가령 〈스브리슈타카〉 등의 행동으로 옮겨야 한다.

남자는 여자와 같이 나뭇잎을 따서 장식물을 만들되, 마치 의좋게 놀고 있는 두 마리의 작은 새 모양 같은 것을 만들어 사랑의 표시를 간접적으로 나타내도록 한다.

수영할 때는 남자가 멀리서부터 물 속으로 헤엄을 쳐 들어가서 여자의 뒤로 달려들어 놀라게 하거나, 또는 갑자기 여자가 서 있는 곳에 솟구쳐 올라와 모습을 나타내기도 해야 한다.

남자는 또한 봄날에 온종일 나뭇잎의 새싹을 따서 모아, 그 잎으로 여러 가지 물건의 모양을 만들어 자기의 감정을 나타내야 한다.

혹은 자기 마음 속의 울적한 심정을 글로 써서 자주 여자에게 고백하거나, 또는 그의 감정을 꿈에 빗대어 이야기하도록 한다.

때로 연극을 보거나 친구들과의 회합 석상에서 여자와 서로 이웃하여 앉게 되면, 어떤 구실을 잡아서 여자에게 가까이 다가앉고 몸을 기댔다가 다음에는 다리에 기대어 지그시 눌러보도록 한다.

그런 다음에 남자는 은근히 여자의 발끝에 자기의 발끝을 대고, 엄지발가락으로 여자의 발끝을 건드린다.

이에 성공하면 남자는 더욱더 사랑을 위한 적극적인 방법으로 여자의 은근한 장소까지 미칠 수 있다.

여자가 얼마나 참는가를 시험하기 위해 남자는 이와 같은 동작을 계속 되풀이하면서 그녀의 마음을 사로잡아야 한다. 여자가 남자의 발을 씻어 줄 경우, 남자는 여자의 손가락을 자기의 발가락 사이에 끼어 꼭 잡는다.

무엇인가를 여자에게 선물했을 때, 그녀가 그 선물을 받으면 남자는 그 선물에 손톱이나 기타 다른 방법으로 흔적을 내거나, 여자의 몸에 자연스럽게 손을 대어 만지거나 간절한 표정으로 애정을 나타내거나 해야 한다.

여자가 남자를 위해 〈안쨔마나〉(水浴)의 물을 가지고 왔을 경우, 남자는 물을 남겨 여자에게 끼얹는다.

사람이 없는 곳이나, 또는 어두운 곳에서 여자와 서로 맞붙어 앉아 있을 경우나, 이와 같은 곳에서 둘만이 누워 있을 때, 남자는 위와 같은 행동으로 여자의 마음을 시험해 보도록 한다.

이러한 종류의 애정은 여자의 감정을 돋구지 않도록 조심스럽게 행동해야 한다. 어떤 은근한 일이 있으면 여자에게 『당신에게 좀 할 말이 있소』 하고 귀띔을 해두고, 그녀가 어떤 남자와 함께 왔을 때는 아무 말도 하지 말고, 제5편 타처편他妻篇에서 말하는 표정에 의하여 여자의 마음을 관찰해야 한다.

남자에 대하여 여자가 애정이 있는 것을 알았을 때는 심부름꾼을 보내어 병을 구실삼아 간호를 해달라고, 집으로 오도록 한 다음에 사랑을 고백해야 한다.

여자가 오면 머리 같은 곳을 주물러 달라고 부탁하여, 그렇게 하는 동안에 그녀의 손을 다정스럽게 잡아서 자기 얼굴이나 눈 같은 곳에 갖다댄다. 그리고 여자에게 다음과 같이 말한다.

『지금의 나의 고통을 없애기 위해 당신이 한 가지 일을 해주십시오. 그것은 당신만이 할 수 있는 일이고 이 이상 더 좋은 일이 없을 것입니다』라고 말하고, 그녀가 돌아갈 때 남자는 다시 한 번 어떤 일을 꼭 하러 와달라고 부탁한다. 그리고 자기의 병을 고치려면 사흘 밤이 필요하고, 그것은 보통 사흘 밤을 걸려서 하게 되는 결혼과 같이 중요한 일임을 강조한다. 만일 여자가 응낙하면 남자는 야유회나 음악회 등의 모임을 준비하여 여자를 오랫동안 머물러 있게 하는 한편, 보다 자주 여자와 만날 기회를 만든다. 그리고 보다 친밀한 관계를 갖기 위해서는 다른 부인도 오게 하여 그녀에게 접근케 한다. 그러나 그녀에 대한 애정을 공공연히 말해서는 안 된다.

『비록 여자에게 품고 있는 애정이 깊더라도 남자가 우유부단한 탓으로 용감히 사랑의 고백과 행동을 진행시키지 못할 때는 성공하기 어렵다』라고 〈고타카무크하〉는 말하고 있다.

남자가 애정을 표시한 후, 그 여자의 마음을 잡았다고 생각했을 때는 곧 〈간달바〉(양친의 동의를 받지 않고 간단히 화신 앞에서 행하는 결혼식)로 결혼식을 올릴 준비를 한다.

저녁 때나 또는 깊은 밤에는 대체로 여자가 남자에 대하여 공포를 느끼는 일이 작으며, 성교에 대해서도 다소의 호기심을 가지고 있다. 그때는 여자의 성욕이 고조되어 있는 때이므로, 이러한 때는 굳이 거절하지 않는 법이다. 그러므로 남자는 이러한 절호의 기회를 잘 노려서 여자에게 접근하여야 하는 것이다. 일반적으로 위에서 말한 바와 같은 중매인의 도움을 얻지 못할 때는 친한 사람이나 부모, 또는 친구에게 부탁한다. 이러한 부탁을 받은 사람은 그 여자에게 깊은 애정을 가지고 있음을 알고 있더라도 여자에게는 그러한 말을 해서는 안 된다. 남자는 이러한 사람들에 의해 자기의 뜻이 여자에게 전해지면 여자를 불러내어 그의 계획을 진행시켜야 한다.

또는 남자는 당초부터 자기의 하녀를 그 여자의 친구로 삼을 계획을 세운 후, 그 하녀를 통해 사랑하는 여자에게 접근하여 그녀를 얻을 수도 있다. 제사 때나 결혼식 때, 또는 순례, 그리고 기타 여러 사람이 모이는 장소에서 여자가 남자에게 언행이나 눈짓으로 은근히 사모하고 있는 정을 드러낼 때는, 그 남자는 즉시 여자에게 청하여 그들만이 단둘이서 있을 기회를 만들어 나가야 한다. 왜냐하면 일찍이 남자에게 애정을 보인 여자는 적당한 시기와 장소에서 접근하면 결코 도망하는 일이 없기 때문이다, 라고 〈바짜야나〉는 말하고 있다. 이상과 같이 중매인 없이 남자가 여자에게 접근하는 방법이 기술되어 있다.

비록 비천한 출생이라 하더라도 재능이 뛰어나거나, 또는 집안이 좋더라도 재산이 없기 때문에 동등한 남자의 구혼이 얻어지지 않는 여자나, 양친을 잃어 친척집에서 신세지고 있는 여자는 자기 자신이 직접 배필을 얻기 위하여 노력해야 한다. 이와 같은 여자는 용모가 뛰어나고, 몸이 건강하고, 무슨 일을 하더라도 잘할 수 있는 유능한 청년과 교제해야 한다. 만일 어떤 남자가 자기를 사랑한다고 생각되거든 비록 남자의 양친이 허락하지 않더라도 선물 등으로 애정을 표시하고, 나아가서는 자주 만날 기회를 만들어 결국 그를 얻도록 노력해야 한다.

여자의 양친도 또한 딸에게 남자의 접근을 기분좋게 받아들이도록 가르쳐 주고, 그리고 시녀나 유모가 있는 곳에서 자주 남자와 만나도록 해야 한다.

꽃·향료·〈베테르〉의 잎 등을 손에 들고 그녀는 일정한 때에 아무도 없는 곳에서 애인과 만나지 않으면 안 된다.

이와 같이 하면 남들은 아무도 그 두 사람이 서로 만나는 것을 모를 것이다.

여자는 남자의 사랑을 받아 줄 용의가 있음을 상대방에게 알릴 때나, 또는 남자로부터 자기의 몸이나 머리를 만져 줄 것을 부탁받았을 때는 어느 정도까지는 사양을 하고, 조심성 있게 그리고 근엄하고 정숙한 태도로 행동해야 한다.

남자와의 대화는 그 남자가 좋아하는 것이 무엇인지 알고 해야 한다. 여자는 앞에서 설명한 바 있는 여자에게 접근하는 방법에서 기술된 요령으로 행동해야 한다.

『성욕이 많은 여자일지라도 남자가 좋아하지 않을 만큼 지나친 애정의 표시를 해서는 안 된다. 그렇게 하면 여성미를 잃게 되기 때문이다』라고 학자들은 말하고 있다.

여자는 어디까지나 남자가 취하는 사랑의 표시를 기다렸다가 기분좋게 받아들여야 한다. 만일 포옹을 당하는 일이 있더라도 여자는 아무런 놀라움이나 당황하는 표정을 보여서는 안 된다.

여자는 남자의 표정이나 몸짓을 보고도 전혀 무슨 뜻인지 알아낼 수가 없는 듯이 시치미를 떼어야 한다.

입을 맞춤에 있어 입술을 허락할 경우에도 여자는 마치 강요에 의하여 억지로 입을 맞추는 듯이 가장하지 않으면 안 된다.

여자는 만일 남자로부터 정욕을 일으키기 위하여 깊숙한 곳에 손을 대도록 강요당하면, 부득이 어찌할 수 없는 것처럼 가장하여 그렇게 해야 한다.

여자는 아무리 강요당하더라도 결혼이 보장될 때까지는 그 비밀의 장소를 지나치게 노출시켜서는 안 된다.

여자는 남자가 확실히 자기를 사랑하고 있기 때문에 결코 배신하지 않는다고 확신할 수 있게 되었을 때는, 그 준비적인 동작을 지양하고 결혼을 향한 행위, 즉 성애性愛를 촉구해 나가지 않으면 안 된다.

이와 같이 하여 여자가 그 처녀성을 바쳤을 때는 그 사실을 결코 친구에게 말해서는 안 된다.

이상으로 자기 스스로 사랑하는 사람을 얻는 방법의 기술을 마친다.

처녀는 자기에게 애정을 바치는 많은 남자 중에서 이 남자야말로 자기의 행복의 근원이라고 생각되고, 또 자기의 소망에 맞고 친절하며, 자기를 아껴 주리라고 믿어지는 남자를 선택하지 않으면 안 된다. 재능과 용모, 그리고 애정 같은 것과는 관계 없이 남자의 재산을 목적으로 하는 여자는 남자가 아무리 많은 처를 가지고 있더라도 개의치 말고 오직 재산이 많은 남자를 선택하여 남편으로 삼아야 한다. 여자는 재능이 뛰어나고, 무슨 일이든지 가리지 않고 그녀가 원하는 것은 무엇이든 잘 해주고, 또한 교묘하게 여자에게 접근하여 정열로써 애정을 요구하는 남자는 절대 버려서는 안 된다. 아무리 가난하고 덕이 없는 남자일지라도 다만 자기 가족을 부양할 수만 있는 독신자는, 아무리 덕과 재산이 있어도 많은 처를 가진 남자보다는 나은 것이다. 일반적으로 볼 때, 부유한 남자는 많은 처를 거느리고 있기 때문에 그 처들은 물질적으로는 아무 부러움이 없지만 충분한 성적 쾌락은 완전히 누릴 수가 없다. 그러므로 욕구불만에서 다른 정부情夫를 요구하게 되는 것이다. 비천한 출생의 남자나 백발이 된 노인, 또는 항상 타국으로 여행하여 집을 비워두고 다니는 남자는 결혼 대상자로는 적당하지 않다.

진실치 못한 남자, 오만한 남자, 항상 요행을 바라는 남자, 처자가 있는 남자 등은 결혼 상대로 선택해서는 안 된다.
　동등한 기능을 가진 몇 사람의 남자가 한 여자를 사랑할 경우에는, 정식
으로 요구하는 남자와 열정적인 남자가 가장 좋다.

제5장 여러 가지 결혼

남자가 만일 사랑하는 여자와 자주 사람이 없는 곳에서 만날 기회를 갖지 못할 때는, 여자의 유모 등에게 선물을 주고 친절히 하여 그 부인의 도움을 얻어 접근해야 한다. 이 부인은 그 남자와 알지 못하는 사이인 듯이 가장하여, 그의 장점을 칭찬하는 동시에 남녀가 서로 사랑하게 되도록 노력한다. 그 부인은 그 소녀가 그 남자에 관하여 알고 싶어하는 가장 좋은 장점을 들어서 적극 칭찬해야 한다. 부인은 또 다른 남자의 결점을 든다. 예를 들면 그 소녀와 취미가 정반대인 것, 또는 그 여자의 양친이 남자의 단점을 조금도 모르는 것, 그리고 나쁜 성질이 있고 재산을 탐내고 있다는 것, 그의 친척들도 마음이 나쁘다는 것 등의 결점을 든다. 부인은 또 소녀에게 〈샤쿤다라〉와 같은 소녀의 실례, 즉 그녀가 좋아하는 남자를 스스로 선택하여 행복을 얻은 이야기를 들려 주어야 한다.

또한 유모는 부유한 가정 이야기를 들려 주어, 여러 여자가 사는 집에서 신부가 남편의 구박과 미움을 받아, 결국은 그의 남편에게 버림을 받게 된 예 같은 것을 들어, 자기가 권하는 남자가 장차 유망한 남자임을 강조해야 한다.

여자는 한 사람의 아내만을 가진 가정은 행복하고, 남편의 애정도 다른 여자에게 쏠리지 않는다고 말한다.

소녀가 그 남자에게 애정을 느끼고 있는 것을 알게 되면, 유모는 곧 적절한 말로 웃사람들에 대한 거리낌과 소녀의 마음 속에 자리잡고 있는 부끄러움 등을 제거하도록 노력하지 않으면 안 된다.

유모는 그 남자를 위하여 소녀를 얻는 일에 대한 모든 계략을 다해야 한다.

또한 유모는 소녀에게 사전에 주의시켜, 그 남자가 그녀를 강제로 끌고 가는 경우가 있을지라도 그러한 내막이 있는 사정을 알지 못하게 해야 한다. 이와 같이 하여 그녀는 완전한 행복을 이룩하게 될 것임을 말한다.

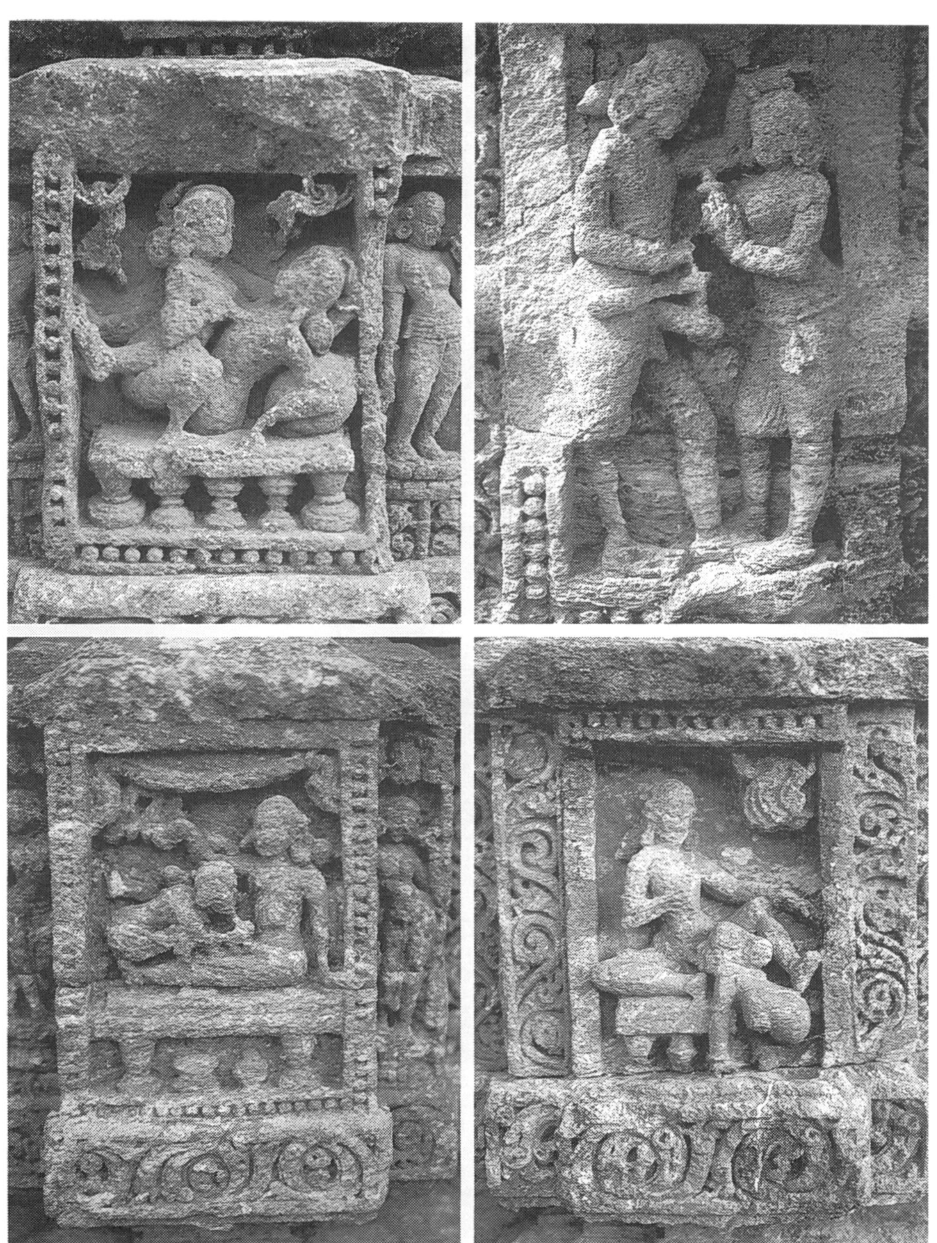

코나라크 신전의 미투나像

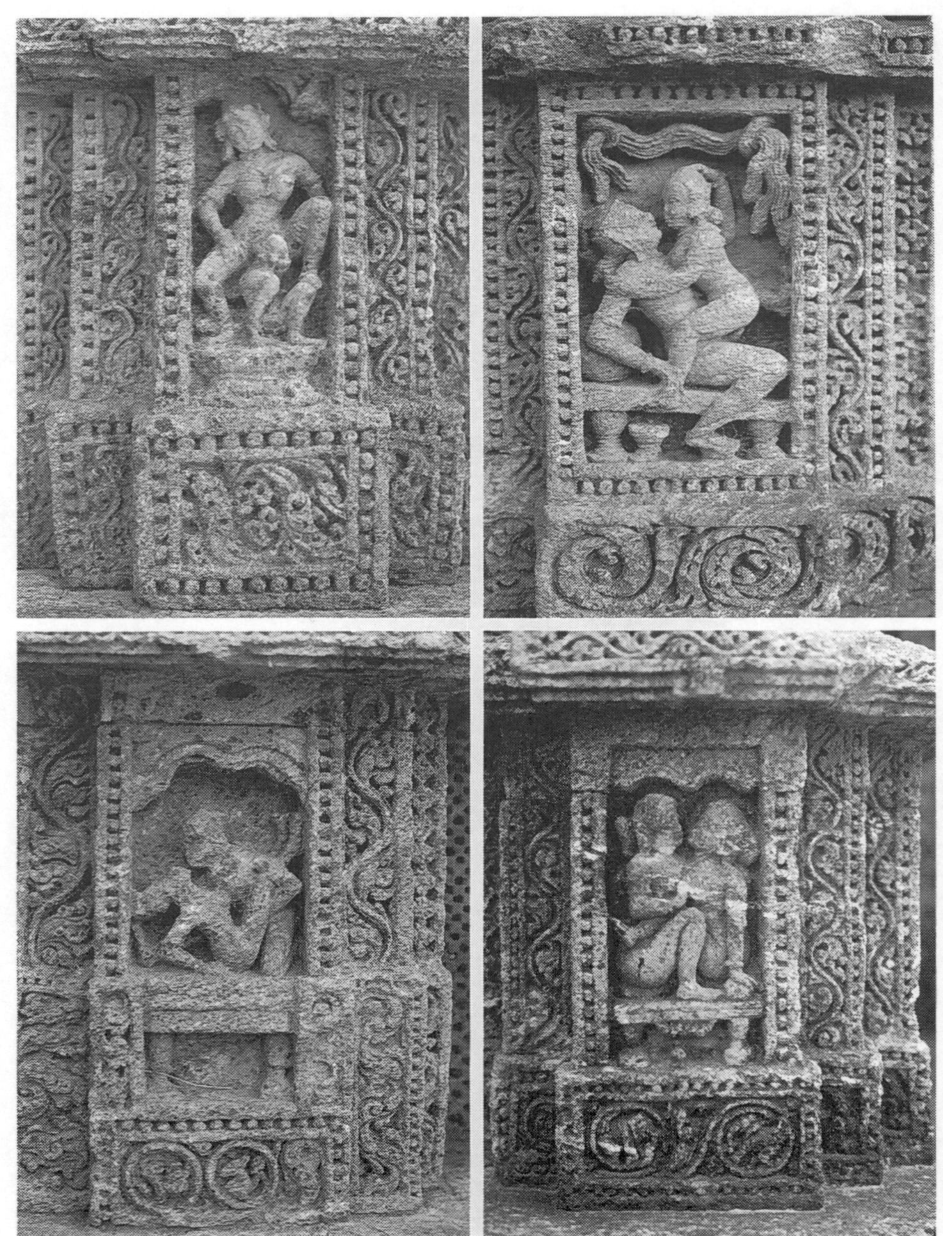

코나라크 신전의 미투나像

소녀가 결혼 준비를 하고, 어떤 일정한 시일에 결혼식을 거행할 준비를 할 것에 합의되면, 남자는 그 정해진 장소에서 바라문의 집으로부터 성화聖火를 가지고 와서 결혼식을 거행한다. 성화의 주위에 성초聖草를 깔고, 소유(酥油)의 기름을 그 속에 쏟아넣고 법전에 정해진 바에 의해 그 주위를 돈다.

남자는 그런 다음에 소녀의 양친에게 결혼을 선서한다.

성화 앞에서 거행된 결혼은 결코 파기되지 않는다. 이것은 학자들의 의견이다. 위에서 기술한 방법에 의하여 소녀를 빼앗은 뒤에 서서히 그 사실을 그녀의 양친에게 고백해야 한다.

남자는 여자의 가족들이 벌(가령 종족 밖으로 추방하는 것 등)을 받지 않도록, 또는 그 벌을 두려워하지 않고 그녀를 자기에게 주도록 친척들을 설득해야 한다.

친척들에게는 애정의 표시로써 의복이나 기타의 물품을 선사하지 않으면 안 된다.

이상과 같이 〈간달바〉식 결혼이 기술되어 있다.

소녀가 상술한 바와 같은 계획에 동의하지 않을 때는, 남자는 소녀의 집에 드나들고 있는 친지의 부인을 이용하지 않으면 안 된다.

이때 그 부인은 다른 일을 빙자하여 좋은 기회를 만들어 남자가 있는 곳으로 소녀를 데리고 온다.

그때 남자는 바라문의 집으로부터 성화聖火를 가지고 와서 상술한 바와 같은 결혼식을 거행해야 한다.

만일 그 소녀가 다른 남자와 결혼할 날이 얼마 남지 않았을 때는, 조력자인 그 부인은 소녀의 모친에게 남편될 남자의 결점을 숨김 없이 알려야 한다.

그리하여 남자의 결점을 알리고 난 다음, 모친의 동의를 얻게 되면 기회를 엿보아 밤에 남자를 그 소녀의 집 이웃으로 데리고 가서, 거기서 바라문의 집으로부터 성화聖火를 가지고 와서 전술한 바와 같이 결혼식을 거행한다. 혹은 소녀의 오빠 중에서 자기와 같은 연배의 남자와 가까이 친하여 자기 편으로 만들 수도 있다. 그리고 그에게 자주 선물하여 친절을 다한다. 만일 그가 창부와 같은 여자와 가까이하고 있을 경우에는 그들의 사랑을 도와서 협조한다. 그리하여 그의 누이동생에게 그의 애정을 말하게 한다.

젊은 남자는 일반적으로 그와 같은 연배나 습관과 사상이 같은 친구를 위해서는 생명까지도 희생하는 법이다. 그러므로 이러한 친구의 힘을 얻어 소녀를 그의 집으로 데리고 와서, 위에서 기술한 바와 같은 결혼식을 거행해야 한다.

또는 백월白月의 8일과 같은 달 밝은 밤에 놀이가 벌어졌을 때, 중매자가 된 여자는 소녀를 데리고 나온다. 그리고 술과 같은 음료수를 마시게 한 다음, 어떤 일을 빙자하여 친지의 집으로 데리고 간다. 거기서 남자는 소녀가 술에 취하여 정신을 차리지 못하는 틈을 타서 이를 범한 후, 전술한 바와 같이 결혼식을 거행한다.

또한 다음과 같은 경우도 있다. 소녀가 정원이나 다른 도성으로 외출했다는 소식을 듣고 남자가 다른 사람의 협조를 받아, 수위를 위협하거나 필요한 때는 이를 해쳐서라도 소녀를 빼앗는다.

이상과 같이 결혼의 형식에는 여러 가지 방법이 있다.

이에 관한 다음과 같은 글이 있다.

위에서 말한 여러 가지 결혼 중에서 전자는 후자보다 바른 방법에 의한 것이다. 전자의 방법을 택할 수 없을 때에만 후자의 방법이 순차로 택해지는 것이다.

결혼이 성립된 뒤에도 목적은 오직 애정에 있다.

그러므로 비록 〈간달바〉식이 취사선택하는 순서의 중간 위치에 있다고는 하더라도, 서로가 진실한 사랑이 수반될 경우에는 그 결혼은 결국 인정된다.

이 〈간달바〉식의 결혼은 목적을 성취하기 쉽고, 곤란이 많이 따르지 않기 때문에 가장 좋은 것이라고 생각된다. 그것은 〈바라나〉(결혼 신고)의 번잡함이 없을 뿐만 아니라, 서로가 사랑의 체험과 성교에 의한 친밀함이 증가되기 때문이다.

제 4 편

부도편 婦道篇

제1장 아내의 의무와 기타

아내가 된 여자는 남편인 한 사람에게 깊고 순수한 애정을 바쳐야만 된
다. 남편을 신같이 받들고 항상 그가 바라는 것의 모든 것을 만족시켜 주지
않으면 안 된다.

또한 남편이 무엇인가를 희망하고 있을 때는, 그것에 대하여 진심으로 그
에 응하고 집 안의 여러 가지 일을 해야 한다. 집 안을 청결히 하고, 여러
곳을 쓸고 닦으며, 마루 위에는 여러 가지 꽃으로 아름답게 장식하고, 하루
에 세 번(해돋이 · 정낮 · 저녁 때) 신 앞에 공물을 바쳐 적당히 가정의 수호
신을 예배하지 않으면 안 된다.

남편인 가장의 마음을 끌려면 집 안이 깨끗하고 아름다운 것보다 더한 것
이 없다고 〈바짜야나〉는 말하고 있다.

시부모, 또는 그외의 웃어른이나 노비, 시누이, 시동생 및 그의 남편에 대
하여는 그 집 주부가 된 사람은 그 위치에 알맞게 행동하지 않으면 안 된다.

아내는 청정한 토지에 야채의 묘포苗圃를 만들어 감자 · 〈지라마〉(미나리
의 일종) · 개자芥子 · 〈아쟈모다〉(약초의 일종) · 〈쿠부샤카, 아마라카, 샤
티, 쿠란다카, 나베마루리카, 다가라, 난디아베르다〉 등 꽃과 〈샤타푸슈바〉
(꽃의 일종) 등을 심고, 또 〈지마라〉(나무 이름) 바라고시라카, 파타리카 등
및 그외의 나무들을 심는다.

그 한가운데에는 샘물 · 연못 · 호수 등을 파게 한다.

아내가 된 여자는 다음과 같은 여인과 친하게 사귀면 안 된다.

1 비크슈니(尼僧)

2 슈라마나(黃衣를 걸친 女行者)

3 크샤파나(주문으로 주술을 부리는 여자)

4 그라타(정절이 없는 여자)

5 구와카(환술을 하는 여자)

6 이크샤니카(점복녀)

7 무라카리카(약초 등을 사용하여 남을 마음대로 부리는 여자)

아내는 남편이나 가족들이 어떤 음식을 먹고 싶어하는가를 알아야 한다. 또 건강을 위한 여러 가지 좋은 것과 나쁜 것을 알아야 한다.

남편이나 가족들이 외출했다가 집에 돌아오는 소리를 들으면, 곧 나가서 맞아들여 분부를 기다렸다가 무엇을 할 것인가를 물어야 한다.

아내는 시녀를 물리치고 스스로 남편의 발을 씻어야 한다.

아내는 남편 앞에 혼자 있을 때는 반드시 성장盛裝을 하고, 화장을 해야 한다. 흐트러지고 추한 모습을 보이면 남편이 아내와 어울리는 것을 싫어하기 때문이다.

남편이 지나치게 금전을 낭비할 때는 상냥하게 조용히 이를 충고해야 한다.

결혼식에 나가거나, 제사지내는 장소에 가거나, 제사일에 친구와 같이 사람들이 많이 모이는 곳에 갈 때는 반드시 남편의 허가를 얻어야 한다.

오락이나 기타 다른 놀이를 가질 때는 남편이 좋아하는 것을 잘 해야 한다.

잠자리에 들어갈 때는 남편보다 나중에 들어가고, 일어날 때는 남편보다 먼저 일어나되 결코 남편의 잠을 깨게 해서는 안 된다. 이것은 부인된 사람의 의무이다.

부엌은 외부 사람이 들어갈 수 없을 정도로 떨어져 있지 않으면 안 된다. 잘 정돈되고 청결하지 않으면 안 된다.

남편이 때로 과실을 범하여 약간의 불유쾌한 일이 있더라도 아내는 이에 관하여 남편과 싸워서는 안 된다.

그러나 남편이 혼자 있을 때나, 또는 그의 친구와 같이 있을 때는 근엄한 말씨로 남편을 책망해도 좋다. 그러나 결코 〈무라카리카〉 등의 협조를 얻어서는 안 된다.

여자에게 있어서 〈무라카리카〉라는, 혐의보다 신용을 얻지 못하는 것은 없기 때문이다.

아내는 다음과 같은 일은 기피하지 않으면 안 된다.

1 경솔하고 거친 말씨를 쓰는 것.

2 남편을 냉대하는 눈으로 보는 것.

3 남과 다정스럽게 오래 이야기하는 것.

4 집 밖에 나가서 섰거나 집 밖을 내다보는 것.

5 화원 등에서 남과 터놓고 이야기하는 일.

6 사람이 없는 곳에 오래도록 있는 일.

아내는 자기 몸의 땀냄새나 더러운 이(齒) 등이 남편에게 불유쾌한 감정을 일으켜 준다는 사실에 유의하고 항상 조심하여 적당한 손질을 해야 한다.

많은 장식물, 여러 가지 꽃, 좋은 향기, 도유塗油, 향료, 좋은 향기가 나는 화려한 의상 등은 정교情交를 위해서도 적당히 준비해야 한다.

가볍고 부드러운 비단옷, 다소의 장식, 약간의 향료, 흰꽃 등은 유희 같은 것을 할 때를 위해 갖춰둬야 할 장식물이다.

남편이 단식 등의 수행을 할 때는 주부도 또한 남편과 함께 행동을 취해야 하며, 만일 남편이 그럴 필요가 없다고 말리더라도『당신은 내가 싫어서 그러시나요. 이것을 안하는 것은 싫어요』하고 말하면서 남편의 말에 구애받지 말고 그것을 따라서 해야 한다.

가정에서 사용하기 위해서 질그릇이나 또는 금속그릇·광주리·나무나 가죽으로 만든 기구 등을 때를 보아 손질하고 보존하는 일은 마땅히 주부된 자의 의무가 된다.

또한 소금·기름·향료·〈갓가반다〉 등을 담아두는 접시를 적당히 준비해 두어야 하며, 또한 적당한 곳에 잘 간직해 둔 약물을 보존하는 것 등에도 유의해야 한다.

〈무라카〉 등 여러 가지 약초나 소채의 씨를 저장하여 적당한 시기에 이를 뿌린다.

집 안의 귀중품을 남에게 알리지 않고, 남편이 상의한 일에 대하여 자기 의견을 남에게 알리지 않는 것도 또한 주부의 의무이다. 모름지기 주부는 비슷한 계급이나 비슷한 가문의 다른 여자보다도 현명하고, 64종류의 기능을 익혀 통달하고, 아름다운 용모뿐만 아니라 음식요리도 잘하고, 이상理想

이 높아야 한다고 자각하며 남편에게 잘 봉사해야 한다.

가정 살림은 규모 있게 해야 한다.

가정에서 매일 쓰고 남은 우유로 건락乾酪을 만들고, 또 채소의 씨앗으로 기름을 짜고, 사탕수수로 설탕을 만들고, 면화로부터 실을 빼고, 옷감을 짜고, 〈쓰시꺄〉(횃대끈의 일종), 낚시끈, 병을 묶는 끈이며 가축을 매놓는 줄, 옷감 등을 만들기 위한 나무껍질을 검사하고, 곡물을 빻아서 가루를 만드는 일에 유의하고, 〈다짜마〉(양치물)·〈만다〉(밥물)·〈쓰샤〉(과실껍질)·〈가나〉(싸라기)·〈구티〉(등겨)·〈앙가라〉(숯) 등의 이용에 대하여 생각해 두고, 하인의 임금과 그 지출에 대한 지식, 경작에 대한 일, 가축의 사육 등에 대한 손보기, 수레 등의 제작, 양·닭·〈라베카〉·앵무새·〈샤리카〉·〈파라부리타〉·공작새·원숭이·사슴 등을 돌보고, 나날의 수입과 지출에 대한 계산과 그의 결산 등을 보는 것은 아내의 의무이다.

아내는 또한 남편이나 자기가 입었던 옷감 등을 간수해 두고, 세탁하거나 물을 다시 들이는 일을 하며, 이것을 충실하고 부지런한 하인, 또는 상을 줄 가치가 있는 자에게 주거나 기타 다른 용도에 이를 잘 사용해야 한다.

〈수라〉·〈아사바〉 등의 술독을 준비하고, 이를 적당히 사용하고, 가정에서 쓰기 위하여 산 물건이나 팔 물건, 그리고 수입과 지출의 감독을 잘하고, 모든 일에 조심하여 일을 처리해야 한다.

남편의 친구에게도 적당한 때에 화향花香이나 〈베테르〉 등을 선물하여 경의를 표해야 한다.

시부모를 섬기되 유순하고 반항하지 말고, 거친 태도나 언동을 삼가해야 한다.

남편의 친구, 또는 남편의 적수에게 대하는 것은 남편의 입장에 서서 대해야 한다.

재산이 많아 부유하더라도 교만하지 말아야 한다.

하인이나 또는 동거자 들을 잘 보살펴 주어야 한다.

남편의 허락 없이 남에게 물품을 주어서는 안 된다.

노비는 그 일에 따라서 고용하고, 제일祭日에는 상여금을 주어야 한다.

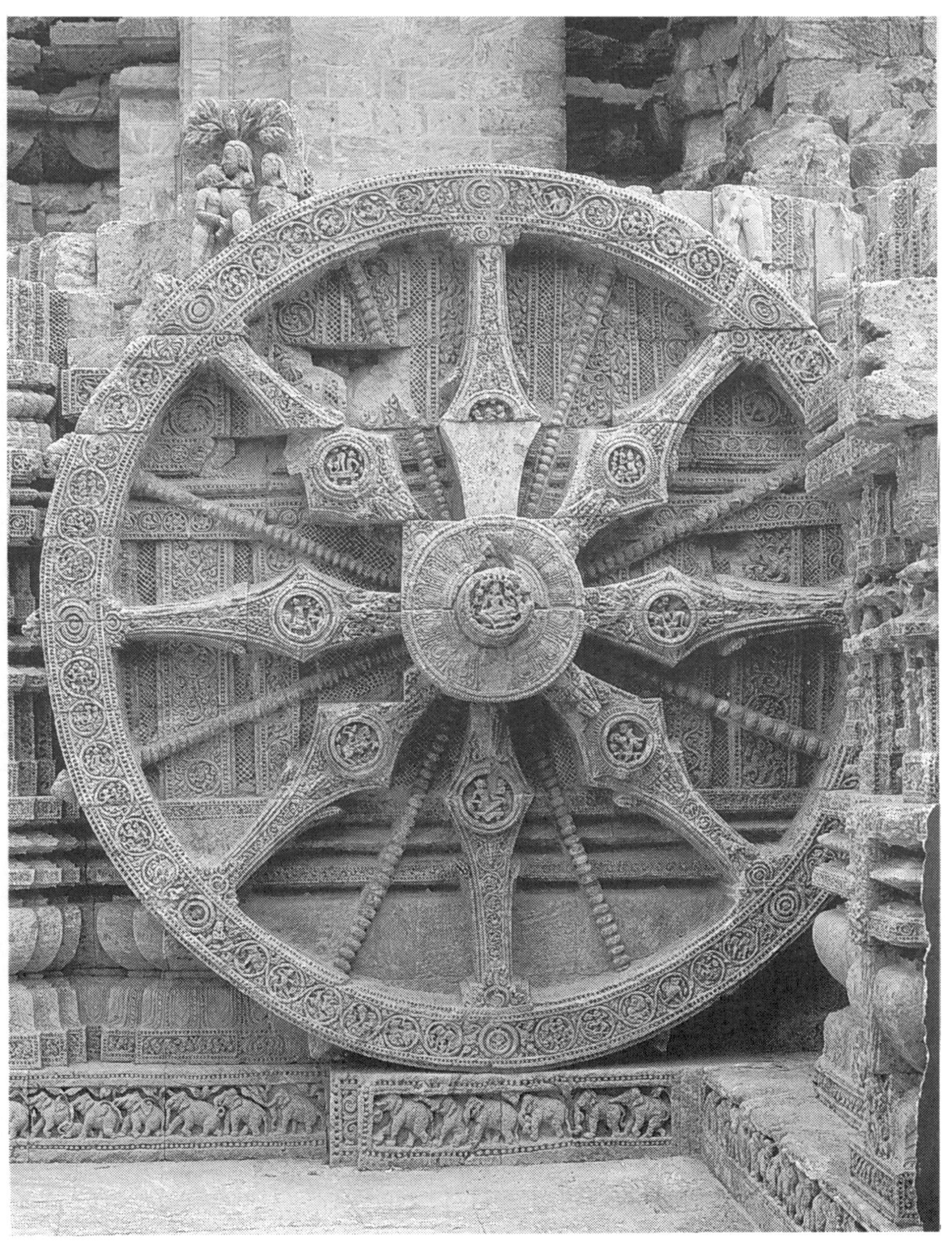

코나라크 신전의 車輪

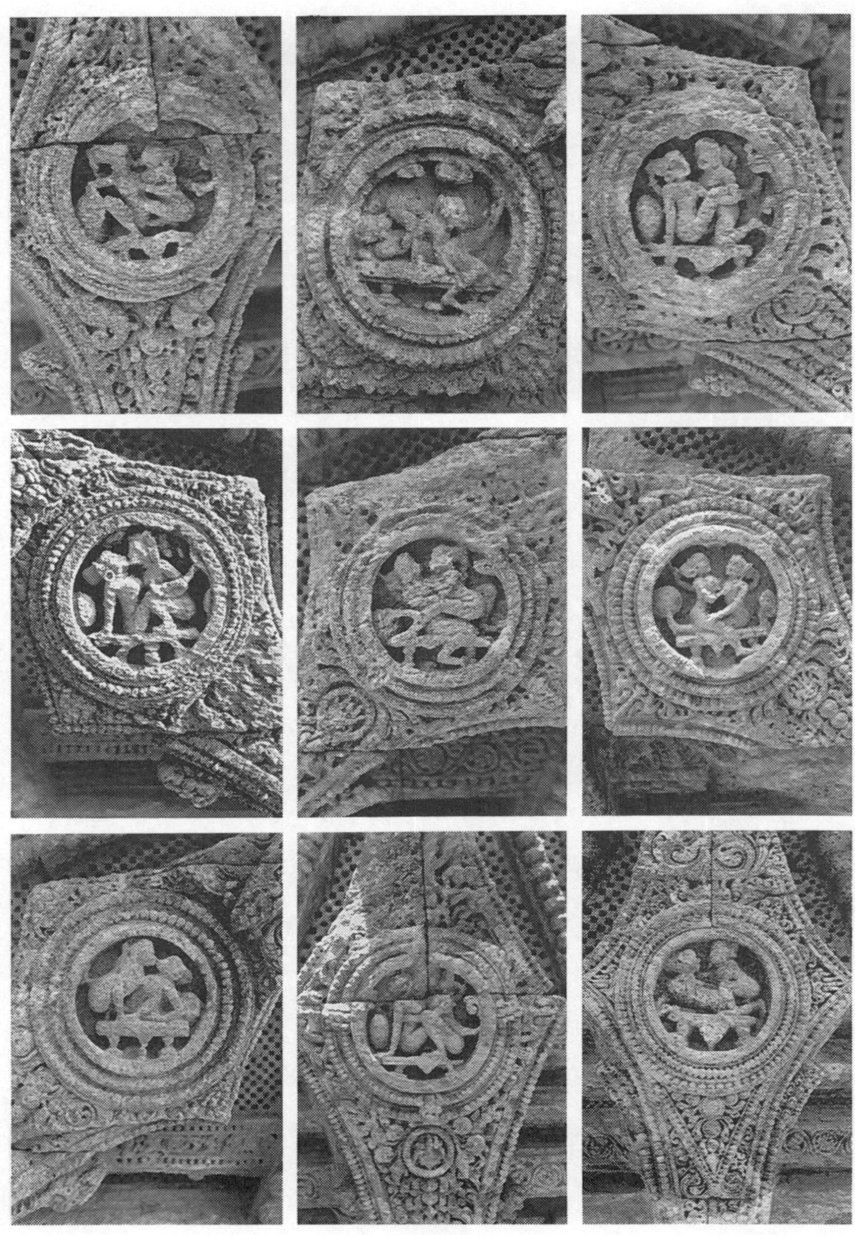

코나라크 신전 車輪의 미투나像

이와 같이 남편이 있는 아내의 의무가 기술된다.

남편이 집에 없는 동안에는 〈사우망가르야〉(과부가 아닌 표시)의 표식을 하는 데 필요한 정도의 장식을 몸에 달고, 신에 대하여는 경건한 태도를 가져서 일정한 기간에 단식을 하고, 남편의 지시에 따라 집을 지킨다. 이것은 주부의 절대적인 의무이다.

남편이 부재중일 때는 그녀의 침상을 집안의 시어머니나 기타 다른 어른인 여자 앞으로 옮겨놓고 거기서 자야 한다.

그리하여 모든 것을 그 어른이 바라는 바에 따라서 행동해야 한다.

남편이 사랑하는 기구나 가구를 소중히 보존하는 한편 손질하는 것을 잊어서는 안 된다.

매일같이 쓰는 비용의 지출이나 그때그때의 경우에 따라 쓸 비용, 또는 남편이 집에 돌아올 때까지는 남편이 계획했던 일을 끝내도록 노력한다. 주부는 친정에는 결혼식이 있거나 근친에 불행한 일이 있을 때, 또는 제사 때 외에는 가지 않는 것이 좋다. 이 경우에도 주부는 남편의 노비를 동반하여야 한다. 그리고 남편의 부재시에도 계속 입고 있던 복장이나 생활방식을 고치지 말아야 한다. 뿐만 아니라 친정에 너무 오래 체재하는 것은 안 된다. 웃어른 앞에서 허락된 정도의 검소한 생활과 단식, 그리고 진실하고 부지런한 노비를 고용하므로써 유리한 것을 싸게 사들이거나 비싸게 팔아서 재산의 증가를 생각해야 한다.

남편이 집에 돌아오면 주부는 우선 복장 등을 전과 같이 성장盛裝하여 그를 맞이하지 않으면 안 된다. 그리고 공물을 신에게 바쳐 감사한다. 이와 같이 남편의 부재중에 처가 해야 할 의무가 기술되어 있다.

다음과 같은 이에 관한 글이 있다.

결혼한 여자나 재혼한 과부, 또는 창부라도 한 남자에 대하여만 항상 착한 마음을 품고 덕을 쌓는 생활을 해야 한다.

청렴하고 올바른 품성을 가진 여자의 생활은 정법正法(正義)과 실리實利(財寶), 사랑의 행복을 누리는 좋은 사회적 명성을 얻게 될 것이다.

제2장 연장인 본처의 의무

본처本妻가 살아 있는 동안에 제2의 처妻(小室)를 가지는 것은 다음과
같은 이유에 의한다.

　1 본처가 병이 들었을 때

　2 본처가 성질이 나쁜 여자일 때

　3 부부간에 순결한 애정이 사라졌을 때

　4 석녀일 때

　5 딸만을 낳았을 때

　6 남편의 정욕이 남달리 강하여 한 사람 이상의 처를 필요로 하는 때 등
이다.

　그러므로 아내는 처음부터 남편에게 애정을 바쳐 선량한 품성과 현명한
마음으로 이러한 일이 생기지 않도록 노력하고 예방해야 한다. 그러나 본처
가 자식이 없을 때는 자진하여 남편에게 소실을 두도록 권한다.

　본처는 남편이 자기 이외의 여자를 얻지 않도록 화장 등을 될 수 있는 데
까지 정성껏하여 남편의 사랑을 간직해야 한다.

　그러나 만일 이와 같은 예방조치가 아무런 효과도 없이 소실이 맞아들여
졌을 경우에는, 이를 대하기를 마치 자기 친동생을 대하듯이 사랑해야 한다.

　또한 이러한 사실이 남편에게 특히 알려지도록 노력해야 하며, 본처는 젊
은 소실이 저녁에 화장하는 것을 돕도록 노력해야 한다. 연장인 본처는 젊
은 소실이 미모를 자랑하며 교만한 태도를 취하더라도 거기에 마음을 쓰지
말아야 한다.

　나이가 젊은 소실이 남편의 마음을 상하게 하여 사과를 하는 자리는 되도
록 피하도록 힘써야 한다.

　젊은 소실이 자신의 과실에 대하여 뉘우치고 있을 때는, 본처는 이러한
과실을 다시는 저지르지 않도록 친절하게 가르쳐 주어야 한다.

남편이 엿듣고 있는 데서, 둘이 있을 때는 연장인 본처는 젊은 소실에게 성생활에 대한 여러 가지 새로운 방법이나 기타 애정생활에 관해서 가르쳐 주도록 한다. 이렇게 하면 남편은 젊은 처에 대한 그녀의 관심과 관용을 기뻐할 것이다.

자기 자식과 젊은 소실의 자식과의 사이를 구별하지 말아야 한다. 젊은 소실의 하인에게 크게 동정하며, 그의 친구에게도 친절을 보이고, 자기 친척보다도 젊은 소실의 친척을 더 위하도록 한다. 이들은 모두 겉으로 나타나게 해서는 안 된다.

여러 명의 처가 있을 경우에는 자기보다 바로 뒤에 온 여자의 편이 되어야 한다. 만일 남편이 많은 처 중에서 한 사람에게 애정을 기울여, 그 여자를 높은 위치에 올려놓으려고 생각하였을 때는 연장인 본처는 일찍이 남편의 사랑을 받았던 한 처를 격려하여 그녀들의 사이에 싸움을 붙여야 한다.

이와 같이 하여 연장인 본처는 싸움을 하게 된 여자에게 겉으로는 동정을 하는 듯이 보이며, 그녀를 위로해 주지 않으면 안 된다.

만일 다른 처들이 모두 협력하여 그 한 사람을 높은 위치에 올려놓으려고 할 경우에는, 연장인 본처는 그 일에 대하여 불쾌한 표정을 짓지 않도록 주의하고, 남편 앞에서는 그 여자를 비난하는 듯한 행동을 취해야 한다

만일 그녀들 가운데 한 사람이 남편과 싸워서 그 때문에 그녀의 입장이 불리하게 될 경우에는, 연장의 본처는 겉으로 그의 편이 되는 것처럼 보이면서 그 여자를 위로해 주어야 한다. 그러나 그 뒤에서는 싸움을 부채질하도록 동작해야 할 것이다.

만일 싸움이 가벼운 정도의 것이라면 상대방에게 책략을 써서 큰 싸움이 되도록 유도해야 한다.

그러나 만일 남편에게 아직도 그녀를 사랑하는 마음이 있다고 생각될 경우에는, 그 싸움을 화해시키려고 노력해야 한다.

이상과 같이 연장인 본처의 행동이 기술되어 있다.

다음은 연소한 소실이 해야 할 의무를 기술하겠다.

연소한 소실은 연장인 본처를 자기 어머니와 같이 받들어야 한다.

그녀는 양친으로부터 받은 물건이라 할지라도 연장인 본처의 허가 없이는 사용하지 않도록 노력해야 한다.

그녀는 일의 크고 작은 것에 관계 없이 본처의 도움을 받아야 한다. 본처의 허락을 받아서 남편과 동침한다. 그리고 본처가 말한 일은 결코 다른 사람에게 말해서는 안 된다.

본처의 자식을 대할 때는 자기 자식보다 한층 더 애정을 가지고 대하지 않으면 안 된다.

남편에 대하여 애정을 나타내는 것은 본처에게 알려지지 않도록 비밀의 장소에서일수록 한층 더 깊어진다. 그 남편이나 또는 남에게나 다른 동거하는 여자로부터 학대나 기타 좋지 않은 일을 당한 문제에 관해서는 말하지 말아야 한다.

남에게 알려지지 않도록 남편으로부터 더욱 사랑을 받도록 노력하지 않으면 안 된다.

남편에게 애정을 받고 있다고 자랑하거나 다른 처에게 남편의 애정에 대하여 말하지 말아야 한다.

그러나 남에게 자랑하기 위해서는 물론 다른 처로부터의 증오도, 결코 남편의 애정에 관하여 말해서는 안 된다. 왜냐하면 남편의 신뢰를 남에게 드러내므로써 남편이 자기에 대하여 불쾌감을 느끼게 되기 때문이다.

연장인 처 앞에서는 모든 일을 삼가하고, 특히 남편의 애정은 오직 비밀히 요구해야 한다고 〈고나르디야〉는 말하고 있다.

연소한 소실은 연장인 처가 보기 싫다거나, 또는 다른 원인에 의하거나, 지식이 없다고 하여 남편의 사랑을 잃은 것에 동정함과 동시에 남편의 애정이 그녀에게도 갈 수 있도록 노력해야 한다.

또 이러한 사정 때문에 그녀에게 출가승이 되도록 하는 등, 속인생활을 버리도록 종용한다. 이것이 연소한 처가 취해야 할 의무이다.

다음은 재혼녀에 대하여 기술하겠다.

과부로 성욕을 억제할 수 없을 뿐 아니라, 성교性交를 좋아하여 기능 있는 정부情夫를 얻는 것을 〈푸나르부후〉(再婚女)라고 한다.

〈바부라비야〉에 의하면 자기 멋대로 시집을 뛰쳐나가거나, 자기 남편이 만족스럽지 않다고 하여 다른 남자를 찾는 여자도 〈푸나르부후〉라고 한다.

만일 성교와 같은 쾌락만을 구한다면, 그녀는 비록 남자에게 다른 어떤 기능이 없더라도 이에 적당한 남자를 발견할 수 있을 것이다.

성질이 좋은 남자로서 기능이 있다면 여자의 행복은 더 클 것이기 때문에, 이와 같은 남자가 단순히 육욕적인 남자보다 훨씬 낫다고 〈고나르디야〉는 말하고 있다.

또한 이러한 여자는 남자에 대한 취미가 그 쾌락의 주요한 요소라고 〈바짜야나〉는 말하고 있다. 이러한 여자는 친척들로부터나 새남편으로부터 술·원유회園遊會·선물·환대·기타 값비싼 물건들을 얻게 될 것이다.

이러한 여자는 가지고 있는 장식물을 몸에 달고, 또 새남편이 준 물건까지도 모두 단다.

재혼녀는 남자가 선물로 준 것에 대하여는 그 착용에 관한 규정이 없다.

자기 멋대로 다시 그 남자의 집을 떠날 때는, 그 남자가 준 모든 것을 돌려 주지 않으면 안 된다. 그러나 만일 남자의 집에서 쫓겨날 경우에는 남자가 준 것을 돌려 주지 않아도 상관 없다.

새남편의 집에 있는 동안, 이 여자는 마치 처인 듯이 행동하는 법이다.

여자는 남편이 정당하게 결혼한 다른 부인과도 친하게 지내야 한다.

여자는 하인 등에게 자비심으로 대하고, 누구에게나 상냥하게 인사를 하지 않으면 안 된다. 남편의 친구를 존경하고, 기예에 능하고, 여러 일을 잘 알아서 처리해야 한다. 이와 같은 일들은 여자로서 바람직한 일이다. 남편에게 옳지 못한 행위가 있으면 곧 이를 추궁해야 할 것이다. 여자는 은밀히 성교에 관한 64종류의 기술을 활용하여 남편을 즐겁게 해준다. 또한 남편과 같이 살고 있는 다른 여자에게는 화장 등 몸치장하는 것을 도와 주지 않으면 안 된다. 그리고 그녀의 아들딸에게는 보석을 선물로 주고, 같이 사는 처에 대해서는 주인을 섬기듯 정성껏 받들어야 한다. 그들을 보석이나 기타 패물로 장식해 주고, 그것을 몸에 다는 일을 도와 주어야 한다.

한편 하인이나 친구에게도 적당히 선물을 하고, 사교社交를 위한 집회·연회·원유회園遊會·순례·기타 오락에는 즐겁게 참가해야 한다. 이상이 〈푸나르부후〉가 해야 할 일들이다.

〈도우부르하가〉(남편의 사랑을 잃은 처)로서 함께 살고 있는 다른 여인의 구박이나 멸시를 받는 여자는, 특히 남편이 가장 사랑하는 여자와 사이좋게 지내도록 노력하라.

그리하면 그 여자로부터 남편을 대하는 여러 가지 재주를 배울 수 있을 것이다.

그녀는 남편이 다른 여자에게서 얻은 아이들의 유모가 된다.

남편의 친구의 동정을 얻어서 자연스럽게 그를 통해 남편에게 충실하다는 일을 알리게 한다.

그 가정에 어떤 종교적 의식이 있을 때는 누구보다도 헌신적으로 앞장을 서야 하며, 〈브라타〉(수행)나 단식 등을 할 때는 앞장서서 모범이 되어야 한다.

하인에 대하여도 항상 깊은 배려와 사랑을 베풀고 절대로 자기 자신을 잘났다고 생각해서는 안 된다.

남편과 동침하기 위해서 불려갈 때는 항상 남편의 즐기는 바에 따라서, 남편이 충분히 만족할 수 있도록 정열적인 태도를 보여야 한다.

무슨 일이 있어도 절대로 남편을 책망하지 말라. 그리고 결코 반대하는 행동을 취해서는 안 된다.

남편이 어느 한 아내와 다툴 때는 그 사이에 들어 화해시키도록 노력해야 된다.

남편이 다른 아내를 비밀히 사랑하고 있을 때는 그들을 연결시켜 주고, 그 사실을 숨겨 준다.

남편이 자기의 태도가 자못 충실하고 성실하다고 생각하도록 행동하지 않으면 안 된다. 이와 같이 〈도우부르하가〉, 즉 〈남편의 애정을 잃은 처〉의 의무가 기술되어 있다.

왕자王者의 후궁에 있는 여인의 행실도 또한 다음과 같이 고찰된다.
〈칸쥬키〉 또는 〈마룻다리카〉(나인, 상궁) 등은 왕비로부터의 선물, 예를 들면 화륜·향료·의복 등을 왕에게 가지고 가서 이를 바친다. 왕은 이것들을 받아 가지고 자기가 달고 있던 화륜 등을 그의 답례로써 준다.

왕은 오후가 되면 보석이나 기타 패물 등으로 장식하고 후궁을 방문하여, 잘 차리고 한 방에 모여 있는 후궁들을 만난다.

적당한 때에 왕은 그녀들에게 각각 지위를 주고, 위해 주어야 한다. 그리하여 왕은 비빈들을 같은 방법으로 취급해야 할 것이다. 그는 또한 후궁에 둘러싸여 있는 창부娼婦나 여자 배우들을 방문해야 한다. 이들 여인을 위해서 각각 별실이 마련되어 있어야 한다.

왕이 낮잠을 자고 일어났을 때는 각각 시녀가 따른다. 그리고 상궁은, 그날은 어떤 비빈의 차례이며, 어떤 비빈은 지나갔고, 어떤 비빈은 월경이 끝나 목욕을 하였다고 하는 것 등에 대하여 보고를 하고, 동시에 반지나 향료 등을 선물로 왕에게 전한다.

왕의 선물을 받은 여인은 왕을 위해서 방의 준비를 하도록 분부받는다.

후궁의 여인에게는 제일祭日의 기간중에 그들의 계급에 따라서 모두 선물이 주어지고, 술이 나온다. 또한 음악회를 베풀 때에도 이와 같다.

궁중에 사는 여인은 그 지위나 계급의 상하를 막론하고, 궁전 밖으로 나가는 것을 허락하지 않는다. 궁전 밖에 있는 자도 믿을 만한 자 이외에는 당연히 들어오지 못한다.

왕비들을 다룰 때, 왕은 몸의 쇠약한 것이나 피로한 것을 보이지 않도록 주의하지 않으면 안 된다.

이와 같이 많은 후궁을 거느리는 데 대해서 다음과 같은 글이 있다.

많은 처를 가진 남자는 그의 어느 누구도 등한히 하지 않고, 똑같이 취급해야 한다. 그녀들의 거짓된 행동이나 위선을 관대히 용서해서는 안 된다. 남자는 자기 처의 누구에게나 다른 처와의 정사를 말해서는 안 된다. 뿐만 아니라 몸에 있는 결점도 말해서는 안 된다. 은밀히 여자로부터 추궁당한 일도 말해서는 안 된다.

남자가 어떤 여자에게 불쾌감을 느끼고 있을 경우, 처의 누구에게도 그 처를 위해서 애원하는 여지를 주어서는 안 된다. 또한 그와 같이 누군가가 다른 사람을 비난하려고 할 때는 그 비난하는 자가 잘못이라고 충고하지 않으면 안 된다.

이와 같이 여러 명의 아내들을 한결같이 즐겁게 해주어야 한다. 때로는 사람이 없는 곳에서 다정하게 이야기하고, 때로는 여러 사람이 있는 데서 칭찬해 주어 관심을 보여 주고, 때로는 선물 같은 것을 주어야 한다.

그리고 화원 같은 곳을 함께 거닐기도 하며, 오락회를 베풀어서 상을 주기도 하고, 그녀의 친척에게도 선물을 주기도 한다. 또한 비밀히 이루어지는 정사에서도 이와 같은 친절하고 깊은 주의를 기울이며, 그녀들을 즐겁게 해주지 않으면 안 된다.

젊은 여자로서 그의 성질이 굳고 정직하여 자기 자신을 극복하는 사람, 또는 법전에 기재된 것을 지키는 사람은 남편을 자기의 욕망에 따르게 하고 많은 처들 중에서도 가장 높은 위치에 오르게 될 것이다.

제 5 편

타처편他妻篇

제1장 남의 부인과의 교제

남의 부인을 유혹하는 이유는 이미 전편(제1편 제5장)에서 기술했다.

이에 대하여는 처음부터 주도한 주의가 필요하며, 다음과 같은 일을 고찰할 필요가 있다.

1 그녀를 얻을 가능성의 유무.

2 위험성의 유무.

3 가까이하기에 적당한가 아닌가, 권세가 있는가 없는가, 그리고 돈이 있는가 없는가.

만일 남자가 여자를 보고 강렬한 애정을 느끼고 나아가서는 어떤 상태까지의 경험을 하게 되면, 자신의 파멸을 방지하기 위해서도 그녀를 완전히 손에 넣는 길을 택해야 한다.

남자가 여자에게 대하는 애정의 표시에는 10단계가 있다. 그것은 다음과 같은 것들이다.

1 챠크리유브리티(눈의 쾌락, 즉 여자와 만나는 쾌감)

2 마나스상가(여자에게 마음을 쏟는 것)

3 상가르바(서로 만나고 싶은 욕망)

4 니드라쭈헤다(수면 부족)

5 타누타(수척해지는 것)

6 비샤에브히브야브리티(다른 일에 무관심해지는 것)

7 랏쟈브라나샤(수치를 모르는 것)

8 움마다(미치는 것)

9 무르츄하(실신하는 것)

10 마라나(죽는 것)

이들 중에 어느 경우에나 여자의 외모나 몸의 특징·성질·충실성·순결성 등으로 비추어 보아 그 여자에게서 뜨거운 정을 찾아야 한다.

그런데 〈바짜야나〉는 다음과 같은 의견을 가지고 있다.

여자의 외모와 몸의 특징은 결코 그 여자의 확실한 마음의 표현이 되지 못하므로, 단지 여자의 태도와 다른 표정이 남자에 대하여 연정을 나타내는 틀림없는 표시라고 생각하지 않으면 안 된다.

여자는 태도가 좋고 예의바른 남자를 보고 사랑을 느끼고, 남자 또한 아름다운 여자를 보면 사랑을 느끼게 되는 것이다. 그러나 남자나 여자가 서로 이 사랑을 만족시키려고 생각하지 않는 것은 다른 생각이 개재되어 방해하기 때문일 것이다.

남녀간에 사랑을 함에 있어서 여자가 남자와 다른 것은 다음과 같은 점이다. 여자는 행동을 함에 있어서도 옳고 그른 것을 생각하지 않는다. 여자는 모든 동작에서 도덕적인 면을 별로 생각하지 않는다. 여성은 남성을 무조건적으로 사랑하도록 되어 있다. 그것은 여자가 갖는 선천적 성질이 그렇게 하는 것으로서, 즉 여자는 남자에게 호감을 가지고 있으면서도 막상 남자가 수작을 걸면 본능적으로 꽁무니를 빼면서 차갑게 대하는 것이다. 그러나 남자가 이에 불구하고 좀더 적극적인 구애를 하면 못 이기는 체하고 남자의 품 안에 들어온다.

그런데 남자는 이와 반대로 진정으로 사랑하고 있더라도 남의 처를 사랑하는 것은 죄악이며, 사회의 법칙과 도덕을 지켜야 한다고 생각하기 때문에 결과적으로는 여자의 뜻을 거부하게 된다. 이러한 남자측의 심리작용에 기인되어 아무리 여자 쪽에서 정열을 다하여 계속 애를 쓰더라도 결국 헛수고에 그치고 말게 된다. 물론 때에 따라서는 남자가 이러한 이유를 무시하고 여자와 통하는 경우가 있다. 그리하여 한 번 여자를 얻은 남자는 그후 그 여자의 곁을 떠나기 마련이고 아주 무관심하게 된다. 남자란 여자가 손쉽게 얻어지면 무시를 하게 되고, 여자가 도도하여 손 안에 넣기 어려우면 오히려 자기 것으로 만들기에 혈안이 되는 것이다.

이와 같은 이론은 일반적으로 흔히 말하는 것에 지나지 않는다.

여자가 남편 이외의 다른 남자와 정을 통하는 것을 꺼리게 되는 이유의 몇 가지 예를 다음에 들겠다.

1 여자가 남편을 매우 사랑하고 있을 경우.

2 자식에 대한 애정(다른 남자와의 난잡한 성교는 모유의 양을 감소시키기 때문이다).

3 나이가 들었기 때문에(다른 남자와 정을 통하기에는 부끄럽게 생각되는 연령이므로).

4 누군가 친근한 사람의 죽음을 슬퍼하는 감정이 지배하고 있는 경우.

5 부부가 이별의 고통을 경험한 일이 없기 때문에(다른 남자가 필요 없다).

6 남자를 너무나 낮추어 보거나, 남자에 대하여 불신감을 가지고 있는 경우.

7 여자의 남자에 대한 회의와 버려질지도 모르는 두려움.

8 장차 결합을 계속할 확실한 보장도 없으며, 또 남자가 언제 배신할지도 모른다고 하는 우려, 또는 남자가 또 다른 여자와 정을 통해 놀아날지도 모른다는 의심이 지배하고 있는 경우.

9 남의 눈을 두려워한다. 즉 남자가 감정을 억제하지 못하고 때와 장소를 가리지 않고 그들의 사이를 드러내려 하는 걱정이 지배하고 있을 경우.

10 남자가 여자보다는 친구를 소중히 하고 그 친구를 위하고 있을 경우.

11 남자는 불특정하게 여자에게 접근하고, 정을 통하려 하고 있다는 의심, 즉 남자는 진실성을 결할 뿐 아니라 그러한 행위가 여자에게는 아무런 이익이 되지 못한다고 생각되는 경우.

12 여자보다는 남자가 우위에 있고, 권세가 있기 때문에 주저하는 경우.

13 여자가 〈므리기〉(암사슴)족인 경우에, 남자는 강렬한 성정을 가지고 있어서 남자의 행위를 감당해낼 수가 없다는 두려움. 즉 남자가 〈아슈바〉(수말)족 등 우위의 종족일 경우.

14 남자가 사랑의 기교가 뛰어나고, 여자는 그렇지 않을 경우에는 부끄럽기 때문이다.

15 여자가 이제까지 남자를 친한 친구로서 대해 왔기 때문에, 새삼스럽게 그와 사랑의 유희를 하기가 부끄럽게 느껴지는 경우.

16 남자가 정사에 대하여 적당한 때와 장소를 분별하지 않는 일을 두려

워하는 경우.

17 남자가 비천한 출생일 경우, 이러한 사랑의 밀회가 친구나 기타 다른 사람에게 알려질 때 멸시와 비웃음을 받는다는 두려움이 지배할 경우.

18 여자의 기분과 그녀의 진정을 남자가 이해하지 못하고 냉대할 경우.

19 여자가 〈하스티니〉(암코끼리)족일 때, 〈샤샤〉(토끼)족이나 기타 낮은 계급의 종족에 대하여 경멸의 감정을 가질 경우.

20 자기 때문에 남자에게 어떤 위험이나 해가 미칠 것을 생각하면 불쌍하게 느껴지는 경우, 즉 이에 의해서 일어날 어떤 위험을 예감하였을 경우.

21 여자가 자기 자신의 결점을 자각하였기 때문에 남자와의 교제를 피하는 것이 좋다고 생각되는 경우.

22 이 교제가 여자 쪽, 친정 가족에게 알려졌을 경우와 여자가 소박맞을 두려움이 있을 경우.

23 남자가 백발의 노인일 경우면 성적 능력이 없다고 남자를 경멸하고 있을 경우.

24 이 남자는 여자의 마음을 시험하기 위해 남편으로부터 보내진 사람인지도 모른다는 의심이 있을 경우.

25 도덕·정의·예의 등을 매우 소중하게 여기고 있는 현숙한 여자일 경우.

이상과 같은 조건 중에서 남자가 무엇인가를 발견하면, 다음과 같은 방법으로 그것을 제거하도록 노력해야 한다.

여자의 고상한 감정 때문에 남편에 대한 애정이 방해될 때는, 남자는 여자의 열정을 돋우어 그 열정의 힘으로 여자가 굴복하도록 수단을 강구하여 그녀로 하여금 스스로 마음을 돌이키도록 해야 한다. 적당한 시간과 장소를 택할 수 없다고 여자가 생각하고 있을 때는, 이러한 감정을 여자의 마음 속에서 제거하도록 하지 않으면 안 된다.

남자에 대한 존경심이 전제되어, 감히 그와의 교제를 생각조차 하지 못하고 있는 여자에게는 더욱 상냥하고 친절한 태도를 보이고 친밀해져야 한다.

노인이기 때문에 경멸하는 생각을 품고 있을 때는 남자다운 늠름한 모습과 민활한 행동으로써 이에 맞서지 않으면 안 된다.

남자가 자기를 경멸하고 있다고 생각하고 있는 여자에게는, 그 여자의 발밑에 엎드려서라도 여자의 그러한 생각을 없애도록 하지 않으면 안 된다.

여자가 정사를 남에게 들킨다고 하거나, 또는 그외의 어떤 위험에 대한 공포를 가지고 있을 경우에는 여자가 그것을 극복하도록 납득시키고, 마음을 돌려 그들의 행위가 결코 부정하지 않다고 설득하여 위로해 주어야 한다.

다음과 같은 남자는 여자가 쉽게 사로잡을 수 있다.

1 이 성애학性愛學에 숙달한 자.

2 여러 사람 앞에서 재주를 잘 부리는 자.

3 어릴 때부터 여자와의 관계가 있고 경험을 가진 자.

4 사춘기에 달한 자.

5 유희 등 놀이에 끼어서 여자의 우정이나 신뢰를 얻는 자.

6 여자에게 순종하는 자.

7 쾌활하고 말을 잘하는 자.

8 여자에게 무엇인가 이익을 주는 자.

9 여자와 그의 친구인 남자에게 비밀을 털어놓는 자.

10 여자의 비밀을 알고 있는 자.

11 고위층의 부인이 좋아서 탐냈던 자.

12 그 여자의 친구와 은밀히 관계를 맺은 바 있는 자. 이러한 때는 그녀의 친구를 통하여 이러한 사실을 탐지할 수 있다.

13 잘생긴 얼굴과 기타 기예에 능한 자.

14 여자와 함께 같은 집이나 환경에서 키워져 같이 자란 자.

15 여자의 색정과 쾌락에 빠져 있는 이웃에 사는 자.

16 주인에게 순종하는 하인.

17 〈드하트레까〉(젖동무)의 하인.

18 신혼의 의양자義養子(이런 새신랑은 그 집의 여자에게는 손에 들어가기 쉽다).

19 연극을 자주 보러 가고, 꽃동산에서 갖게 되는 유희에 능통하며, 관

용성이 있는 남자.

20 〈브리샤〉, 즉 성교의 동작이나 애무에 능숙하기로 이름난 자.

21 모험을 좋아하는 자.

22 용기 있는 자.

23 학문이 있고, 용모가 단정하고, 기능이 뛰어나고 미남형으로서 자기 남편보다 뛰어난 자.

24 멋을 부리고, 신사다운 기질이 있기로 유명한 자.

남자 중에서 이러한 자는 용이하게 잡아지듯이, 여자 중에서도 어떤 부류의 여자는 별로 노력하지 않아도, 다만 가까이 갈 뿐으로 쉽사리 얻어지는 수가 있다.

다음은 그러한 여자다.

1 문 밖에 자주 나가서 서 있는 여자.

2 베란다나 층계 위에서 거리를 자주 바라보고 있는 여자.

3 청년이 있는 이웃집에 자주 가는 여자.

4 남자를 잘 쳐다보는 여자.

5 남자에게 추파를 던지는 여자.

6 이유 없이 함께 사는 여인에게 자주 질책을 받는 여자.

7 남편을 미워하는 여자, 또는 남편에게 미움을 받는 여자.

8 누구나 분별 없이 정부情夫로 삼는 여자, 즉 선천적으로 음탕한 여자.

9 자식이 없는 여자.

10 자주 친정에 와서 며칠씩 있는 여자.

11 자식을 낳기만 하면 계속 잃게 되는 여자(이는 남의 자식을 낳아서 기르고 싶어하는 여자다).

12 회합 등을 자기 집이나, 다른 집에서 자주 개최하는 여자.

13 적극적인 성격의 여자.

14 음악가나 혹은 무용가의 처, 또는 그런 여자.

15 나이 젊은 과부.

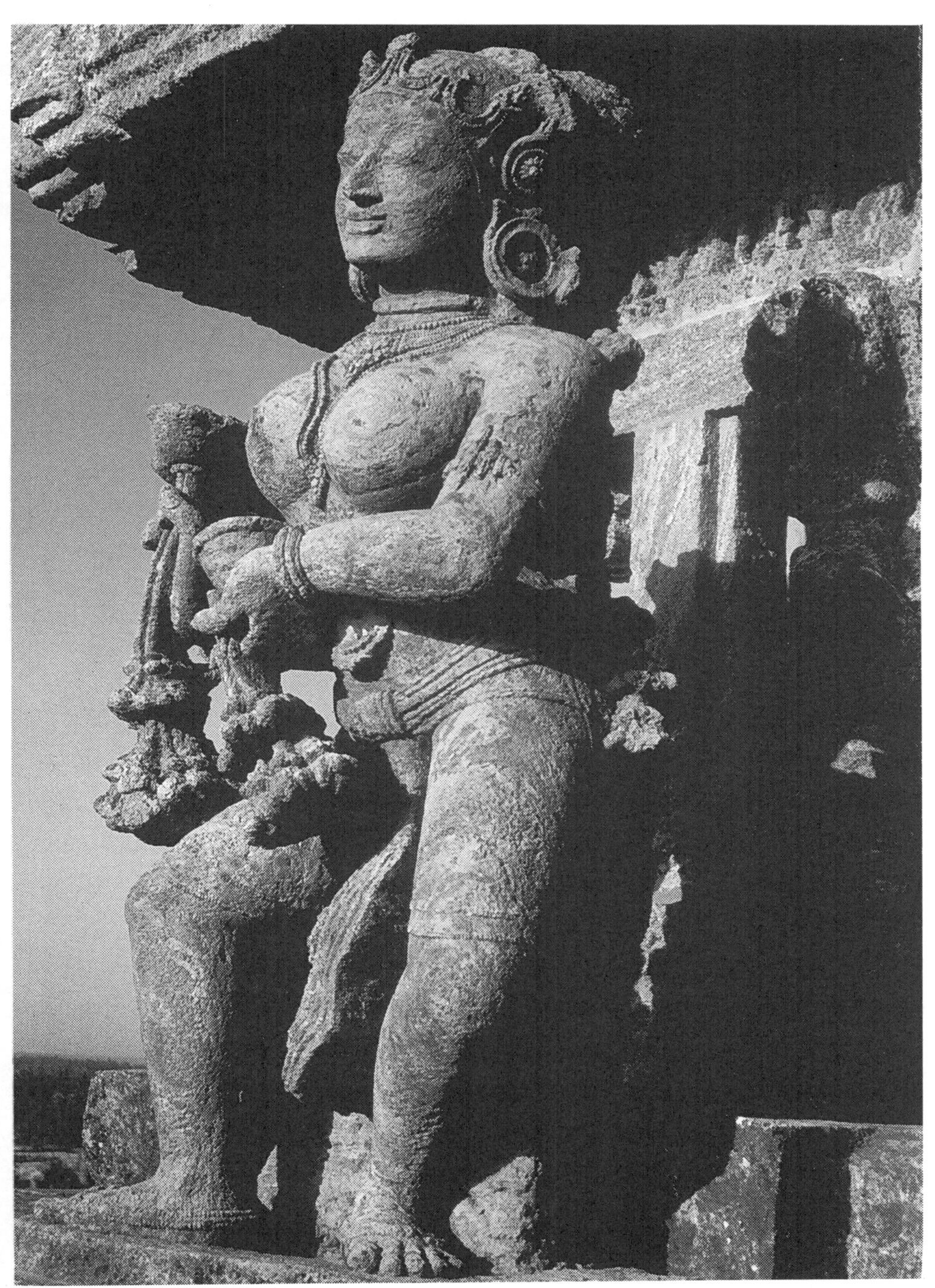

코나라크 신전의 天女像

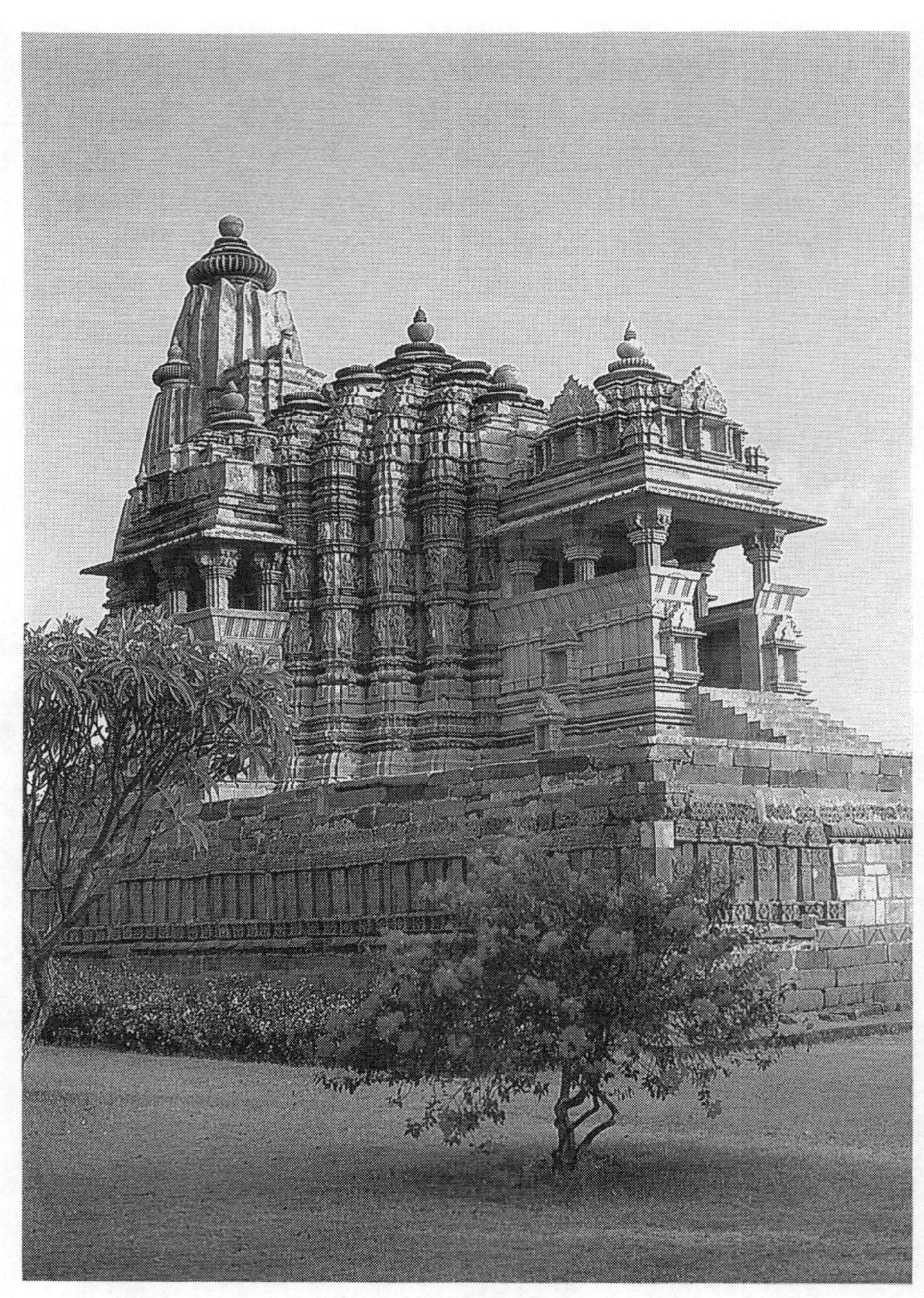

카쥬라호의 칸다리아 마하디바 사원 전경

16 가난한 여자.

17 어떤 남성에게나 애교가 있는 여자.

18 많은 의형제가 있는 장형長兄의 처.

19 비천하여 별로 사회적 직위가 없는 남편을 가진 허영심이 많은 여자.

20 기능에 대한 자랑을 가지고, 남편의 어리석음이나 그의 우둔한 점, 그리고 인색한 것에 불만을 가지고 있는 여자.

21 처녀시대에 어떤 남자로부터 열정적인 사랑을 받았으나 어떤 이유로 다른 남자와 결혼을 하였는데, 이전의 남자가 그후에도 이 여자에게 교제할 것을 요구하고, 그 남자가 여자와 지능이나 품성이나 학문이나 이성理性이 같다면 이런 경우에는 교제 정도가 아니라 모든 것을 허락할 것이다.

22 여자가 어떤 남자를 본래부터 좋아하고 있을 경우, 그 여자는 남자의 마음대로 할 수 있게 된다.

23 그의 남편으로부터 아무 과실도 없는데 모욕을 당한 처.

24 동등한 위치에 있는 여자로부터 모욕을 당한 여자. 이러한 경우 멋진 남자와 교제를 맺어 그녀의 위치를 높이려고 한다.

25 남편과 별거하고 있는 여자.

26 다음과 같은 종류의 남편을 가진 여자.

① 질투심이 많은 남편

② 정결하지 못한 남편

③ 〈쪼타샤〉(결벽이 있는 자)

④ 남편이 남색과 여색을 겸하고 있는 양성자

⑤ 느리고 둔한 남편

⑥ 인색한 남편

⑦ 꼽추

⑧ 난쟁이

⑨ 추남

⑩ 보석세공을 하는 자

⑪ 시골뜨기

⑫ 악취가 있는 자
⑬ 병이 있거나 늙은이
이에 관하여 다음과 같은 글이 있다.

　남자에 대하여 여자는 본래 사랑을 느낀다. 그 때문에 기교를 숙달하고, 영리하고, 남자에 대한 의심이나 공포심이 없어지고, 다른 여러 가지 정사에 의하여 빛이 더해진 사랑은 영구히 파기되지 않는다. 남자가 성애性愛에 대한 기교를 가지고 여자에 접근하고, 여자 쪽의 여러 가지 표정을 알고, 사랑의 방해가 될 만한 원인을 제거할 때는 남녀가 서로 쉽게 같이될 수 있다.

제2장 여자의 마음에 들려면

여자를 손에 넣으려면 중매자에 의하는 것보다도 오히려 직접 이에 대하는 것이 옳다고 하겠으나, 남의 부인에 대해서는 그 감정을 달리하기 때문에 중매자에 의하는 것이 좋다. 직접으로는 오히려 쉽지 않다고 학자는 말한다.

될 수 있으면 직접 본인들끼리 교제하는 것을 이상적이라고 하겠으나, 그것이 곤란할 경우에는 중간 역할을 하는 사람을 두는 것이 좋다고 〈바쨔야나〉는 말하고 있다.

처음으로 여자를 대하여 그녀를 유혹하려는 자가, 자유롭게 이야기할 수 있는 자는 직접 행동하는 것이 좋다. 이때에는 여자에게 호의를 베풀지 않으면 안 된다.

그외는 중매자를 이용하라. 여자에게 직접 교섭하려 생각하는 자는 먼저 여자와 가까워질 수 있어야 한다.

여자와 만나게 되는 경우는 우연한 것과 계획적인 방법이 있다.

전자는 가까이 살고 있을 경우에 그렇게 하고, 후자는 여자의 친구나 친척, 또는 귀족이나 의사 등이 근처에 살고 있을 경우, 또는 결혼식·제일祭日·장례식 같은 장소를 택하든가 그렇지 않으면 여자가 오는 꽃동산 등을 거니는 동안에 이루어진다.

이러한 경우 다음과 같은 방법으로 여자의 관심을 얻는다.

1 여자가 자기 시야 안에 있을 때는 항상 뜻있는 시선을 던지며 머리를 매주거나 손톱으로 가려운 곳을 긁어 주고, 장식물을 달아 주고, 입술을 대는 등의 동작을 한다.

2 여자가 친구와 같이 있을 때는 사랑의 이야기와 같은 종류를 다른 누군가에 빗대어서 이야기한다.

3 여자가 친구의 무릎 위에 앉아 있을 때에는 몸을 비틀고 기지개를 켠다.

4 뜻있게 한쪽 눈썹을 들어서 윙크한다.

5 낮은 목소리로 속삭이듯 다정스러운 이야기를 한다.

6 여자의 이야기를 관심을 가지고 듣는다.

7 여자의 곁에 함께 있는 아이들에게 그의 사랑이 깃든 이중의 뜻을 가진 옛날 이야기를 해준다.

8 남의 이야기처럼 꾸며, 직접 여자에게 사랑하고 있음을 암시한다.

9 여자에게 대하는 것과 같은 몸짓으로 아이들을 껴안고 치켜들어 입을 맞춘다.

10 입에 〈베테르〉를 물고 있다가 아이들에게 준다.

11 손가락 끝으로 아이들의 뺨을 톡톡 친다.

될 수 있는 대로 다음과 같은 방법을 기회가 허락될 때마다 취한다.

1 여자의 무릎 위에서 아이들을 놀린다.

2 아이들에게 장난감을 준다.

3 여자에게 접근하여 관심을 끄는 방법으로 이야기한다.

4 여자와 이야기하는 기회를 자주 만든다. 여자와 친분이 있는 사람과 친교를 맺고, 그 사람과 어떤 일을 시작한다.

5 그 일에 대한 여러 가지 구실을 만들어 자주 방문한다.

6 계획적으로 그 여자가 듣고 있는 곳에서(그녀에게 지식을 주기 위하여) 성애학性愛學 등을 이야기한다.

여자와 친해짐에 따라서 기회를 이용하여, 가지고 있던 물건을 여자에게 맡겨놓는다. 남자는 매일, 또는 때때로 이를 가지러 간다. 즉 향료, 〈베테르〉 등을. 공석상에서는 자기의 처들 속에 그 여자를 앉게 한다. 이와 같이 하여 항상 여자를 응시하고, 신뢰를 얻는다.

여자가 귀금속상이나 보석상, 또는 재담사나 염색공 등을 필요로 할 때는, 남자는 그들을 자기가 데리고 가서 일을 보아 주거나 하인을 시켜서 돌보아 준다.

이와 같이 할 때는 시일을 요하고, 따라서 자주 여자를 만날 수 있는 기회를 얻어야 하는 것은 일반적으로 알려져 있는 일이다.

마음에 드는 여자가 일을 잘 처리하지 못할 때에는 남자는 그것을 간단히 해치워서 그에게 자기의 힘을 알려 준다.

그 여자나, 또는 그의 시녀들과 지난날의 사건이나 그에 관련된 문제나, 또는 귀중품의 성질 같은 이야기를 한다.

이들과 같이 카드놀이나 내기를 할 때는 그 여자로 하여금 심판자가 되게 한다. 이와 같은 방법은 여자와 가까이하는 수단인 것이다.

가까운 사이가 된 후에 여자가 몸짓이나 표정 등으로 그의 뜻을 나타냈을 때는 남자는 교묘히 접근하지 않으면 안 된다. 그 방법은 제3편 연애편戀愛篇에서 기술한 바와 같다.

나이가 어린 소녀는 사랑의 정사에 숙달되어 있지 않기 때문에 남자가 접근하는 경우, 특히 세심히 설득시켜야 한다.

남성을 잘 알고 있는 여자의 경우에는 비교적 쉽게 접근할 수 있다. 이미 그 여자는 정사에 의한 쾌락을 알고 있기 때문이다.

여자가 몸짓이나 표정으로 그의 의사를 나타내고 남자에게 우정을 보인 이상, 더구나 그들 사이에 사랑의 선물을 주고받았을 경우에는, 남자는 여자의 허락을 받은 후에는 남성은 여성을 향해서 정사를 개시한다.

남자는 여자로부터 아름다운 옷·꽃·가락지 등을 받고, 여자는 남자에게서 〈베테르〉를 받고, 또한 남자는 공석상에 참석할 경우에는 여자의 머리에 꽂혀 있는 꽃을 달라고 청한다.

남자는 여자가 요구한 물건, 즉 〈베테르〉·꽃 등을 사랑의 표시로 선물할 때 꽃향기를 풍기게 하고, 이나 손톱 등의 흔적을 내어 준다.

남자가 이와 같은 접근에 성공하면 할수록 여자는 그에 대하여 점점 공포가 줄어든다.

그리하여 점차로 두 사람은 밀회 장소에 가서 포옹하고, 입을 맞추고, 〈베테르〉를 주고, 사랑의 선물을 교환하고, 여자의 비밀처에 손을 대게 된다. 이러한 것들이 여자에게 접근하는 방법이다.

만일 어느 집에서 어느 여자와 통했을 때는 그 집에서 또 다른 여자와 통해서는 안 된다. 그러나 한 여자와 정사를 통한 후에 다시 한참 뒤에도 그녀에게 선물을 주므로써 그녀의 애정이 언제까지나 식지 않았다는 걸 알았을 때에는, 그가 원하는 다른 여성에게 마음을 돌릴 수 있을 것이다.

이에 관하여 다음과 같은 글이 있다.

어떤 여자의 남편이 자주 집 주위를 배회하고 있다면, 그 여성은 손에 넣기가 쉽지만 결코 그러한 여자를 얻어서는 안 된다. 현명한 자는 자기 능력의 범위를 알아서, 남을 의심하여 몸을 도사리고 있는 여자나 소심한 여자, 또는 시어머니가 있는 여자에게는 접근해서는 안 된다.

제3장 여자의 마음을 떠보려면

여자와 교제하려면 먼저 그녀의 태도를 잘 관찰하지 않으면 안 된다. 왜
냐하면 표정이야말로 여자의 마음을 숨김 없이 나타내는 것이기 때문이다.

자기 마음을 나타내지 않는 여자는 중매자에 의해서만이 얻어진다. 남자
의 사랑을 처음에는 받아들이지 않더라도, 그 남자와 만나는 일을 피하지
않는 여자는 마음이 있는 증거이므로 장차 얻어질 수 있는 것임을 알 수 있
을 것이다.

여자가 처음에는 남자의 접근을 피하다가도 유인하면 나중에 잘 차리고
그 남자를 찾아간다면, 필경 그 여자는 마음에 그 남자를 좋아하는 것이므
로, 만일 이럴 때 남자가 강요하면 손쉽게 얻어질 것이다.

남자가 몇 번이고 거듭 접근하려고 애썼으나 따르지 않는 여자는 〈시우
시우카 프라티프라히니〉(불감증의 여자)이다. 남자는 이러한 여자와 만나는
일은 그만두어야 한다. 그러나 그만두면 그 여성은 손에 넣을 수 있게 되므
로 이상스러운 일이다.

이는 곧 그 사람의 마음이 불가사의한 것이기 때문이다.

접근하려고 하면 피하고, 스스로 남자를 찾으려고도 하지 않고, 또한 남
자를 배척하지도 않는 여자는 자신이 자랑스러운 무엇인가를 소유하고 있
기 때문에 자기나 상대방을 존중하고 있는 증거이다.

이와 같은 여자에게는 더욱 가까이하려고 노력해야 하며, 그리고 그녀를
알고 있는 중매자의 도움을 받아 성의를 다하여 애써야 얻어진다.

남자의 접근을 준엄한 말투로 거절하는 여자는 단념하여야 한다. 그러나
준엄한 말투로 배척한 후, 사랑의 표시를 하는 여자는 결국은 얻어질 수 있
을 것이다.

남자와 접근함에 어떤 구실을 내세워 남자의 뜻을 모르는 척 가장하는 여
자는 마음이 안정되지 않은 증거이다. 이러한 종류의 여자는 인내와 노력으

로 상대하면 얻어진다.

남자가 잠을 자는 체하면서, 슬쩍 손을 곁에서 자고 있는 여자의 가슴 위에 올려놓는다. 여자도 잠이 든 체하고 이를 받아 준다. 여자가 깨어 있을 경우에는, 여자는 이 동작을 되풀이할 것을 기대하고 이를 옆으로 밀어낸다.

이때의 여성의 심리와 손을 털어 버린 동기는 남성을 탐색하기 위한 것이요, 남성의 마음을 확인하기 위한 것이다.

이와 같이 남자가 발을 여자의 발 위에 올려놓는 일도 있음을 알아야 한다.

만일 여자가 이것을 참지 못하고 일어나 버리더라도 다음날 아무 일도 없었던 것처럼 예사로운 행동을 하면, 그 여자는 남자가 접근하기를 속으로는 싫어하지 않고 있는 것임을 알아야 한다.

만일 여자가 이것을 피하고 일어났을 경우에는 그 다음날의 여성의 태도를 보라. 이때에 여성이 아무것도 없었던 것같이 행동하면 남자의 적극적인 도전을 받아들인 증거다. 만일 남자에게 얼굴을 보이지 않을 때는 중매자의 힘을 빌리지 않으면 안 된다.

이런 사건이 있은 후, 오랫동안 만나지 못하고 있다가 여자가 예사롭게 행동하며 그 남자와 교제한다면 어떤 기회를 기다렸다가, 즉 여자가 사랑의 표시를 보인 후에 일을 추진시켜야 한다.

남자 쪽에서는 아무런 생각도 없으나, 여자가 사랑의 뜻을 표현하는 일이 있다. 특히 사람이 없는 곳에서 말이다.

1 몸을 떨고 얼버무리면서 말을 한다.

2 손이나 발, 손가락, 그리고 특히 얼굴에 땀이 난다.

3 남자의 머리를 누르고 몸을 문지르는 일을 스스로 하겠다고 요구한다.

4 한쪽 손으로 불안한 듯이 자기의 몸을 문지르고, 다른 손은 남자의 몸에 대면서 동시에 남자를 껴안듯이 하여 누른다.

5 뜻있는 웃음을 머금고, 또는 졸린 듯이 다리와 손으로 남자를 떠받는다.

6 여자가 한쪽 이마를 남자의 넓적다리 위에 놓는다.

7 남자가 허벅다리를 쓰다듬으라고 요구해도 이를 구태여 사양하지 않는다.

8 손을 남자의 두 발 사이에 끼었다가 흡족한 듯이 이를 뺀다. 남자의 접근을 이와 같이 하여 다음날도, 또 그것에 대기 위해 그의 곁을 찾아든다.

9 남자와 너무 오래 한 곳에 있지 않고, 그러나 남자를 피하려고도 하지 않는다. 여자는 사람이 없는 곳에서는 애정을 표시하고, 여러 사람이 있는 곳에서는 흔히 남몰래 은근히 애정을 표시한다.

10 남자가 애정을 여자에게 보이는데도 불구하고 여자가 성의를 표하지 않을 경우에는, 그 여자의 약점을 알고 있는 하녀 등을 시켜서 그녀를 따르게 할 수도 있다.

11 별의별 방법을 써도 여자가 응하지 않고 고집을 부리고 있을 경우에는, 그 일이 성공하지 못할 것임을 알아야 한다.

이상 11개 조항은 여자의 마음을 떠보는 방법이다.

다음 글은 위에 열거한 말을 뒷받침하는 글이다.

남자는 우선 생각하는 여자와 친해져야 한다. 그리하여 서로 마음에 있는 이야기를 나누고, 그와 동시에 표정을 살핀다. 만일 그때 여자가 응답하여 남자의 뜻을 받아 주었음을 알았을 때는 아무런 두려움 없이 그리고 주저하지 말고 접근하면 된다. 또한 여자가 처음부터 표정이나 태도로 애정을 보일 때는 설사 그것이 첫대면이라 할지라도 그녀를 얻도록 힘써야 한다.

남자가 호감을 보일 경우, 그리고 이에 따라 분명히 반응을 보이면 그것은 애정의 교환을 원하고 있는 증거이므로 바로 그녀를 얻을 수가 있을 것이다.

대담하거나 비겁하거나간에, 모든 경우에 있어서 여자를 반드시 얻을 수 있는 방법이 이와 같이 상세히 설명되고 있다.

제4장 중매자가 마땅히 해야 할 일

뜻있는 태도나 표정, 그리고 암시로 뜻을 표현하거나, 또는 간혹 만나는 여자거나 아직 친밀하지 않은 여자의 경우는 중매자에 의하여 완전히 일을 성취시킬 수가 있다.

중매자가 되는 여자는 그 여자의 모든 것, 즉 성품·교양·가정환경 등 모든 분야에 걸쳐 세밀히 조사하고, 지난날에 있었던 여러 가지 이야기를 들려 주고, 여러 가지 화장방법의 지도 등을 하는 한편 세상 돌아가는 이야기, 시인詩人에 관한 이야기, 남녀의 음란한 행위에 관한 이야기 및 그 여자의 아름다움, 현명함, 친절한 성질, 고상한 품성 등을 찬미하여 여자를 기쁘게 해준다.

마치 동정하는 듯한 태도로 『당신처럼 기능이 뛰어난 사람에게 어쩌면 그렇게도 어울리지 않는 남편이 있소』 하는 등의 수작으로 유도하여 여자의 마음을 잡는다.

중매자의 부인은, 또 『오 기능이 뛰어난 귀부인이여, 당신의 남편인 그 남자는 당신의 노복으로도 맞지가 않아요』 하고 여자의 마음을 흔든다. 그리하여 그 여자의 신뢰를 얻은 다음에는, 그 중매자는 그녀의 남편이 몸이 약하여 그녀와의 정교情交에 있어서 쉬이 피로를 느끼며, 그 때문에 강짜가 심하고, 거짓이 많고, 배신을 하며, 인색하다든가 성적 쾌락이 불만족하다든가 바람기가 있다든가, 기타 이제까지 비밀에 덮여져 있던 그의 결점을 낱낱이 폭로하지 않으면 안 된다.

이와 같이 중매자는 그 여자가 가장 절실하게 받아들일 만한 그녀의 남편의 결점을 들어, 그녀의 마음을 자기의 뜻대로 할 수 있도록 하지 않으면 안 된다.

여자가 만일 〈므리기〉(암사슴)족의 여자이고, 남자가 〈샤샤〉(수토끼)족인 경우에는 위에서 지적한 결점이 되지 않는다.

그리고 여자가 만일 〈바다바〉(암말)족, 또는 〈하스티니〉(암코끼리)족의 여자이고, 남자가 〈부리샤〉(황소)족, 또는 〈아슈바〉(수말)족인 경우에도 위에서 말한 결점이 되지 않는다.

처음으로 유혹을 하는 여자나 납득시키기 어려운 여자에 대해서는, 자기 처를 납득시킨 다음 이를 증매자로서 이용한다고 〈고니카푸트라〉는 말하고 있다.

이때 부인은 자기 남편의 경력이나 가문이 좋고, 정사에 뛰어난 것 등 호기심을 불러일으킬 만한 이야기를 늘어놓는다.

부인은 상대방 부인의 신뢰를 얻은 후에 기회를 보아 자기의 사명인 주요한 목적에 대하여 다음과 같이 말한다. 『아, 내 말 좀 들어보셔요. 정말 이상한 일이지만 그 가문이 좋고, 기품이 뛰어난 주인은 당신을 한 번 보고는 거의 미친 사람같이 되어 버렸답니다. 이 불쌍한 주인은 너무나 순진하기 때문에 어떻게 하면 좋을지 몰라, 다만 한결같이 죽으려고만 생각하고 있는 거예요.』

여기까지 일이 진행되면, 다음날 부인은 그 여자의 말·입매·용모 등을 살펴 그녀가 기분이 좋을 때를 잘 포착하여 이야기를 꺼내야 한다.

즉 부인은 그 여자가 관심을 가지고 귀를 기울이고 있는 기회를 이용하여, 저 〈아하르야〉, 〈아비마라카〉, 〈샤쿤타라〉 등의 이야기를 하는 한편 새로 일어난 사건들을 덧붙여 이야기해 주지 않으면 안 된다.

부인은 또한 남자가 〈부리샤〉족에 속하고 남성적이며, 64종류의 기교에 능하다는 것, 성질이 존경할 만하다는 것, 지난날 비밀로 교제하던 일, 그리고 장래가 매우 유망하다는 것 등을 말하지 않으면 안 된다. 이와 같이 하여 상대방인 여자의 태도나 표정에서 이들의 여러 가지 이야기가 어떠한 결과를 나타내는가를 주의 깊게 관찰하지 않으면 안 된다.

남자는 중매자의 부인을 만나면 웃음을 띠고 이야기를 하게 되고, 상대방에게 좌석을 권하면서 기분에 흡족하도록 후한 대우를 해야 한다.

이와 같이 하여 어디서 자고, 어디서 식사를 하고, 어떤 행동을 하고, 무엇을 하고 있었는가를 질문한다. 그리고 자기 방으로 들어오라고 끌어들여 다시 그에 관한 이야기를 하도록 하고, 조용히 생각하고 탄식을 하면서 곤란한 표정을 짓는다.

사랑의 표시로 물건을 그녀에게 준다.

유쾌한 때나 제일祭日에 그녀의 일을 되새겨본다.

서로 헤어질 때는 언제 또 방문하겠는가를 묻는다.

중매자가 된 부인이 애정이나 규방에 관한 이야기를 하면, 그 여자는 수줍어하면서 『그런 쓸데없는 이야기는 하지 마셔요』 하면서 은연중에 말을 계속하도록 허락한다.

그러는 동안 그 여자는 자기 남편이 거짓이 많다는 것, 바람기가 있다는 것, 그밖에 많은 결점을 털어놓게 된다. 그녀는 또한 일찍이 어느 기회에 그이와 만났던 일을 자기 스스로 직접 말하기 어려울 때는 중매자를 통해 말하게 된다.

중매자가 남자의 야심을 말할 때 그녀는 비웃는 듯한 표정을 지어 웃는다.

중매자는 그 여자가 표정이나 뜻으로 그 마음을 나타낸 이상, 그 여자의 사랑의 표시를 가지고 와서 그 사명을 보람 있게 한다.

중매자는 그 여자가 남자와 서로 알지 못하는 사이라면 남녀의 품성이나, 기타 그 남자가 가진 그 여자에 대한 애정의 정도를 말하여 그 마음을 잡지 않으면 안 된다. 그런데 알지 못하는 사이고 아직 서로 애정을 표시한 일이 없는 남녀의 사이에서는 중매가 될 수 없다고 〈웃다라카〉는 말하고 있다.

그러나 가령 사랑의 뜻을 서로 교환하지 않았더라도 이미 알고 있는 남녀의 사이에서는 중매의 필요가 없다고 〈고니카푸트라〉는 말하고 있다. 그리고 서로 알지 못하는 남녀 사이에서도 그들의 표정으로 뜻을 교환하고, 이미 애정을 표시한 자들에게는 중매자가 필요치 않다고 〈바부라비야〉는 말하고 있다. 그런데 서로 알지 못하는 사이나, 또는 안면은 있으나 아직 한 번도 애정의 표시를 해본 적이 없는 남녀간에는 믿고 맡길 만한 중매인을 내세워서 서로의 사랑을 이룩할 수 있을 것이다, 라고 〈바짜야나〉는 말하고 있다.

중매인은 남자의 선물인 누구나 좋아하는 물건, 즉 〈베테르〉·향료·꽃·
화환·반지·옷감 등을 여자에게 보인다.

이들 선물에는 남자의 이나 손톱으로 자국을 내어 사랑의 이정표를 삼
는다.

옷감일 때는, 남자는 〈쿤쿠마〉(朱의 종류)로 손자국을 찍는다.

중매자가 된 부인은 남자가 자기 스스로 새긴 나뭇잎 등에 여러 가지 정
서를 표현하려고 애쓴 모양을 보이지 않으면 안 된다. 자개로 만든 책장 속
에 귀걸이장식·머리장식 등을 살짝 넣어둔다.

남자는 이들의 모든 것에 그의 열정을 표현하라. 그리고 중매자는 이에
답해서 애정을 나타낼 만한 물품을 보내도록 여자에게 권한다.

이와 같이 증답품을 교환한 경우, 그들의 밀회는 또한 중매자의 주선에
의해서 준비된다.

그 밀회는 신전神殿에 참배할 때, 순례일, 원유회園遊會 때, 성지의 물로
목욕할 때, 제사 때, 화재 등이 났을 때, 도둑을 추적할 때, 많은 사람 속에
서 야숙할 때, 명소를 구경할 때, 기타 많은 사람이 모일 때 등의 경우에 이
루어지는 것이다, 라고 〈바부라비야〉는 말하고 있다.

한편 〈고니카푸트라〉는 친구·니승尼僧·여행자女行者 등의 집에서는
쉽게 밀회할 수 있다고 말하고 있다.

여자의 집에서 그를 남에게 들키지 않도록 비밀의 출입구를 닫고 적절한
시간을 남에게 알려 주지 않기 때문에, 〈바짜야나〉도 남몰래 하려면 이 방
법이 가장 좋다고 말하고 있다.

중매자가 될 만한 여자에도 여러 종류가 있다.

1 니스링유타르루트하(자기 지혜로써 행동하여 일을 잘 처리하는 자)

2 파리미타르트하(일부분의 조력을 하는 여자)

3 타트라하리(다만 편지만을 전하는 일을 하는 여자)

4 스바얀두티(자기를 위해서 남자를 얻으려 하는 여자)

5 무드하두티(목적이 무엇인지도 모르고 다만 심부름꾼으로 이용되는 처)

6 브하르야두티(중개인인 처)

7 무카두티(묵묵히 심부름만 하는 사람)

8 바타두티(바람의 使者)

이상 열거한 종류를 다시 설명하면 다음과 같다.

1에 속한 여자는 그들의 뜻을 충분히 이해하고, 자기 머리와 수완에 따라 맡은 바 일을 완수한다.

이 부인은 평소부터 서로를 잘 알고 있어 서로 말을 한 일이 있는 남녀들 사이에서 그 구실을 한다.

만일 남자에게 이 여자가 부려질 때는 아직 말해 본 일이 없는 알지 못하는 사이를 왕래하면서 만족할 만한 성과를 거두어들인다.

2에 속한 여자는 비록 서로 알지 못하는 남녀 사이라고 하더라도 오직 이 아름다운 연인들이 교제하는 것에 흥미가 끌려서 그 일을 자진하여 맡는 경우도 있다.

그에 속하는 여자의 경우는 그들의 목적이 일부 이루어진 후에야 이를 완전히 이루어 놓는다. 즉 이 중매자는 그들이 이미 사랑의 뜻을 서로 교환하였으나, 서로 만나기가 어려운 남녀 사이를 연결시킨다.

3에 속하는 여자는 다만 편지를 가지고 갈 뿐 별로 큰 구실을 하지 못하는 사자使者다.

그리고 이 사자使者는 이미 서로가 친한 교제를 하고 있는 남녀 사이에 들어서 밀회의 시간과 장소를 알리기 위하여 이용될 뿐이다.

4에 속한 여자는 다른 여자의 부탁을 받고 남자를 찾아가는 여자인데, 실제로는 그 남자를 자기 것으로 만들기 위한 속셈이 있는 여자를 말한다. 그러므로 그 중매자는 그곳에서 의식을 잃은 척 가장하여 잠을 자다가 자기 자신이 그 남자와 정을 통한 듯이 돌아가서 말한다.

그리고 그 남자의 처를 찾아 어떤 다른 이름으로 부르면서 그녀를 책한다. 이러한 수단으로 그녀의 질투의 맹렬한 불길을 일으키게 하여, 남자에게 이나 손톱 상처를 주게 한 다음, 자기가 처음에 결혼할 것이었다고 말하고, 남자에게는 자기와 처와 어느쪽이 보다 아름다운가를 은밀히 확인시킨다.

이러한 여자는 사람이 없는 곳에서 쉽사리 만나서 교접하게 한다. 다른 여자의 사자使者로서 남자를 방문하고, 그 여자의 일을 남자에게 전하기는 커녕 그 여자의 일을 방해하고, 남자를 자기 것으로 하는 여자도 역시 〈스바얀두티〉이다. 반면에 남자의 사자使者인 남자가 이러한 여자와 같은 행동을 취하는 경우도 있다는 사실을 알아야 한다.

5의 경우는 어떤 남자의 처가 어리석은 것을 기화로 하여, 그녀의 신뢰를 얻어 그 집에 출입하는 자유를 얻은 후, 정부의 일을 물어 정교의 여러 가지 기교를 가르쳐 그럴 듯하게 그의 처를 치장해 준다. 이에 의하여 그 남편이 성교의 기교가 없다는 것을 알아 불만을 품게 하고, 처로 하여금 남편에게 그러한 기교를 부리게 하여, 자기가 말하는 대로 모든 행동을 취하도록 그 처에게 가르친다. 뿐만 아니라 그 처의 몸에 이나 손톱자국의 상처를 내준다. (이렇게 하여 그의 남편이 이를 보고 여자의 마음을 안다.) 이 경우, 이 여자는 〈무드하두티〉(제5)의 역할을 한 것이다.

남자는 또한 그와 같이 〈무드하두티〉를 통하여 이에 응답한다. 즉 남자는 자기 처를 그 여자에게 소개하고 그녀로 하여금 여자의 신뢰를 얻게 하여, 자기의 뜻을 표하는 동시에 그녀와의 정사情事에 대한 생각을 전한다.

6의 이 경우에는 그의 처를 제6의 〈브하르야두티〉, 즉 처의 사자使者라고 한다. 여자로부터의 답장은 자기 처를 통하여 받는다.

남자는 순진한 그녀의 하녀를 이용하여, 표면상은 아무 일이 없는 듯이 보이며 선물을 보낸다. 화륜花輪 속에 귀걸이장식이나 편지 등을 감춘다. 또한 이나 손톱자국으로 그의 뜻을 표시해 둔다. 이와 같이 보내진 사자使者는 제7의 〈무카두티〉이다.

남자는 이를 통하여 여자에게 답장을 청하게 될 것이다.

전혀 남이지만 과거에 있었던 남자와의 정교情交를 암시한 말에 이중의 뜻을 포함시켜, 남이 깨닫지 못하도록 말을 전하는 〈바타두티〉, 즉 바람의 사자使者라고 한다. 이상 말한 것이 중매자의 종류라고 할 수 있다.

이에 관한 다음과 같은 글이 있다.

과부·여점복자·여행자女行者·여공 등은 중매자가 되고, 그 일을 이룩한 후에는 사례금을 받아 그것으로 생활비를 충당한다.

이와 같은 여자는 그의 처가 남편에 대한 증오심을 부추겨서 그럴 듯한 말로 남자가 다른 여자와 상대하는 여러 가지 정사情事 같은 것을 가르쳐 준다.

또 그 여자에 대한 남자의 애정을 전하고, 남자가 정사에 능숙하며, 다른 여자에게 사랑을 받고 있다는 사실 등을 말하고, 그 중에서 특히 그녀를 선택하였음을 말하지 않으면 안 된다.

곤란한 경우에 처했거나, 또한 사랑에 금이 생긴 경우가 있더라도 중매자가 된 여자는 교묘한 수단과 말로써 남녀의 사이를 잘 조절할 수가 있다.

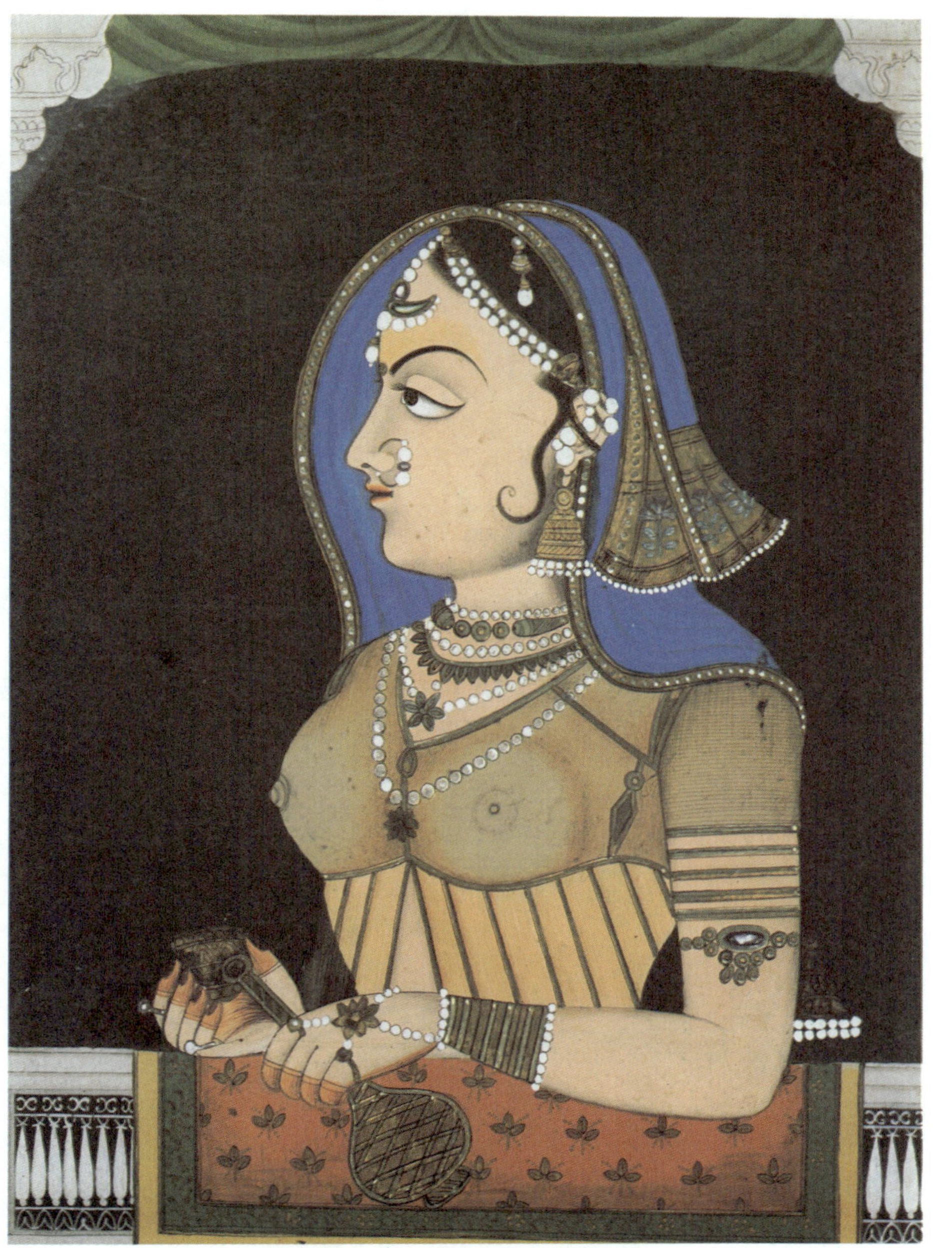

부인상. 라쟈스탄畵派, 18세기

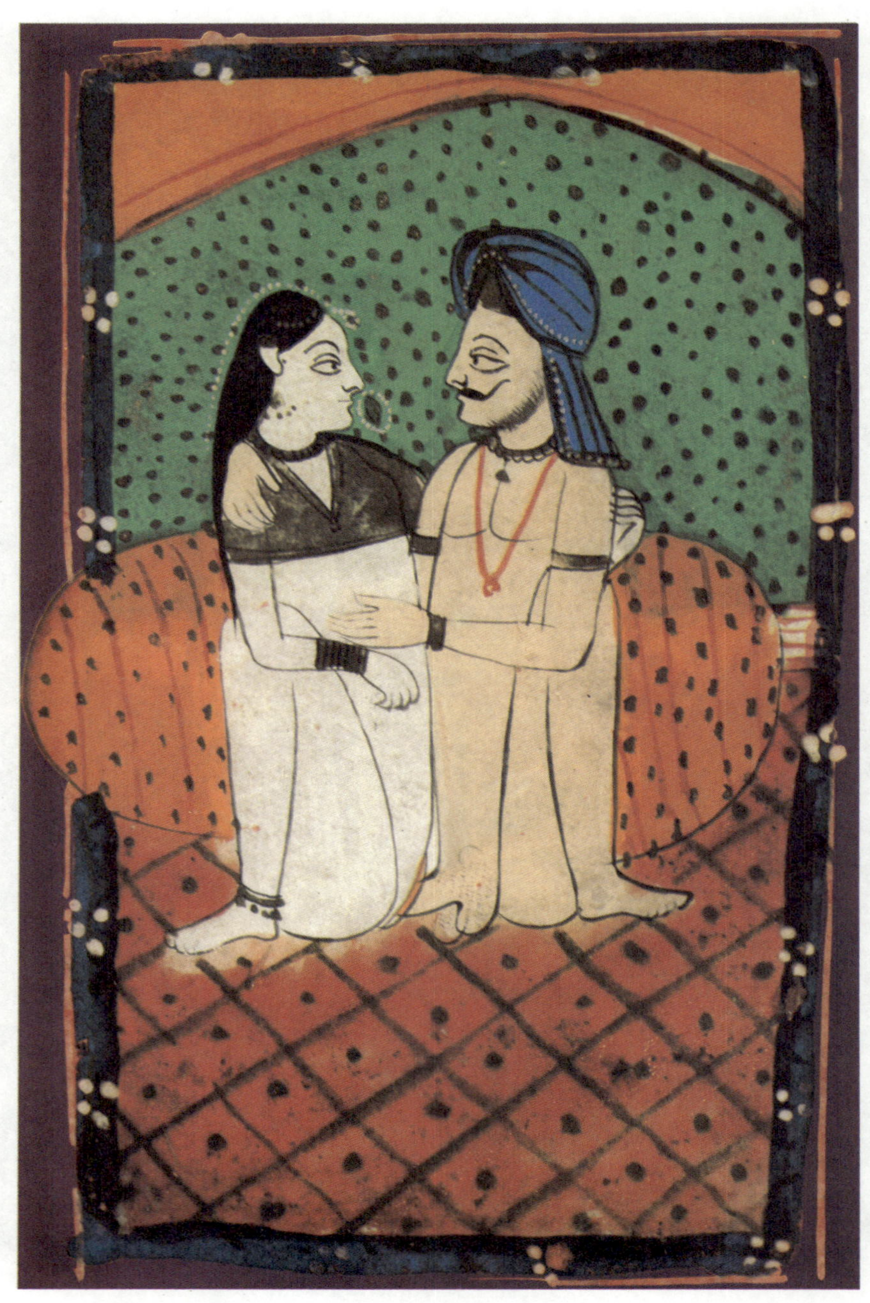

사랑의 행위. 네팔, 18세기

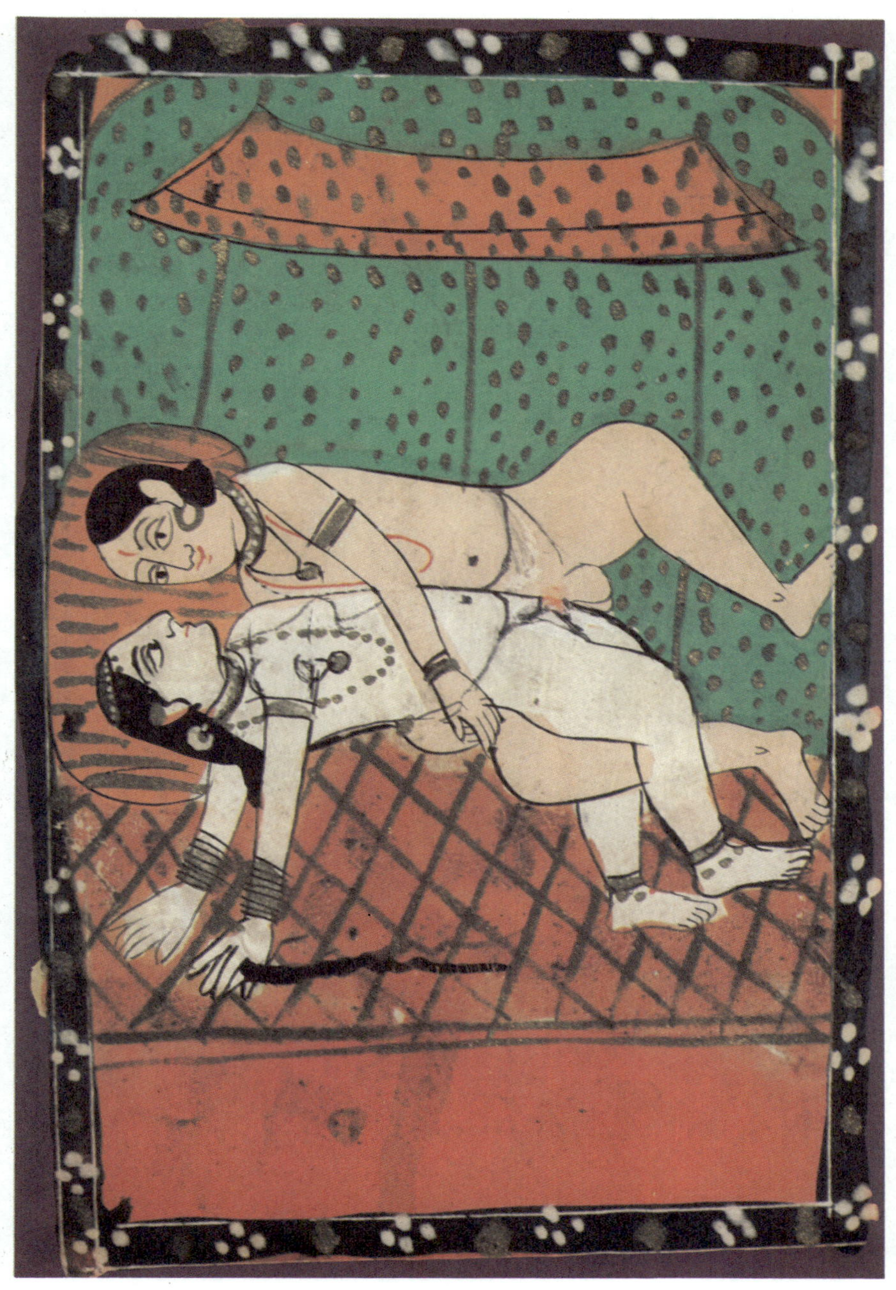

사랑의 행위. 네팔, 18세기

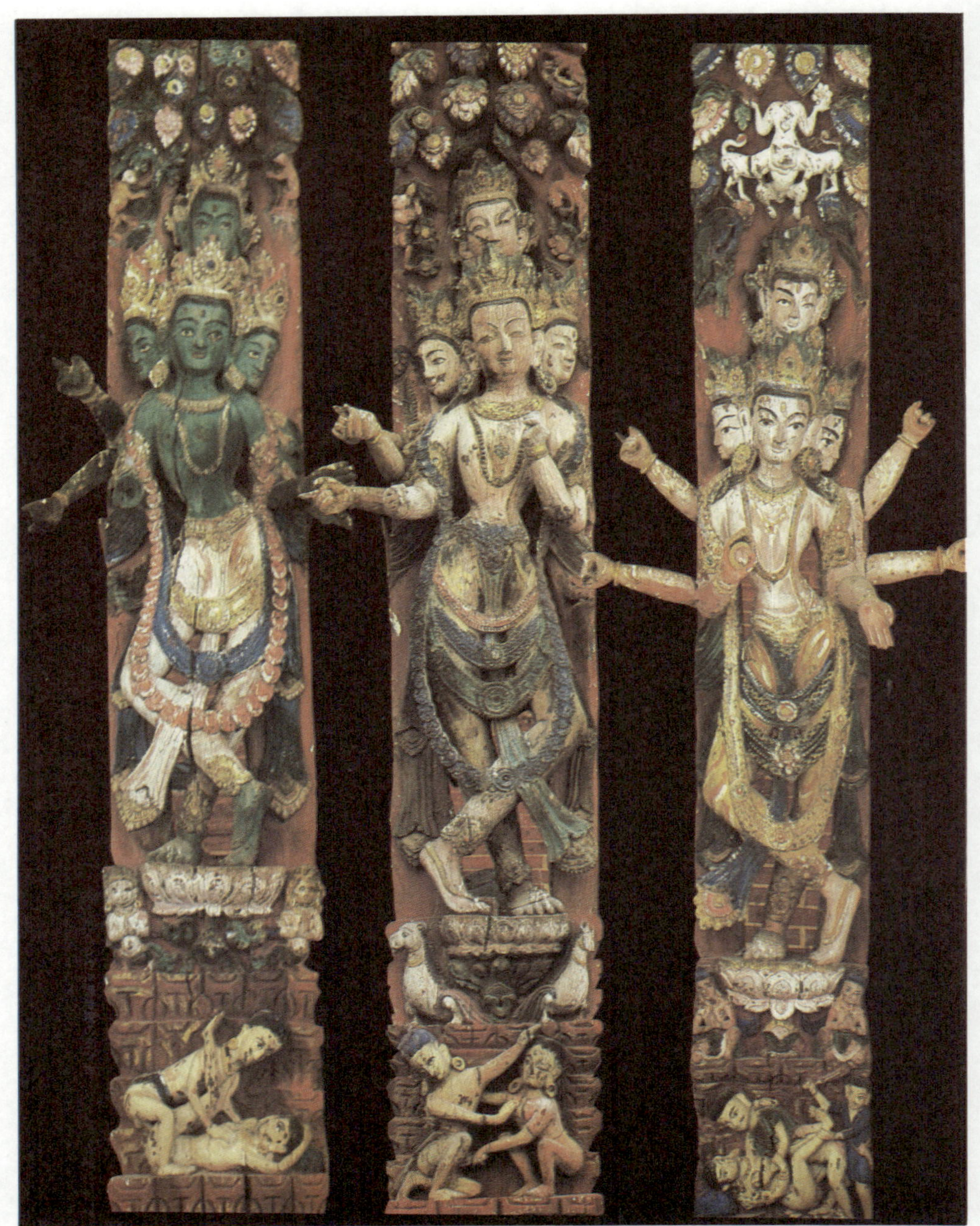

시바派 사원의 탕가. 네팔, 17세기

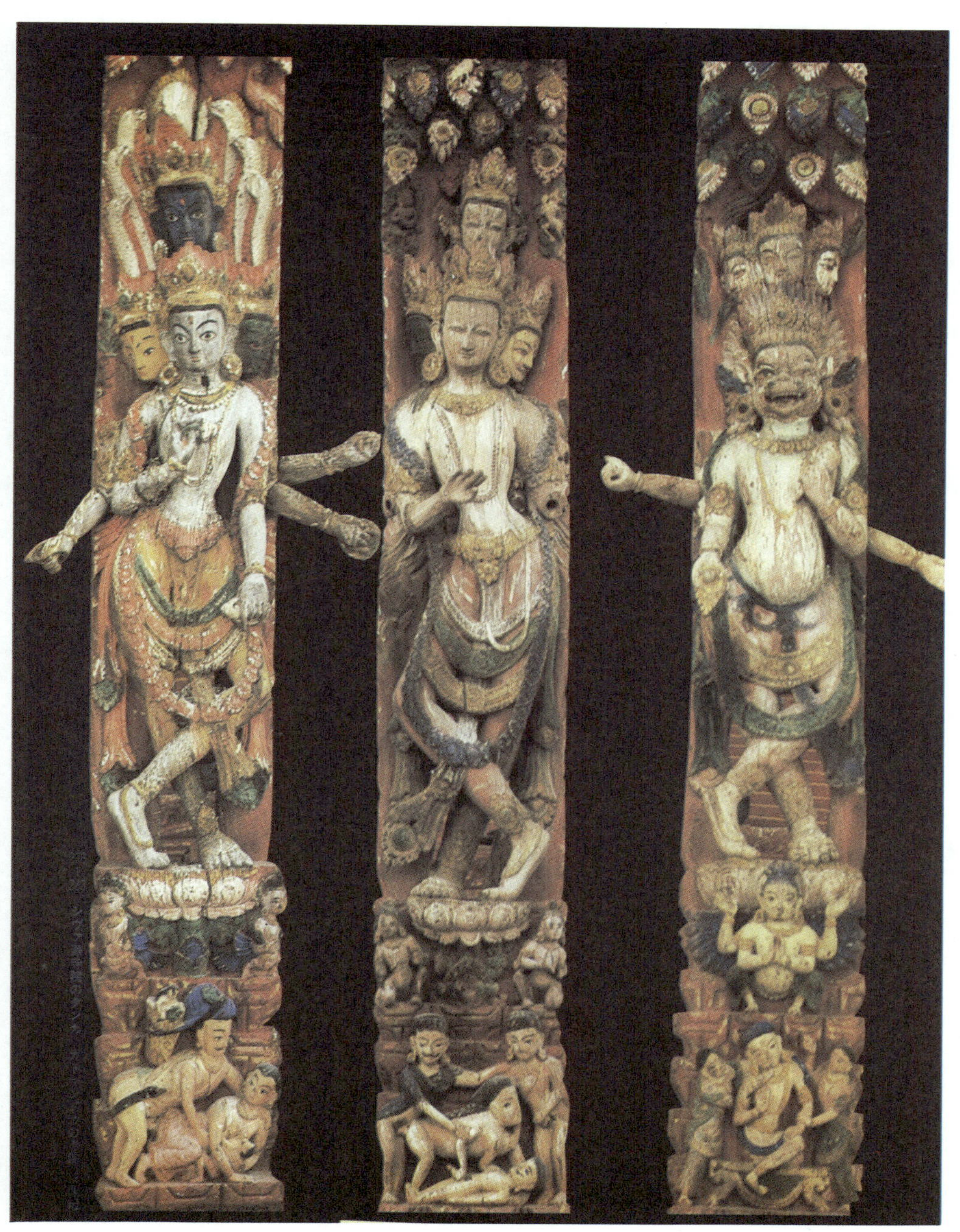

시바派 사원의 탕가. 네팔, 17세기

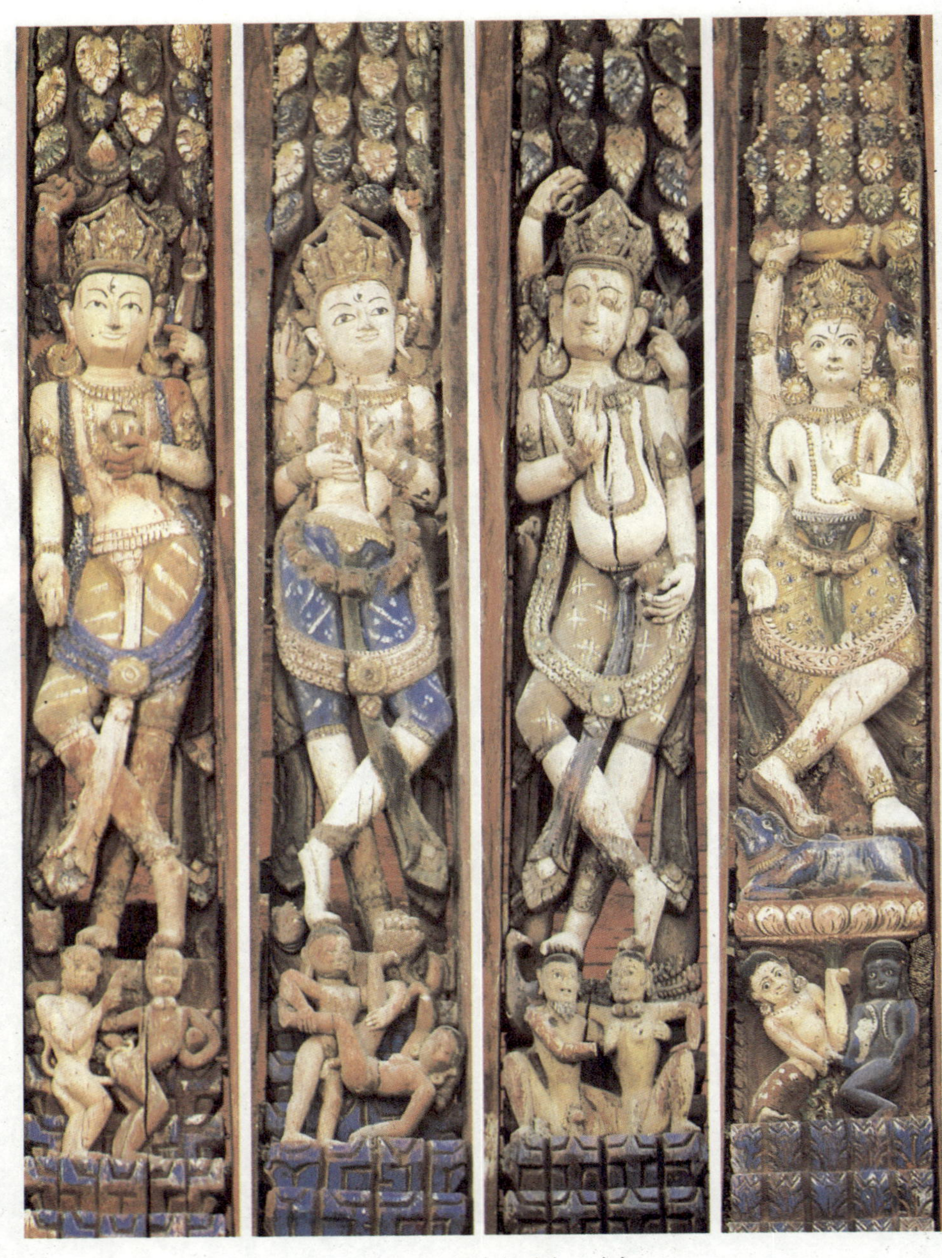

시바派 사원의 탕가. 네팔, 17세기

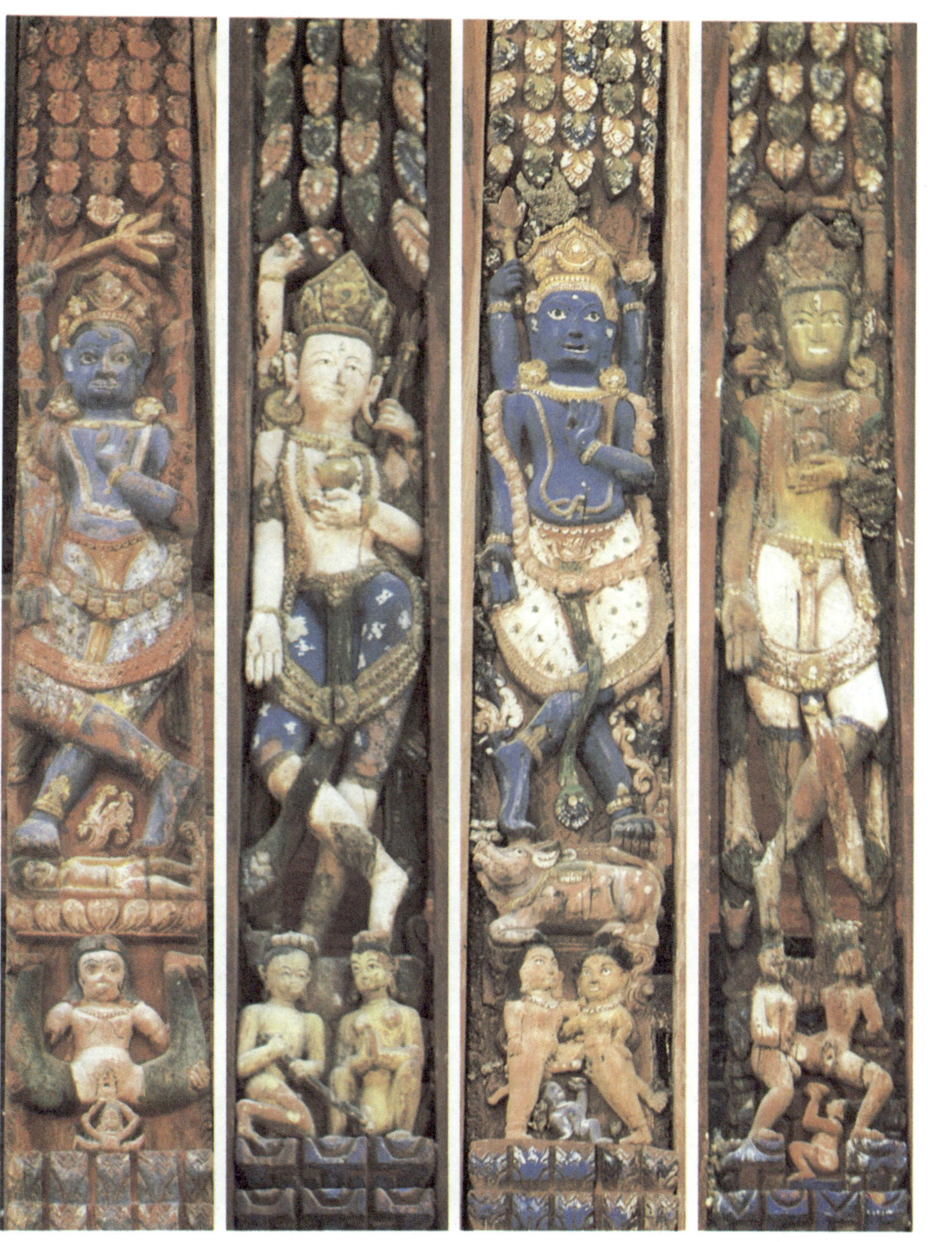

시바派 사원의 탕가. 네팔, 17세기

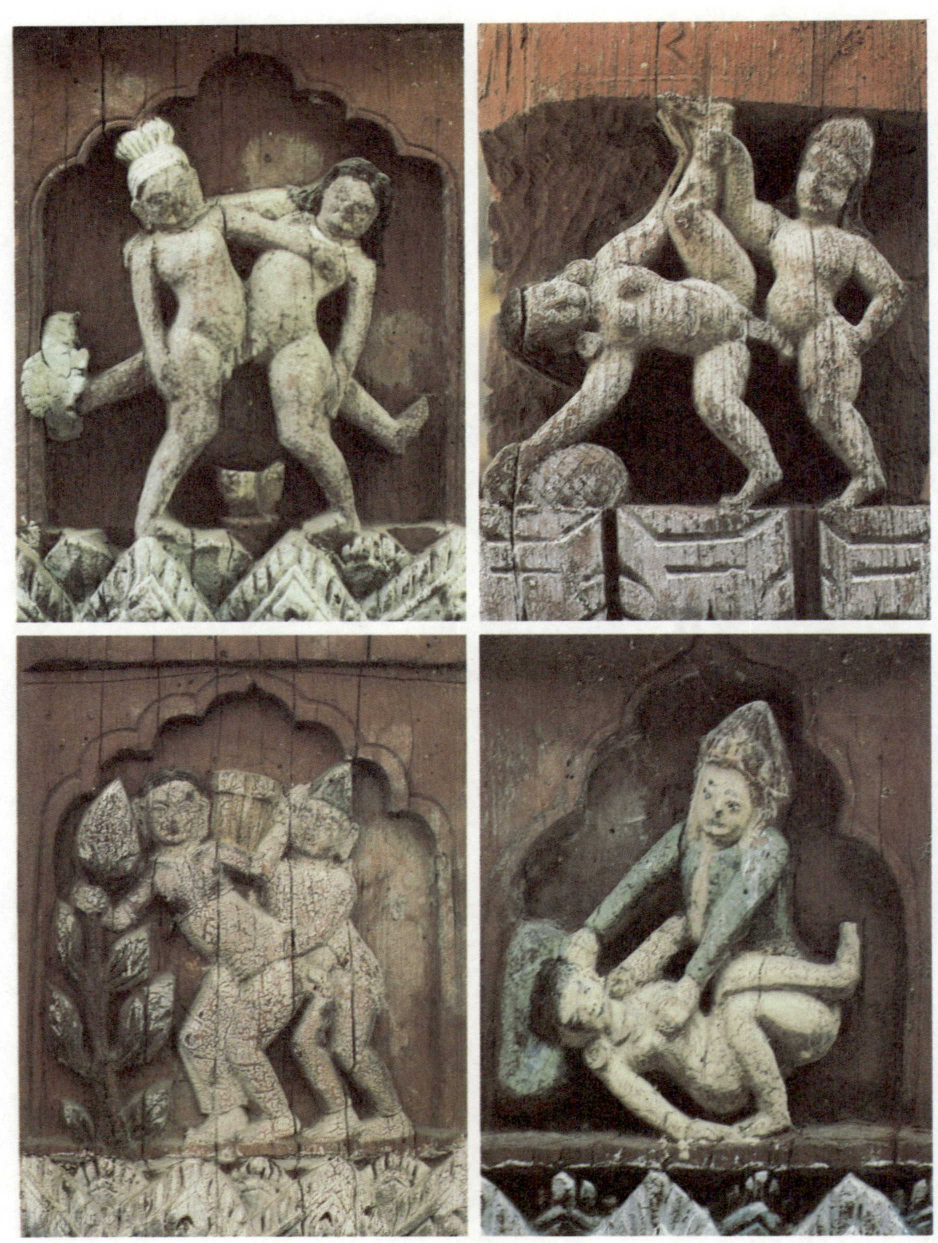

시바派 사원의 탕가. 카투만두, 18세기

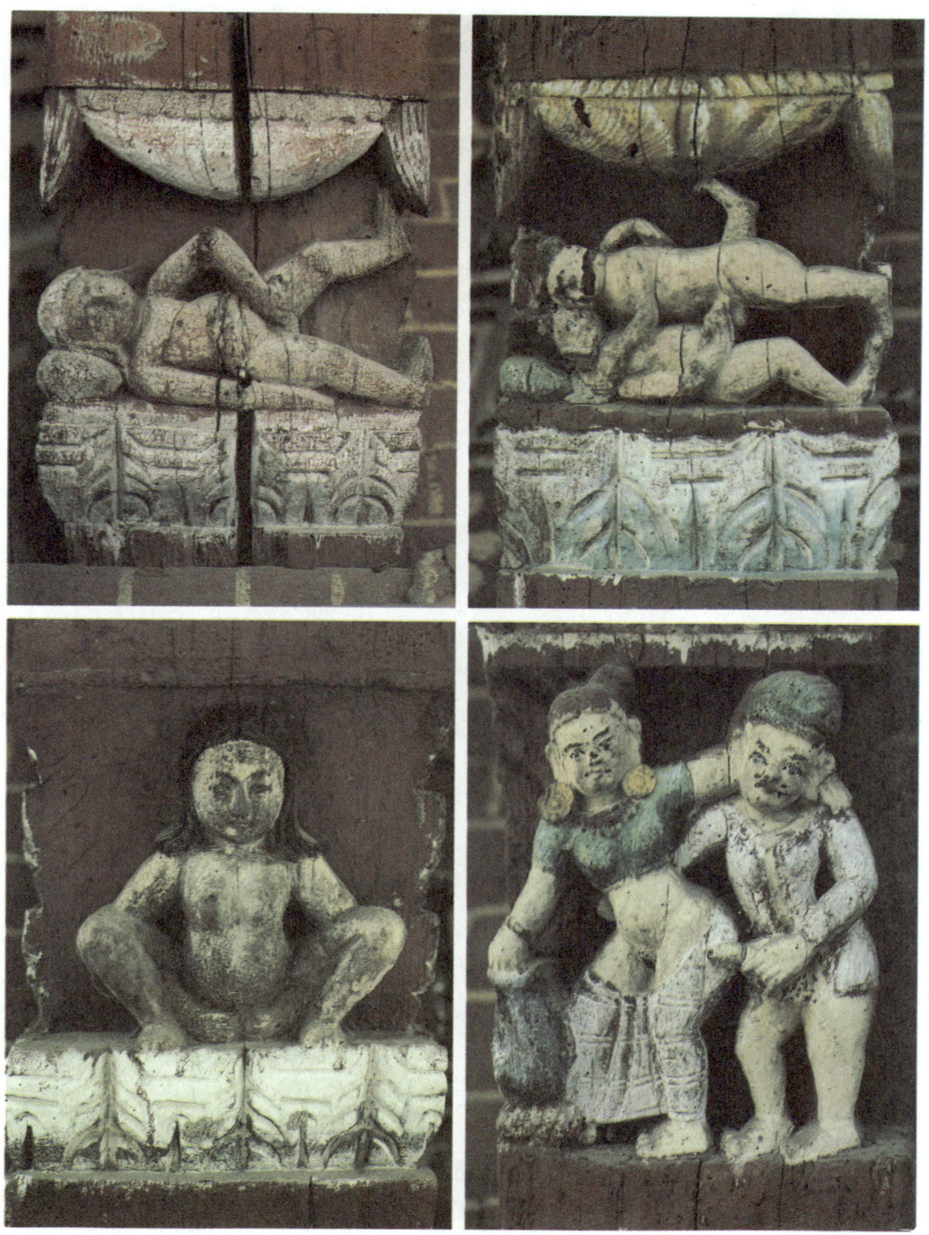

시바派 사원의 탕가. 카투만두, 18세기

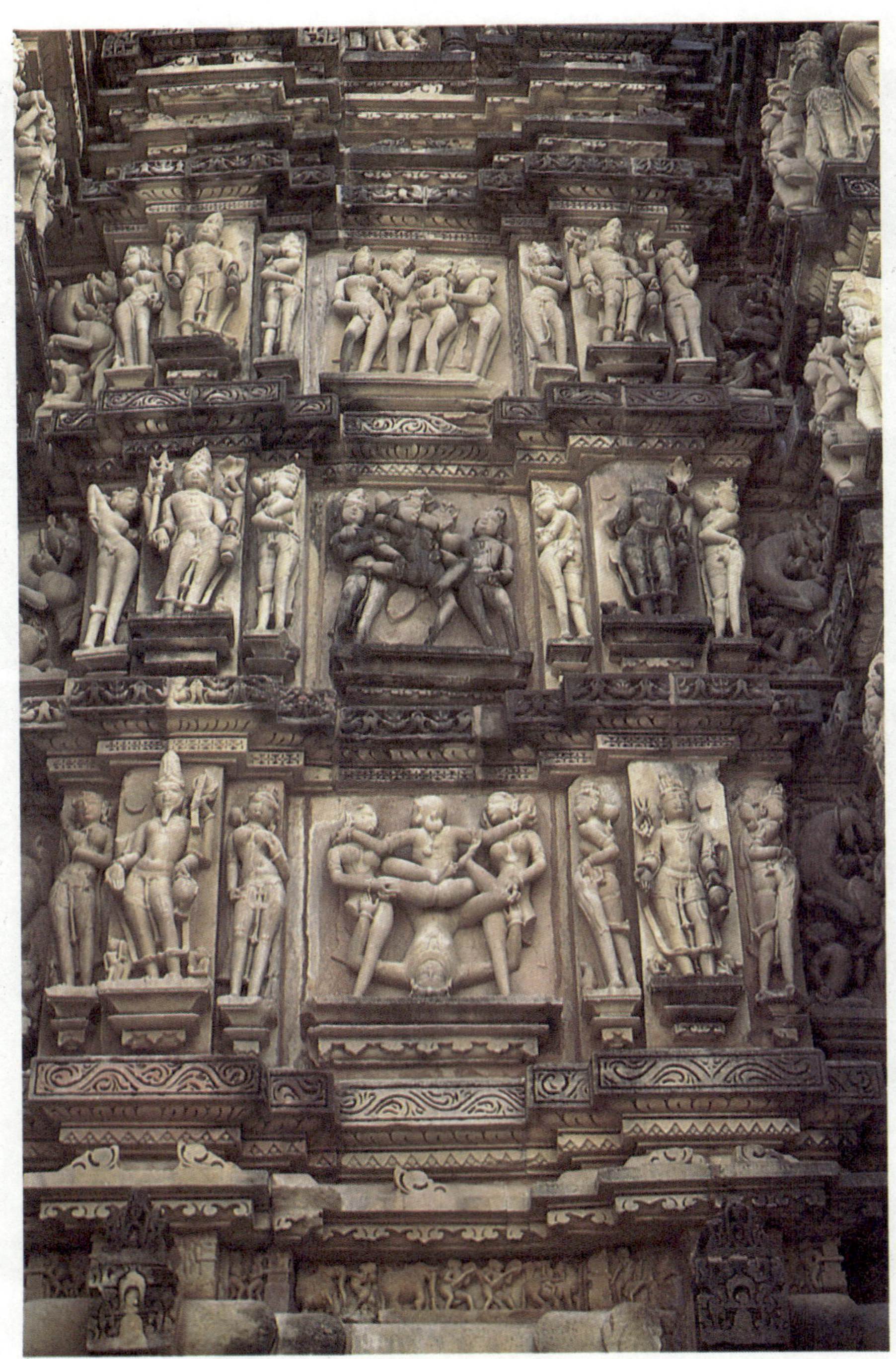

미투나像. 칸다리아 마하디바 사원

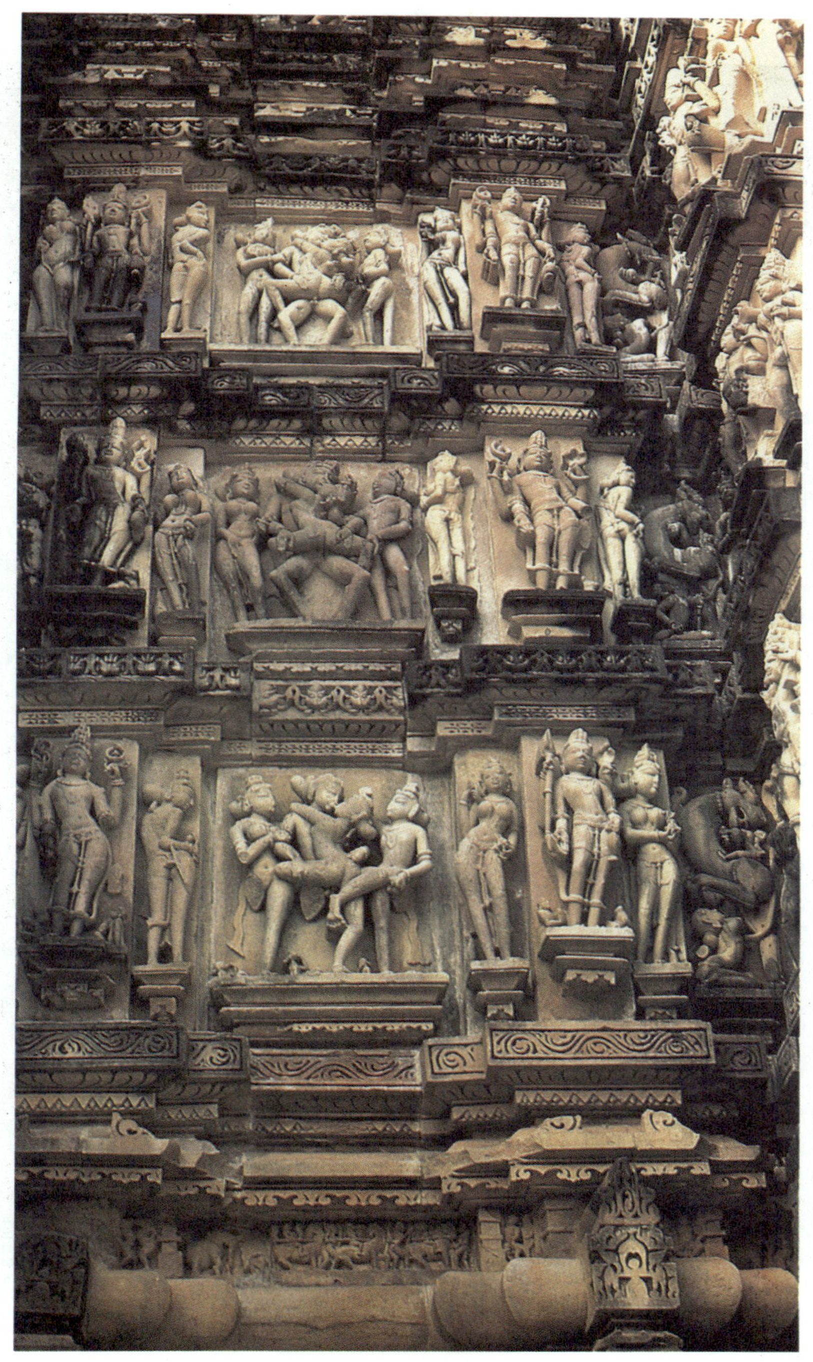

미투나像. 칸다리아 마하디바 사원

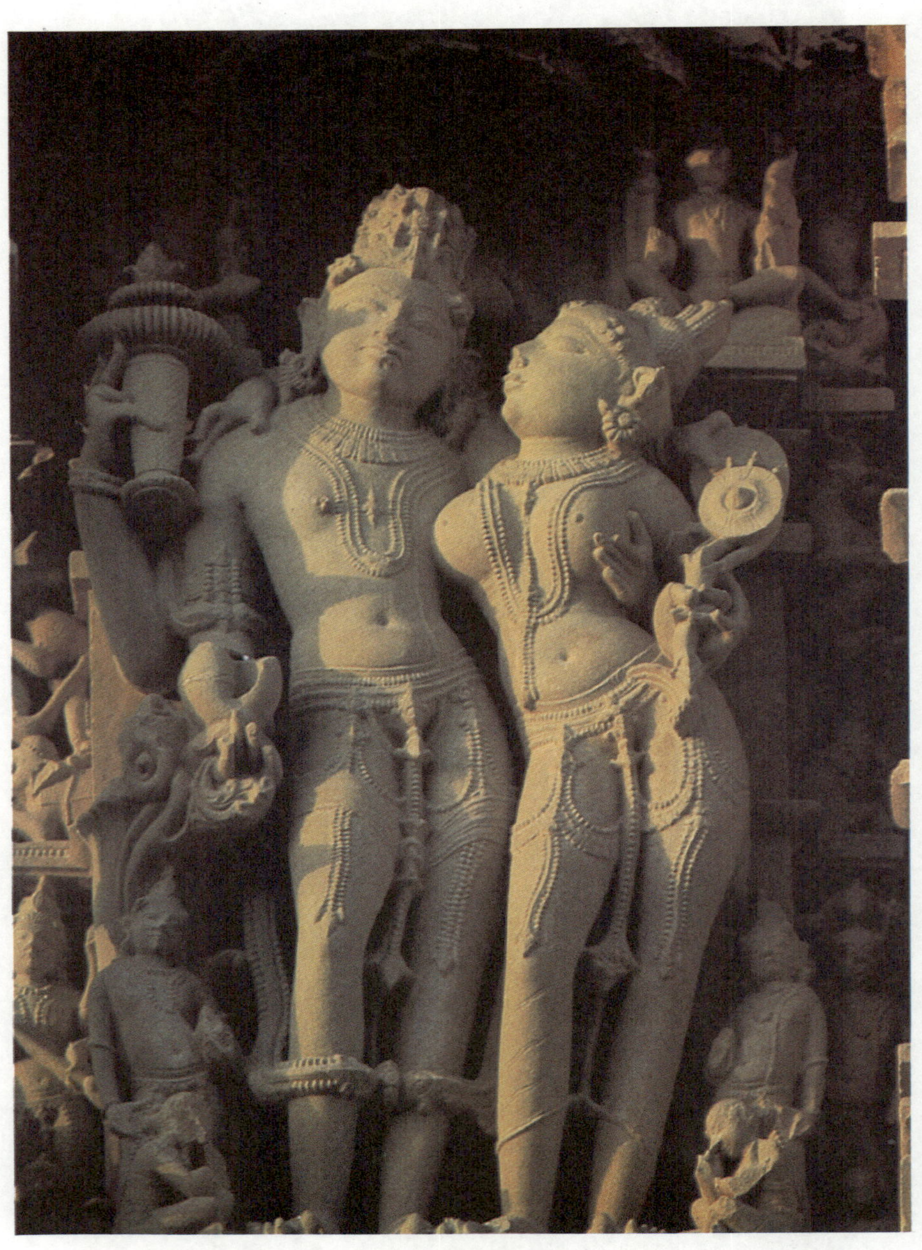

미투나像. 칸다리아 마하디바 사원, 카쥬라호

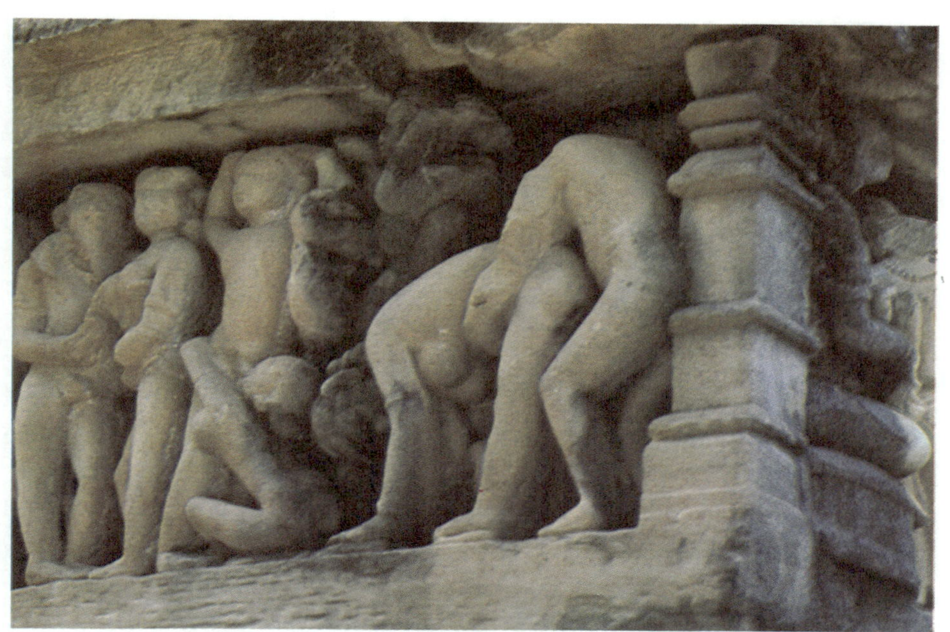

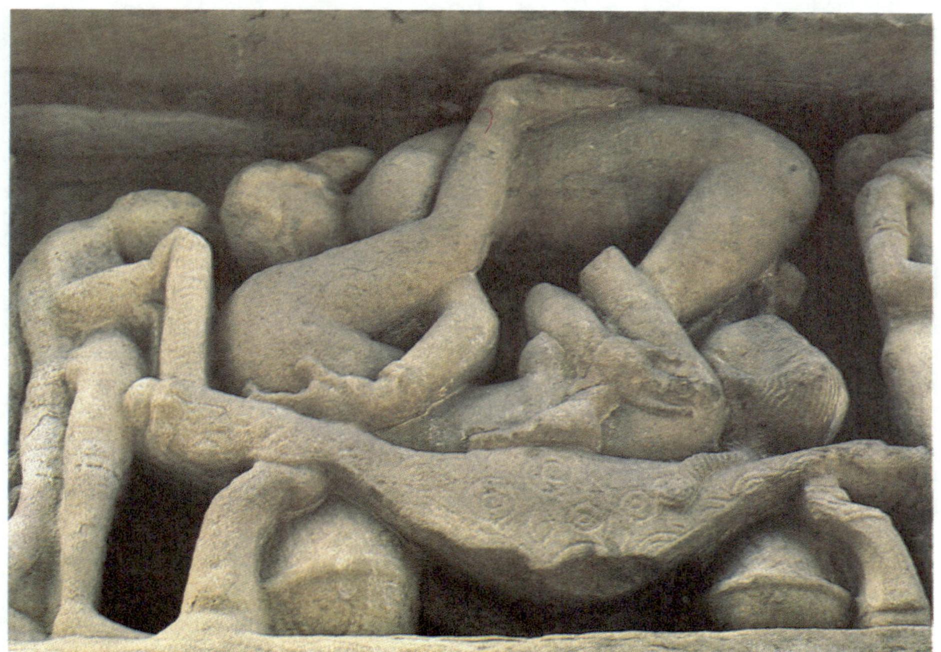

락슈만 사원의 벽면

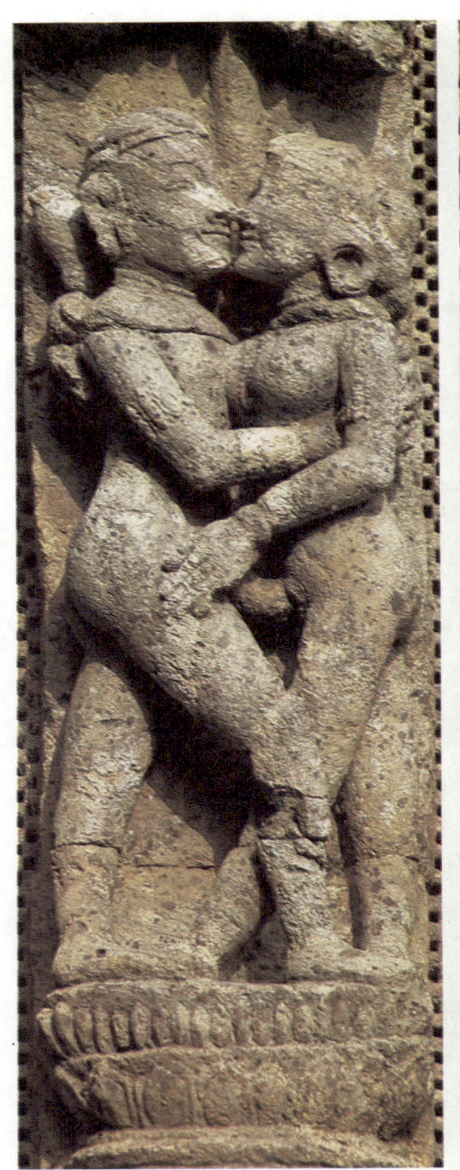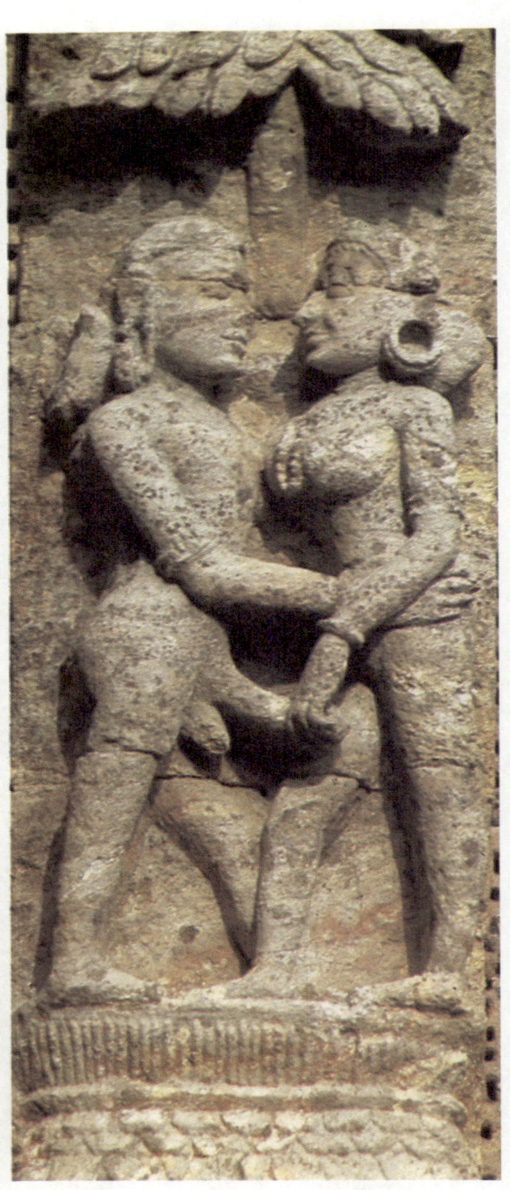

미투나像 코나라크 신전 벽면

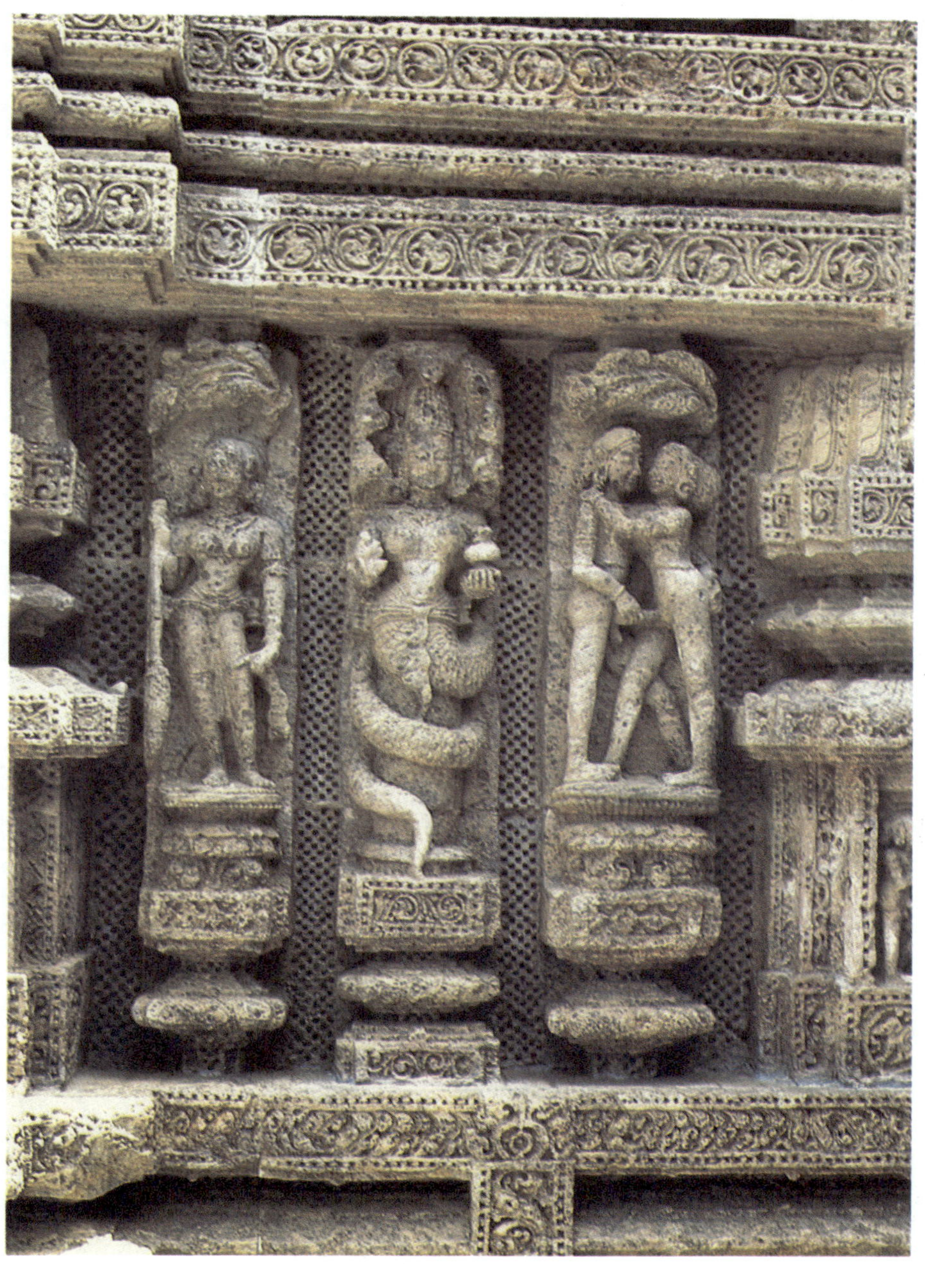

미투나像과 나기니像, 코나라크 신전

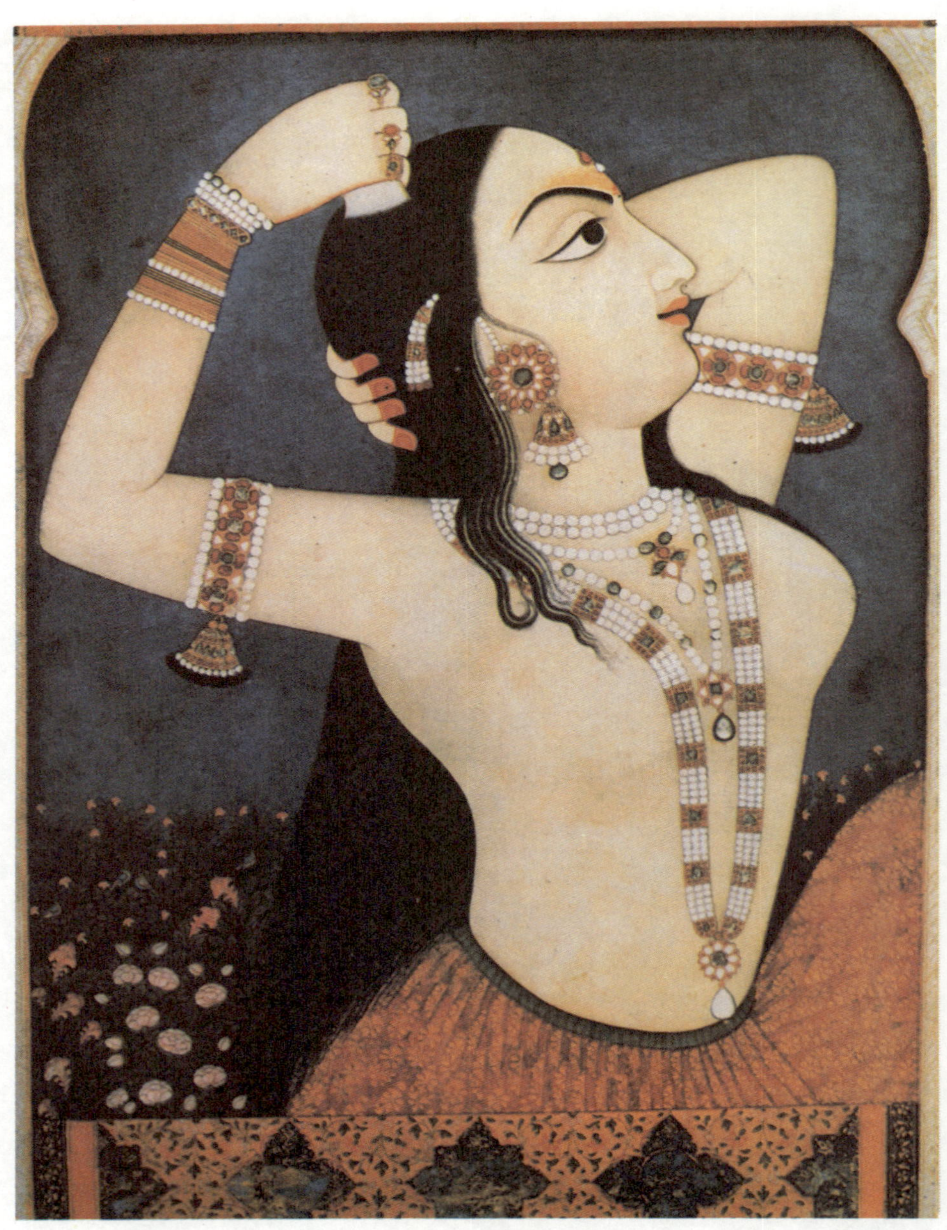

여인상. 라쟈스탄畵派, 18세기

제5장 고상한 자의 연애

왕자王者나 귀족은 남의 집에 들어가는 일이 없으나, 그들의 행동은 모든 백성이 보고, 또 주목을 받고 있는 바로써 배우게 되는 것이다.

태양이 하늘에 떠오르면 삼계三界가 모두 이를 우러러보고, 이에 따라 자리에서 일어난다. 태양이 동쪽에서 서쪽으로 움직이듯이 사람들은 그것을 보고 그의 움직임에 따라 생활한다.

그러므로 왕자나 귀족은 여자 때문에 남의 집에 들어가는 그러한 옳지 않은 처신을 해서는 안 된다. 그리고 그들은 남이 보지 않는다고 해서 옳지 않는 일을 할 수 없다. 뿐만 아니라 매우 천한 행위로서 지탄을 받게 된다.

만일 어쩔 수 없는 경우에 따라 이를 행할 때는 다음과 같은 방법에 의하여 행동해야 한다.

촌장村長이나 그외의 관리, 마을의 농구창고지기의 젊은이 등은 마을의 여자들을 간단히 말로써 뜻대로 할 수 있다. 뜻대로 된 여자들은 방탕자들 사이에서 〈챠르샤니〉라고 불리어지게 된다.

이 여자들은 방아를 찧거나, 다른 집의 일을 할 때나, 창고에 물건을 넣어둘 때, 집에 물품을 넣거나 꺼낼 때, 집을 청소할 때, 들일을 할 때, 면화를 따서 길쌈의 재료를 만들 때, 시장에서 물품을 교환하고 혹은 사들일 때 등의 경우에 주로 접근하게 된다.

이와 같은 방법으로 가축관리인은 목자牧者의 처를 유혹하고 정사를 통한다.

법관이 남편이 없는 미망인, 보호자가 없는 여자, 추방된 여자 등에 대하여도 이와 마찬가지 방법으로 접근한다.

시읍市邑의 관리는 이와 같이 하여 밤중에 배회하는 부인에게 그의 약점을 이용하여 목적을 달성하는 것이다. 이는 그 부인의 약점을 잘 알고 있기 때문에 손쉽게 뜻을 이룰 수가 있는 것이다.

시장市場의 감독자는 팔고 사는 일에 고용된 여자에게 이와 같은 행위를 할 수 있는 지위에 있다고 할 수 있다.

백월白月의 제8일의 달 밝은 밤에 〈스바산다〉의 제사祭祀에서, 〈밧다나나가라〉(가루바다) 지방의 부인은 궁전에서 후궁의 부인들과 같이 노는 일이 있다. 그날 술을 마신 뒤에, 마을의 여자들은 그와 아는 사람을 따라서 각각 따로 왕의 후궁에 있는 여자들의 별실로 가서, 거기에 머물면서 여러 가지 일을 꾸미며 이야기하고, 선물이나 술 등의 향연을 받고, 저녁 때까지는 집으로 돌아온다.

그때 왕의 시녀는 미리 왕의 명령에 따라 선택된 여자네 집을 찾아가 친해 두었던 여자에게 접근한다.

시녀가 그 여자네 집을 방문했을 때, 그 여자는 아름다운 물품을 구경시켜 주게 되는데, 시녀는 기회를 보아 『왕궁에 오면 왕궁의 온갖 아름다운 물품을 구경시켜 드리겠어요. 특히 궁성의 입구에서는 〈푸라마굿티바〉(산호의 부석)를 볼 수 있을 것이며, 보석을 박은 침상, 가로수, 바다 등을 그린 정원, 떨어져 있는 침실, 높은 성벽 사이의 비밀의 간도間道, 회화, 유희를 하는 짐승들, 기계류, 새집, 범, 사자 그외의 여러 가지 것을 볼 수 있을 것입니다』라고 말한다.

그 여자가 혼자 있을 때, 시녀는 왕이 그 여자를 사랑하고 있다는 것을 말하지 않으면 안 된다. 그리고 왕이 잠자리의 기교에 능통하다는 것도 말한다. 뿐만 아니라 그것은 비밀이 지켜진다는 것을 믿도록 만들어야 하며, 그리하여 시녀는 왕과 그 여자와의 정교를 주선하게 되는 것이다.

시녀가 왕의 요망을 전했는데도 불구하고 승낙하지 않을 때는, 왕이 스스로 나가서 여자에게 선물을 주고 시종자로 하여금 그 여자를 즐겁게 해주고, 친절히 하여 다른 자와 함께 일단 데리고 가도록 한다.

왕이 사랑하는 여자로서, 그녀의 남편이 왕의 은혜를 받고 있을 경우에는 매일 어떤 적당한 구실을 붙여 왕의 후궁으로 불러들일 수 있다. 그 경우에는 왕의 시녀가 파견된다. 그밖의 일은 앞에서 말한 바와 같다.

혹은 왕의 후궁에 있는 시녀를 보내어 왕이 사랑하는 여자와 친구가 되게

한다. 그리고 그들의 우정이 두터워졌을 때가 되면 구실을 만들어 후궁으로
그 여자를 초청하여 만난다. 그리고 후궁으로 들어오면 선물과 술을 준 후
에 왕이 그녀와 어울린다.

만일 후궁에 유인된 여자가 어떤 기예技藝로 이름이 높은 여자일 때는,
표면상으로는 그녀의 기예를 보기 위하여 후궁의 부인들의 간절한 초청을
받게 한다.

이와 같이 여자가 후궁으로 온 후에 왕의 시녀가 나타나서 왕과의 밀회를
성사시킨다. 그밖의 일에 대해서는 앞에서 말한 바와 같다.

『왕의 총애가 두텁고, 왕을 좌우하는 후궁의 귀부인이 당신을 좋아합니
다. 당신은 태어나면서부터 자비심이 풍부하니 후궁으로 갑시다. 그러면 그
부인은 이 큰 어려움을 당신의 남편으로부터 없애 줄 것이 틀림없어요.』

이런 식으로 시녀는 어떤 고난을 당하거나, 또는 앞으로 올 고난을 두려
워하는 자의 처에게 말한다. 그리고 그 일을 믿게 하고 두세 번 왕궁으로 들
어가는 일을 주선한다. 이와 같이 하여 후궁의 그 부인에게 보호해 주도록
청하여, 그 여자가 그의 보호를 기쁘게 여기도록 만든다.

그밖의 것은 앞에서 말한 것과 같다.

이상과 같은 일이 성취될 수 있는 경우는 다음과 같다.

　1 좋은 지위를 바라고 있는 자의 처.

　2 귀족에게 압박당하고 있는 자.

　3 강탈당한 자.

　4 송사訟事에서 패배한 자.

　5 현재의 위치에 불만을 품고 있는 자.

　6 왕의 총애를 바라는 자의 처.

　7 공중公衆 속에서 중요한 지위를 요구하고 있는 자.

　8 친척의 압박을 받은 자.

　9 어떤 사건에 연루된 자의 처.

　10 기타 왕이 등용해 주기를 바라는 자.

왕이 사랑하는 여자가 만일 남의 소유인 것을 알았을 때는, 먼저 시녀로

하여금 그녀를 고용케 하여 후궁에 넣는다. 그리고는 첩자를 시켜서 여자의 정부情夫를 왕의 적이라고 허위 보고케 하여 이를 처벌하고, 그의 처인 이 여자를 처형하겠다고 거짓 협박함과 동시에 그녀를 잡아온다.

이러한 일들은 왕자王者에 의하여 일반적으로 비밀히 자행되고 있는 사실이다.

그러나 왕은 남의 처를 탐내고 그 집에 들어가서는 안 된다.

〈코타〉의 왕인 〈아비라〉는 남의 집에서 기거하다가 그의 아우가 보낸 세탁하는 남자에게 살해당하였고, 〈베나레스〉의 왕인 〈쟈야야세나〉는 기사장騎士長의 집에서 살해당했다.

어떤 지방에서는 〈푸라카샤카미타〉(공공연한 밀회)가 성행된다.

그곳에서는 새로 시집간 마을의 낭자가 결혼하고 10일이 지난 다음, 어떤 선물을 가지고 후궁으로 들어가서 왕의 밤시중을 든 다음에야 집으로 돌아가게 된다.

이 관습은 〈안드후라〉 지방에서 있는 일이다.

또한 〈벳짜바루마타〉(인도 남쪽의 한 지방) 지방에서는 밤중에 귀족제후貴族諸侯의 부인이 왕 앞에 경의를 표하기 위해 교대교대로 밤시중을 들러 들어간다.

〈비다르브하〉(북부 인도) 지방에서는 왕비들이 그 나라 안의 아름다운 여자를 찾아내어 총애한다는 구실로 한 달, 혹은 몇 날 밤을 후궁에 머무르게 한다.

〈아파란타카〉 지방에서는 변심하지 않는다는 맹세의 증거로 아름다운 자기 처를 왕이나 귀족에게 바치고 있다. 〈사우라슈트라카〉 지방의 도시나 촌락의 여자들은 한 사람, 또는 여러 명이 모여 왕 앞에서 유희를 하기 위해 왕궁으로 간다.

이상과 같은 일에 관하여 다음과 같은 글이 있다.

왕자王者에 의하여 남의 처를 얻는 일들이 행해지고 있다. 그리고 이와 비슷한 방법과 다른 여러 가지 방법들을 여러 지방에서 볼 수 있다.

　그러나 백성들의 행복을 생각하는 올바른 왕자는 어떤 이유로도 남의 아내를 손에 넣으려고 해서는 안 된다. 백성들에게 피해를 끼치는 여섯 가지 욕심을 스스로 극복하여 제어할 수 있는 왕자는 전국토를 정복할 수 있을 것이다.

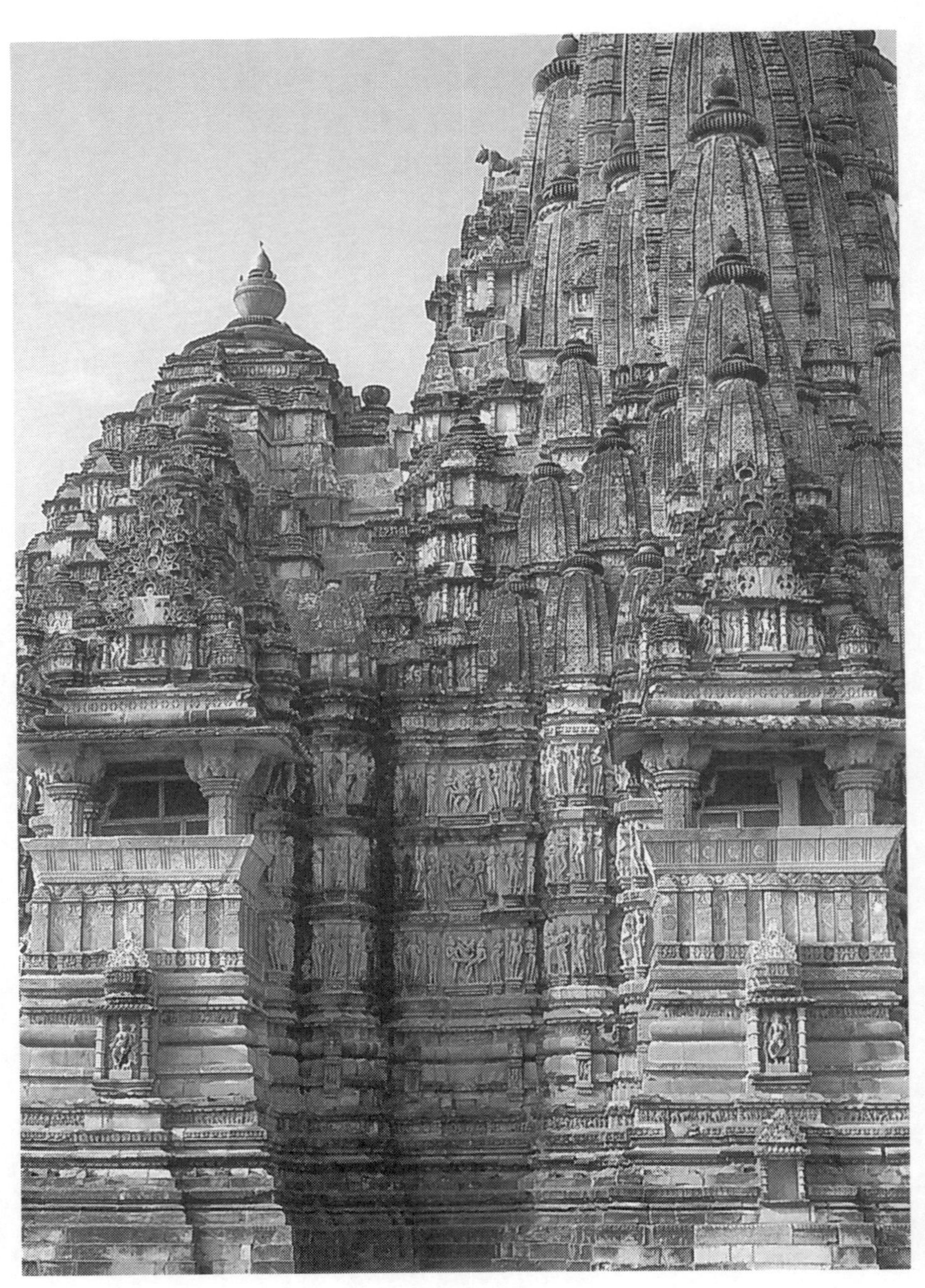

데비 쟈가담바 사원의 전경. 카쥬라호

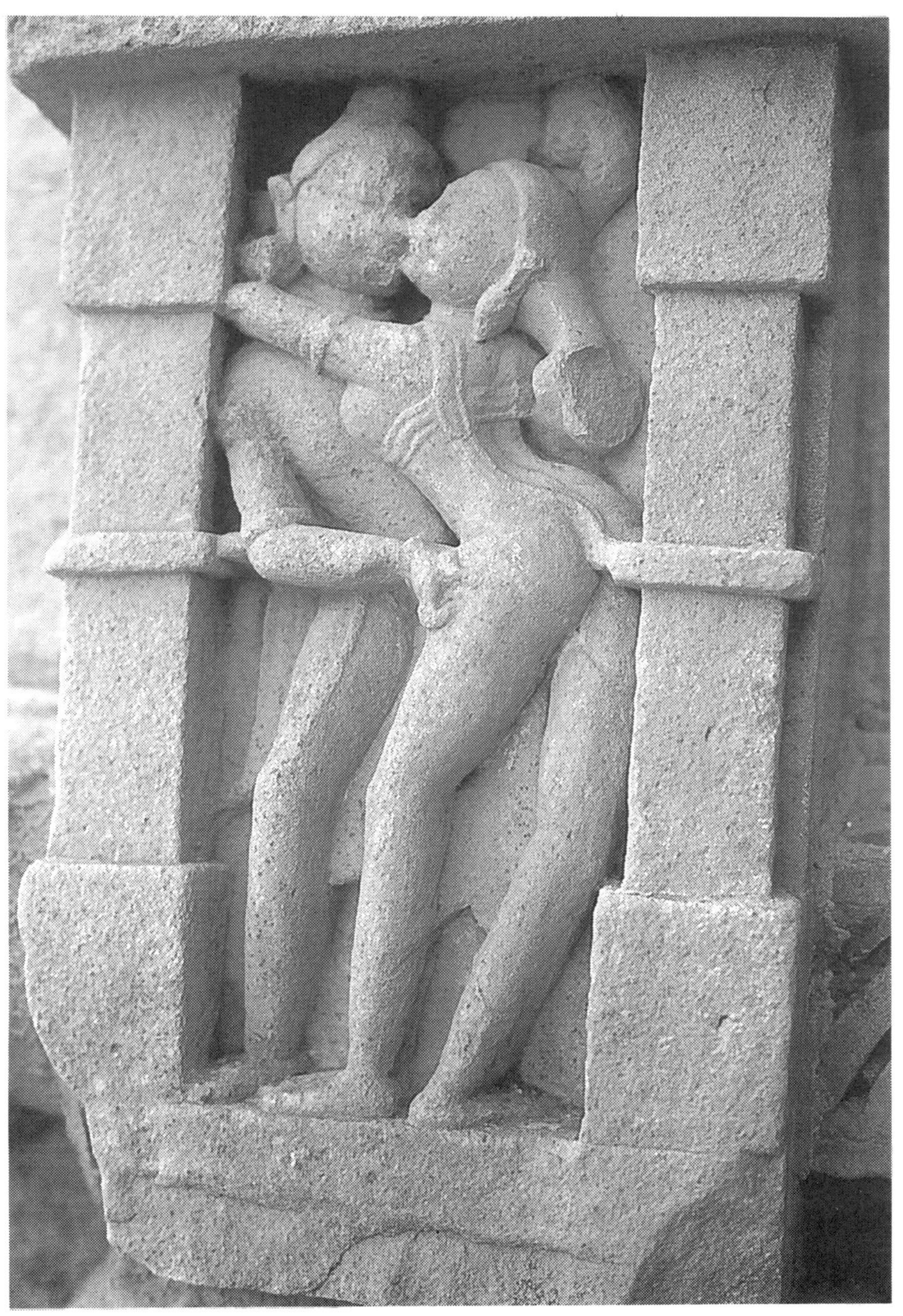

미투나像. 데비 쟈가담바 사원. 카쥬라호

제6장 후궁의 여인과 그의 보호

후궁의 여인들은 자기 자신을 지키며, 또한 남의 이목을 두려워하기 때문에 남자를 볼 기회가 없다. 오직 한 사람만의 공동 남편을 가질 뿐이고, 항상 성생활에 있어서 만족할 기회를 갖지 못한다. 그러므로 그 부인들은 서로 여자끼리만이 갖는 동성에 의한 성생활로 쾌락을 느끼게 된다. 함께 젖을 먹고 자란 자매, 친구, 또는 시녀 들을 남장시켜 그녀들에게 나무뿌리나 과실 등으로 만든 남근의 모조품을 사용하게 하여 성욕을 만족시키고 있는 것이다. 그리고 얼굴에 수염이 없는 남자가 후궁들의 성교를 위해 은밀히 고용되기도 한다.

어느 왕자王者는 그녀들을 불쌍히 여겨 성욕은 별로 일어나지 않으나, 남근의 모조품을 달고 한밤에 여러 후궁들을 찾아서 그녀들을 만족시키기도 한다. 그러나 사랑하는 여자나 또는 월경이 끝난 여자에게는 실제로 자식을 낳게 하기 위해서 자신의 생식기로 교접한다.

부녀자에게 가까이 갈 수 없는 환경에 있는 남자는 짐승, 또는 여자 인형이나 여성의 음부의 모조품으로 압박이나 마찰 등을 가하여 그의 성욕을 만족시킨다.

후궁에 있는 여자들은 자주 미모의 남자를 찾아내어 여장女裝을 시켜서 시녀와 더불어 몰래 후궁으로 들어오게 한다.

왕궁의 부인과 관계가 있는 〈드하트레카〉(젖을 같이 먹고 자란 자매)는, 장래 유망하다는 것을 암시해 주고 후궁들을 위해서 남자를 끌어들이도록 노력한다. 그때 왕궁으로 들어가려면 왕궁에는 많은 출입구가 있다는 것, 건축물이 크고 웅장하다는 것, 그리고 호위하는 경비가 매우 관대하며, 시녀들도 항상 감시하고 있지 않다는 것 등, 호기심을 끌 만한 말을 한다.

그러나 남자를 왕궁으로 불러들이다가 잘못하여 발각되는 일이 있어서는 안 된다. 이런 때는 그들 모두에게 위험이 닥쳐오게 마련이다.

『도시에 사는 남자는 아무리 왕궁에 들어가기가 쉽다고 하더라도 결코 왕궁에 들어가서는 안 된다. 거기에는 항상 위험이 가득히 도사리고 있기 때문이다』라고 〈바쨔야나〉는 말하고 있다.

왕궁의 출입구를 쉽게 나올 수 있다는 것, 그 안에는 아름다운 화원이 있으며 큰 건물로 나누어져 있다는 것, 그리고 얼근히 취한 문지기에 의하여 수비되고 있으며, 또한 왕자王者가 오랫동안 부재중인 것을 확인한 다음에 들어가는데, 교묘하게 한 건물로부터 다른 건물로 잠입할 수 있다는 것 등을 확인한 후에야 비로소 남자는 조심하면서 왕궁에 들어가도록 해야 한다. 그리고 될 수 있으면 들어간 그날로 돌아오도록 해야 한다.

왕궁 밖의 문지기와는, 출입하기 위해서는 어떤 희생을 지불하더라도 우정을 두텁게 해둘 필요가 있다.

그리고 그는 문지기에게 왕궁 안에서 자기 사명에 충실한 한 시녀를 연모하고 있으나, 그 여자를 얻지 못하는 괴로움으로 고민하고 있다고 말하며, 그의 협조를 요청한다.

남자는 〈중매자가 해야 할 일〉을 기술한 장에서 말한 대로 왕궁에 출입할 수 있는 기회를 가진 여자를 중매자로 하여 적용시켜야 한다.

그리고 왕자王者와의 사이에 있는 사람을 모두 알고 있지 않으면 안 된다. 만일 중매자를 사용할 수 없을 경우에는, 남자가 자기 스스로 사랑을 표시한 여자와 만날 수 있는 적당한 장소에 가 있어야 한다.

남자는 거기서 문지기에게 어느 시녀를 만나기 위해서 왔다는 구실을 앞세워야 한다.

여자가 남자에게 애정을 보내왔을 때는 남자도 이에 응답해야 한다.

여자가 애정을 나타냈을 경우, 남자는 여자에게 이중의 뜻을 포함한 어떤 회화·악기·인印을 친 완구玩具·화환花環·반지와 같은 것들을 보이고, 그 여자가 어떤 반응을 보이는가를 관찰한 다음에 들어가도록 해야 한다.

만일 남자가 자주 찾아오는 장소를 여자가 알고 있으면, 미리 거기에 몸을 숨겨 기다리고 있는 것이 좋다.

또한 여자가 지정한 시각에 문지기가 알아차리지 못하도록 변장하여 들어가는 일도 있다. 그리고 남자를 침구나 창에 치는 커튼 등으로 몸을 감아 숨겨서 출입하는 일도 있다.

남자는, 또 〈후트푸타〉라고 하는 어느 마약 일종의 효력으로 자기 몸의 그림자까지도 모두 보이지 않게 하여 출입할지도 모른다.

그 제법製法은 다음과 같다.

〈나쿠라〉의 심장과 〈쵸라카〉 및 〈툼비라〉의 열매, 그리고 뱀의 눈 등을 섞어서 삶아 거기에 물과 같은 양의 〈얀자나〉(염료) 등을 섞는다.

그리고 그것을 몸에 발라 걸어가면 남의 눈에 보이지 않는다. 그들은 달 밝은 밤의 놀이에서 소나무 횃불을 손에 들고 있는 사람들 사이에 섞여서 놀다가 지하에 만든 비밀통로로 해서 왕궁으로 숨어 들어간다.

이에 관하여 다음과 같은 두 가지 글이 있다.

왕궁에서 물품을 운반할 때, 수레가 왕궁으로 들어갈 때, 주연酒宴이 있는 제일祭日, 시녀가 바삐 이리저리 뛰어다녀 혼잡할 때, 방을 바꿀 때, 문지기가 교대할 때, 원유회園遊會 때, 순례巡禮의 길을 떠날 때나 순례巡禮에서 돌아왔을 때 등 평상시와는 매우 다른 환경에 있을 때를 이용하여 들어간다.

왕자王者가 오랜 여행을 떠나 부재시와 같은 경우에 대개 젊은 남자가 쉽게 후궁으로 들어갈 수 있다. 후궁의 여인들은 이때에 공방의 허전함을 채운다. 그리하여 그녀들은 거의 같이 행동한다. 그녀들은 이와 같은 방법으로 성적 욕망을 달성한다.

〈아파란타카〉 지방에서는, 엄중한 감시를 받지 않는 기회를 틈타 후궁에 있는 부인들은 왕궁으로 자유롭게 미남자美男子를 끌어들인다.

〈아비라크타〉 지방에서는, 찰제리족刹帝利族으로 알려져 있는 수위들이 자진하여 후궁들의 목적을 만족시켜 주고 있다.

〈바챠구르마〉 지방에서는, 시녀가 미소년美少年을 여장女裝시켜 끌어들인다.

〈바이다르브하〉 지방에서는, 자기가 직접 양육한 자식과 후궁의 궁녀들이 어울린다.

〈스트리라쟈〉 지방에서는 친척들과 논다. 이들 친척들에게는 후궁으로 들어가는 것이 허락되어 있으나, 그밖의 사람은 어떠한 경우일지라도 들어가지 못하기 때문이다.

〈가우다〉 지방에서는 바라문, 노예소년 등이 후궁의 부인과 논다.

〈신두〉 지방에서는, 노복·공인工人·기타 이와 같은 종류의 지위에 있는 자는 후궁 안에 들어가는 것이 허락되어 있으므로 후궁에 있는 궁녀들은 이들과 같이 논다.

〈히마라야〉 지방에서는, 모험을 좋아하는 청년이 수위를 뇌물로 농락하여 여러 명이 함께 집단으로 후궁에 몰려 들어간다.

〈앙가〉 및 〈가링가〉 지방에서는, 왕의 승낙을 얻어 바라문들이 꽃을 가지고 왕궁으로 들어가, 부인들과 장막을 사이에 두고 서로 이야기하다가 결국은 결합하게 된다.

이들 부인은 9명 또는 10명씩이 한패가 되어, 한 소년을 공동의 소유물로 하여 숨겨두기도 한다.

이상으로 후궁에 있는 부인들에 대한 기술이 끝난다.

애욕과 공포, 탈욕 등으로부터 완전히 해방된 자만이 후궁의 수위로 채용된다고 학자들은 말한다. 수위는 공포와 돈 때문에 남의 일에 대하여 힘이 될 수 있는 자다. 그러므로 그들은 애욕과 공포와 탈욕으로부터 해방된 자가 아니면 안 된다고 〈고니카푸트라〉는 말하고 있는 것이다.

반역심을 내지 않는 것은 그들의 의무이다. 그러나 공포 때문에 정의正義도 버린다. 그러므로 수위의 의무를 맡은 자는 공포와 탐욕으로부터 벗어난 자가 아니면 안 된다고 〈바짜야나〉도 말하고 있다.

이상으로 후궁의 여인에 대한 것이 끝난다.

타처편他妻篇은 부자연스러운 것이므로 사람들은 이 편篇이 위험을 동반하고 있음을 명심하고, 정법正法(正義)과 실리實利(財寶)와 사랑을 얻는

데 장애가 되도록 사용해서는 안 된다.

이 장은 오직 사람을 행복하게 하고, 자기 처를 완전한 상태에 두기 위해 설정된 것이므로 이와 같은 방법은 다른 사람의 아내를 타락시키거나 해치기 위한 것이 아님을 명심해야 한다.

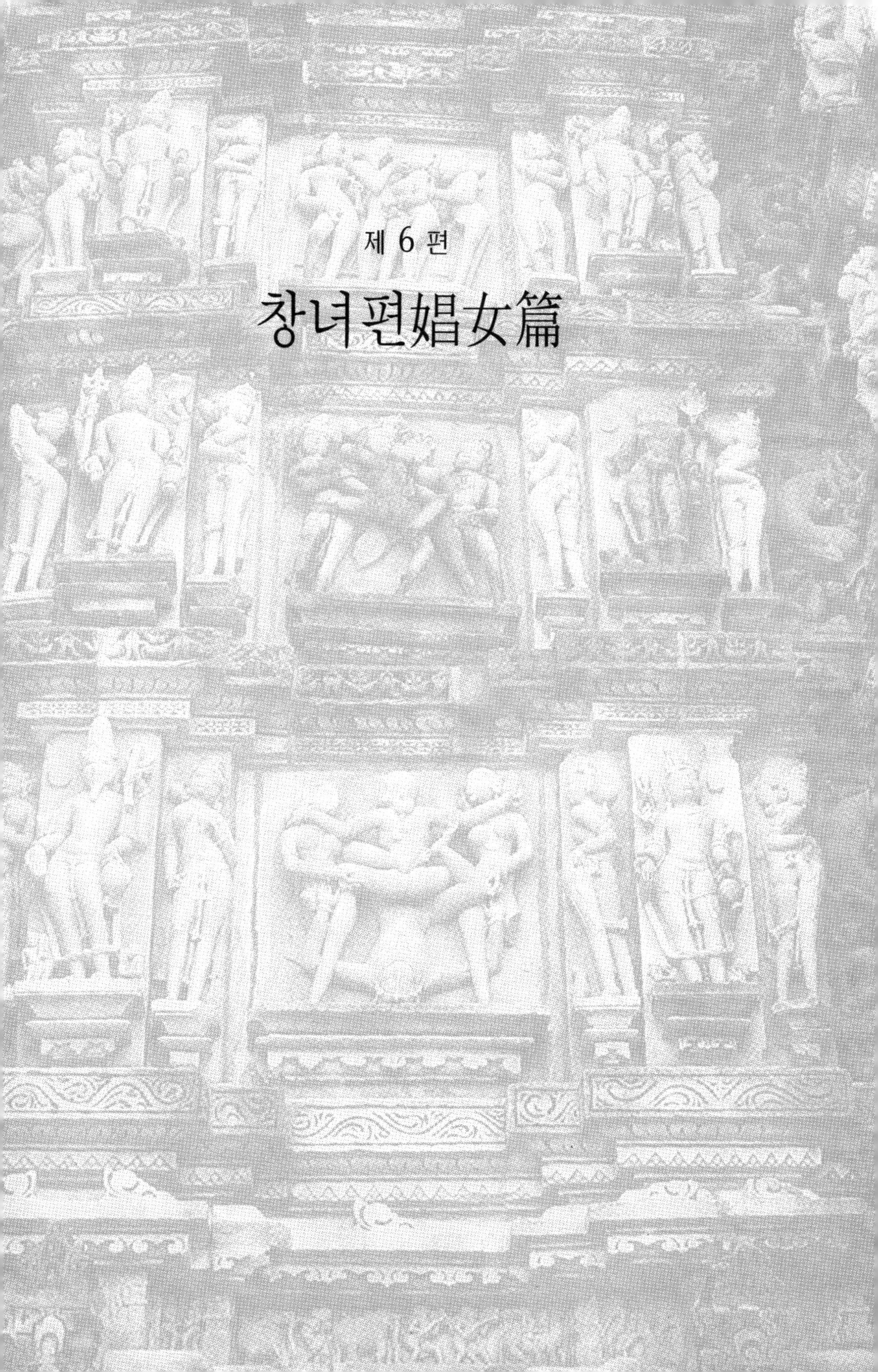

제 6 편

창녀편娼女篇

제1장 창녀娼女가 바라는 남성

창부娼婦는 정부情夫에게 성적 쾌락을 주어 생활을 영위한다. 그러나 창부라 해서 단순히 돈만을 요구하는 것이 아니라, 역시 사랑 때문에 남자를 희구한다는 데 있어서는 다른 여자와 조금도 다를 바가 없는 것이다.

그러므로 창부가 단순히 돈만을 위하여 사랑을 표시하는 것은 불순하기 그지없는 행동이다. 그러나 창부는 비록 진정한 애정이 없이 남자를 대할 때에도 참된 사랑처럼 보이도록 행동을 하지 않으면 안 된다. 왜냐하면 남자는 이와 같은 사랑을 표시하는 여자에게 애착을 느끼기 때문이다.

그러므로 창부는 남자에게 표시하는 사랑이 참된 것처럼 보이게 하기 위해서는 절대로 돈에는 무관심한 듯이 가장해야 한다. 그러나 그녀들이 그 품격을 계속 유지하는 데는 돈을 벌어야 하기 때문에 항상 현명한 방법으로 정부情夫로부터 이를 얻어내야 한다.

창부는 매일 성장盛裝하여 아름답게 가꾸고, 문 앞에 서서 지나가는 사람들에게 과시하여 관심을 끌도록 노력해야 한다. 그러나 몸 전체가 드러나보이지 않도록 길 쪽으로 향해서 서 있지 않으면 안 된다. 왜냐하면 창부는 한 상품과 같은 것이므로 여러 사람의 주의를 끌도록 해야 하지만, 너무 노출시키면 그 효과가 줄어들기 때문이다.

다음에 기술하는 것은 창부가 그의 생활이나 목적을 달성하기 위해 선택해야 할 남자에 대해 말한 것이다.

창부는 후견자로서 자기의 곤란한 처지를 도와 줄 만큼의 돈이 있는 남자를 선택하여, 어떤 정부情夫에게도 이 후견자와의 관계에 방해받지 않도록 계략을 세워 영리하게 처신해야 한다. 그리고 다음에 열거하는 직업의 남자로부터는 이러한 종류의 원조를 얻도록 노력하지 않으면 안 된다.

1 경비인.

2 법관 및 재판관.

3 점복자.

4 모험가.

5 군인.

6 자기와 비슷한 정도의 교육을 받은 자.

7 기예技藝를 자기 스스로 수득한 자.

8 〈피타말다〉(재담가)

9 〈비타〉(이야기를 해주고 생활하는 직업인)

10 광대.

11 화륜花輪을 만드는 자.

12 향료를 파는 자.

13 술을 파는 자.

14 세탁을 업으로 하는 자.

15 이발사.

16 걸식승乞食僧.

이상과 같은 남자들은 그녀들이 도움을 받는 데 소용될 것이다.

창부는 돈이 주요한 목적일 경우에는 다음과 같은 남자를 선택하여 정부情夫로 정해야 한다.

1 독자적으로 생계를 세우고 있는 남자로서 청년기에 달한 자.

2 부유한 남자.

3 수입이 확실히 정해져 있는 남자.

4 유리한 지위에 있는 관리.

5 고생하지 않고 돈을 번 남자.

6 한 여자를 놓고 타인과 정사情事의 경쟁을 즐기는 남자.

7 수입이 중단되는 일이 없는 남자.

8 호탕하고 사치를 즐기는 것으로 이름난 남자.

9 오만한 남자.

10 동성애를 즐기는 남자.(남성임을 알려 주기 위해 여자와 만나자고 하는 자)

11 남성적이라고 칭찬을 받고 싶어하는 남자.

12 서로 경쟁하는 위치에 있는 두 남자 중의 한 남자.

13 본래부터 귀하게 자란 남자.

14 왕자王者나 재상宰相과 관계 있는 남자.

15 운명론자.

16 금전을 천하게 아무렇게나 생각하는 남자.

17 웃사람의 명령을 자주 어기는 남자.

18 사회적으로 중요한 지위에 있는 남자.

19 부유한 아버지를 가진 외아들.

20 남의 눈을 피해 가며 여자와 가깝게 지내기를 좋아하는 남자.

21 무사.

22 의사.

진실한 사랑과 명성을 얻으려고 하는 여자는 다음과 같은 유덕有德한 선비만을 구해야 한다.

1 고귀한 가정에서 자란 남자.

2 학덕 있는 남자.

3 국법을 잘 아는 남자.

4 시인.

5 지혜와 재능이 있는 남자.

6 여러 가지 기예에 능한 남자.

7 연령이나 학식을 모두 구비하였을 뿐만 아니라 현자賢者를 찾아 구도수학求道修學하는 남자.

8 관대한 성품을 가진 남자.

9 열정가.

10 여자에게 매우 충실한 남자.

11 질투심이 없는 남자.

12 명예심이 강한 남자.

13 우의를 두텁게 생각하는 남자.

14 관례적으로 순례巡禮의 길을 떠나는 남자.

15 사교상의 집회나 음악회를 즐겨 개최하는 남자.

16 건전한 사상을 가진 남자.

17 여러 감각기관을 갖추어 구비하고 있는 남자.(즉 이목구비가 단정한 남자.)

18 동정심이 풍부한 남자.

19 교육이나 의무에 대한 가르침을 베풀어서 좋은 부인으로 만들 수 있는 남자.

20 여자를 사랑하고 천대하지 않는 남자.

21 독립한 남자.

22 쾌활하게 말하는 남자.

23 결단력이 있는 남자.

이상은 가장 바람직한 남자들이다.

여자가 구비해야 할 조건은 다음과 같다.

창부는 아름다운 용모에 나이가 적어야 하며, 멋있는 몸매에 아름다운 음성을 가지고 사람을 소중히 생각하고 돈을 가볍게 생각하며, 독특한 개성이 있고, 지조가 굳어야 하며, 판별력이 바르고, 탐욕이 없어야 하고, 회합을 즐기며, 여러 가지 기능에 대한 취미를 가진 여자라야만 한다.

다음에 열거하는 것은 여자와 남자가 갖는 좋은 성질이다.

재치가 있고, 품성이 우수하고, 정직하고, 은혜에 보답하는 마음이 풍부하고, 선견지명이 있고, 사람과 다투기를 싫어하고, 적당한 때와 장소를 가려 행동하고, 예의를 존중하고, 아첨·애원·홍소哄笑·무고誣告·악희惡戱·분노·탐욕·인색·불순 등 여러 악덕을 없애고, 바람기가 없고, 남과 만난 자리에서 예의를 차리며, 성애학性愛學과 관계 있는 기예의 지식 등.

이상에 기술한 사실과 반대되는 자는 믿을 수 없는 자임을 알아야 한다.

창부는 다음과 같은 남자와 사귀면 안 된다.

1 폐병이 있는 남자.

2 허약한 남자.

　3 기생충을 가진 남자.

　4 더러운 입을 가진 남자.(입에서 냄새가 나거나 더러운 말씨를 쓰는 자.)

　5 마치 새가 먹이를 찾아먹듯이 선악의 분별 없이 여자를 탐내는 남자.

　6 자기 처를 지극히 사랑하고 있는 남자.

　7 말이 험악한 남자.

　8 인색한 남자, 즉 구두쇠.

　9 잔인한 성격이 있는 남자.

10 웃사람에게 버림받은 남자.

11 도둑질하는 남자.

12 자부심이나 허영심이 강한 남자.

13 나쁜 일을 목적으로 약초 등을 사용하는 남자.

14 명예와 수치를 분별하지 못하는 남자.

15 돈을 위해서라면 적이라도 교제하는 남자.

16 내성적이고 수치심이 많은 남자.

여자가 남자를 선택하는 까닭에는 다음과 같은 것이 있다.

　1 자연스럽고 두터운 사랑을 얻기 위하여.

　2 남자의 뜻에 따르지 않았을 때, 그 남자가 가할지도 모르는 위협이나 박해에 대한 공포 때문에.

　3 돈을 얻기 위하여.

　4 경쟁심으로.

　5 자기 남편을 차지한 여자에 대한 복수심으로.

　6 남자가 어느 정도나 현명한가를 시험하려는 욕망.

　7 남편 이외의 사람에게 종속하고 싶은 욕망.

　8 훌륭한 남자나 가난한 남자에 대한 동정심에서.

　9 제사祭祀 때와 같은 어떤 일정한 경우에 정사情事를 하므로 갖게 되는 여자의 명예심을 충족시키기 위해서.(어떤 제사의 경우에는 남녀의 정교情交가 성행되는 것이 공인된 특징으로 되어 있는 지방의 경우)

10 남자에 대한 동정.

11 친구의 권유에 따라 소개받은 남자인 경우.

12 존경하는 남자로부터 사랑의 표시가 있을 경우, 이를 거절하기가 어려워서.

13 어떤 남자가 사랑하고 있는 남자와 어딘가 비슷하다고 생각되었을 경우.

14 훌륭한 남자와 교접하는 행복감.

15 욕정의 만족.

16 사랑하는 남자가 같은 종족일 경우.

17 먼 여행중에서 사귄 남자.

18 자주 출입하는 남자.

19 이웃사람으로 친밀하고 무관하다고 생각되는 남자.

20 연인에게서 장래의 희망이 기대되었을 경우.

대체로 이상과 같은 경우에는 남자를 선택한다고 학자들은 말하고 있다.

〈바짜야나〉의 의견에 의하면 돈을 얻기 위하거나, 여자가 어떤 어려운 일을 처리하고 싶어하거나, 또는 진실한 애정이 남자를 선택하게 된다고 한다.

그러나 남자에 대한 애정은 어디까지나 〈알트하〉, 즉 돈을 얻는 원인이 되어서는 안 된다. 그것은 돈을 얻는 주요한 목적이 애정이 되면 결과적으로 여자는 불행한 말로를 걷게 되기 때문이다.

앞에서 말한 바와 같은 두려움이나 기타의 원인 중에도 다소의 차이가 있으므로 깊이 생각하지 않으면 안 된다.

이와 같이 창부가 욕구欲求하는 것, 올바른 연인으로서 바람직한 것 등이 기술되고 있다.

남자에 의해서 요구되었을 경우에도, 여자는 즉석에서 그의 소망을 받아주면 안 된다. 일반적으로 남자는 쉽게 얻어지는 여자를 경멸하는 것이 상례이기 때문이다. 남자의 마음을 시험하기 위해서, 여자는 그의 하인 등을 시켜 그 남자에 대한 여러 가지 일을 알아봐야 한다. 예를 들면 안마사·악사·재담사·하인 등에게 시켜 남자의 성질의 선악, 자기에 대한 애정의 유무, 그리고 자기에 대한 사랑의 깊이, 또는 관대한 성질의 유무 등을 알지 않으면 안 되는 것이다.

여자는 이로부터 남자가 적당하다는 것을 알게 되면, 그 남자에게 애정을 표시하는 〈비타〉(하인 중에서 다소의 예능을 겸하고 해학이 있는 자)를 파견한다.

〈비타마르다〉(중매자의 일종인 예인)는 〈라바카〉(닭·양 등의 싸움)를 구경하기 위하여, 또는 음악회의 회합이나 기능에 대한 토론 등에 참가하게 되는 것을 구실삼아 남자를 여자의 집으로 안내해 온다.

한편 남자가 위에서 말한 바와 같은 구실을 만들어 여자를 자기 집에 데려오기도 한다. 여자는 남자가 왔을 경우, 사랑의 표시로서 어떤 좋은 선물을 한다. 이때 여자는 반드시 그 남자에게 이 물품은 꼭 그 남자만이 사용하도록 해달라고 다짐하여 강조하지 않으면 안 된다. 그리고 여자는 남자가 만족하여 기뻐하도록 환대해야 한다.

남자가 귀가한 후, 여자는 선물을 시녀로 하여금 자주 남자의 집으로 보낸다. 이와 같이 하여 시녀는 〈비타마르다〉와 같이 유쾌한 이야기만을 하고, 드디어는 여자 자신도 〈비타마르다〉를 동반하여 그 집을 방문한다.

이에 관한 다음과 같은 글이 있다.

남자는 연인이 방문하였을 때, 애정과 정성을 다하여 〈판스리〉·꽃·향료 등을 선물한다. 그리고 기능에 관한 이야기를 하는 한편 사교상의 회합을 가져 환대해야 한다.

애정이 깊어지면 여자는 사랑의 표시로서 여러 가지 선물을 보내고, 여자에게 반지·옷감 등 선물을 주어 서로 교환한다. 이와 같이 하여 서로의 사이가 점점 깊어지면 적당한 기회를 보아 정교情交에 대한 욕망이 있음을 표시한다.

여자는 남자와 친밀하게 되고, 사랑 표시의 선물을 하고, 기예에 관한 유쾌한 이야기를 나누고, 정성껏 대우하여 그의 애정을 얻은 다음에는 온갖 정성을 기울여 남자를 우대하여 즐겁게 환대해야 한다. 이러한 노력은 모두 남녀가 다같이 즐겁게 결합하는 원인이 되는 것이다.

제2장 정부情夫를 즐겁게 해주기 위한 방법

여자가 이미 정부情夫를 얻었다면, 이제 그 여자는 그 남자만에 국한되어 있으므로, 다만 그를 즐겁게 하기 위해서라도 충실한 정부情婦의 의무를 다하여야 한다. 다시 말하면, 남자가 여자에게 애정과 신비스러운 호기심을 갖게 하도록 주의 깊게 행동해야 하는 것이다. 그러나 실제에 있어서는 남자에게 깊은 애정을 가져서는 안 되는 것이므로, 마치 남자에게는 깊이 사랑을 느끼고 있는 것처럼 표면상으로는 가장해야 한다.

여자는 어머니가 없을 경우에는 의모義母에게 유순하지 않으면 안 된다. 일반적으로 이들은 거의 모두가 탐욕스럽다. 그러므로 어머니나 의모義母가 너무 자기 남자와 친밀하게 가까워지도록 해서는 안 되는 것이다.

여자가 다른 정부情夫를 얻어서 떠날 때는, 남자는 사랑의 불만·불행·수치·공포 등 정신적인 자극을 받게 된다.

그러므로 이러한 경우, 여자는 어떤 어려운 이유를 들어서, 즉 질병 또는 육안으로 분간하기 어려운 질병이 있다고 거짓으로 꾸며야 한다.

만일 어떤 이유가 필요하게 되면 여자는 남자의 집으로 찾아가서, 그 남자의 곁으로 갈 수 없는 이유를 이 질병에 핑계대야 한다.

여자는 질병 때문에 양심상 자기 스스로 그의 앞으로 갈 수 없다는 까닭을 설명하기 위하여, 그녀의 하녀 등 심부름꾼을 남자에게 파견하여 그가 사용하다 남은 꽃이나 〈베테르〉를 가지고 오게 한다.

여자는 남자의 힘세고 강렬한 정교시情交時의 매력을 높이 치하하고, 기타 정사情事에 대한 놀라움과 감탄을 연발하며, 64종류의 기능을 그로부터 배우고 싶다고 말한다. 또한 그와 성교性交할 때 직접 체득한 성교의 여러 가지 체위體位를 자주 사용하였다는 것과 그와 밀회할 때 그의 기호에 따른 일 등을 말하고, 또한 두 사람이 만나기 이전에 자기가 늘 간절하게 바랐던

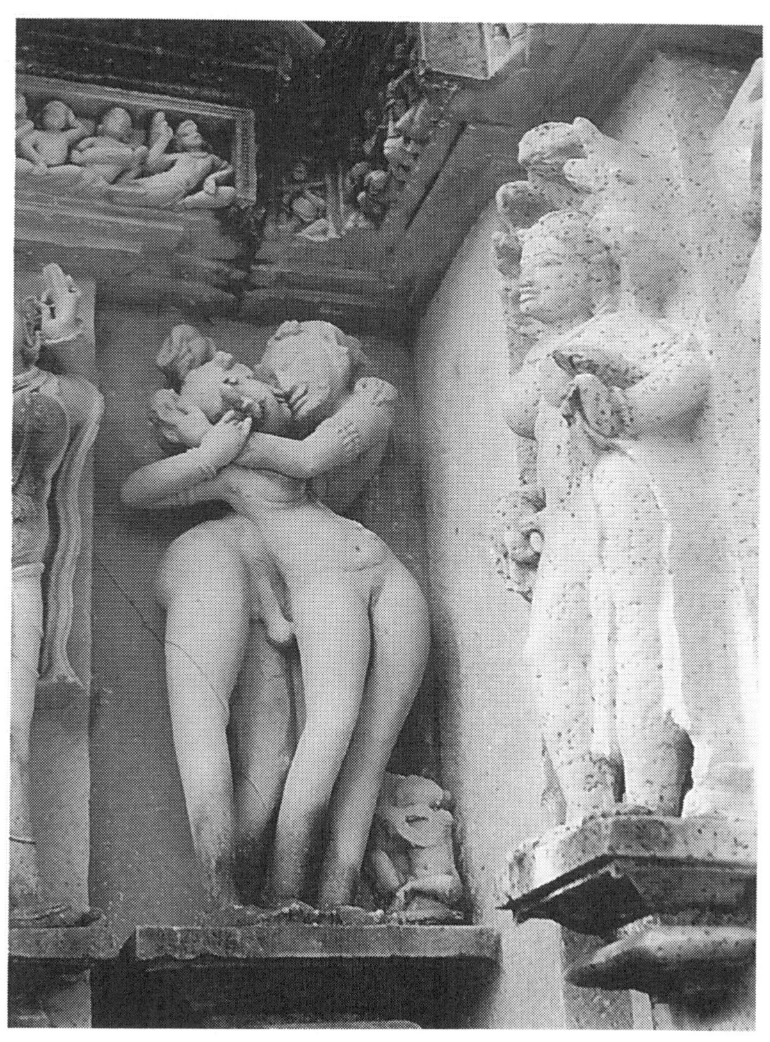

미투나像. 칸다리아 마하디바 사원

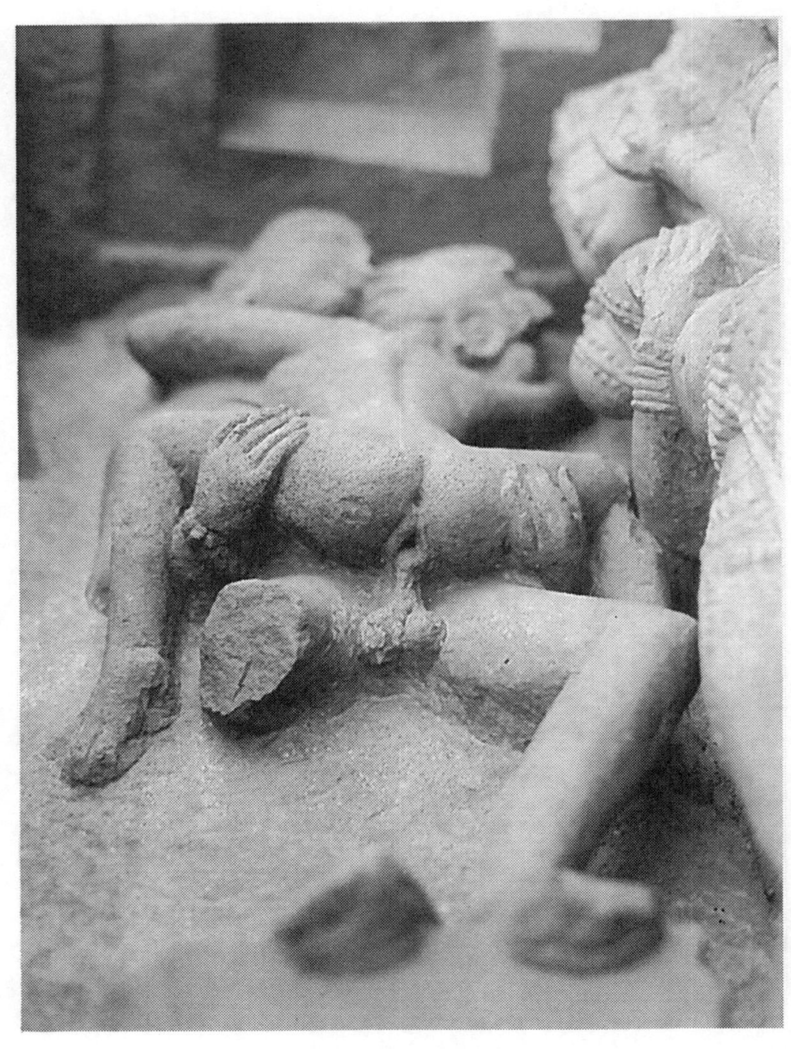

미투나像. 칸다리아 마하디바 사원

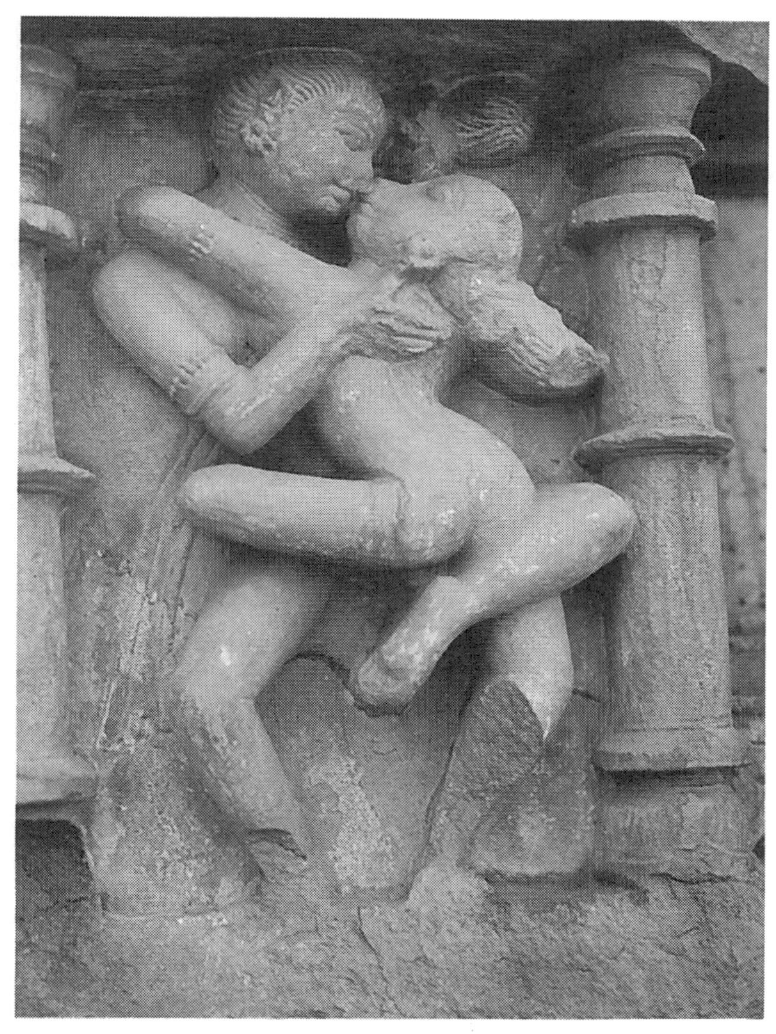

미투나像 칸다리아 마하디바 사원

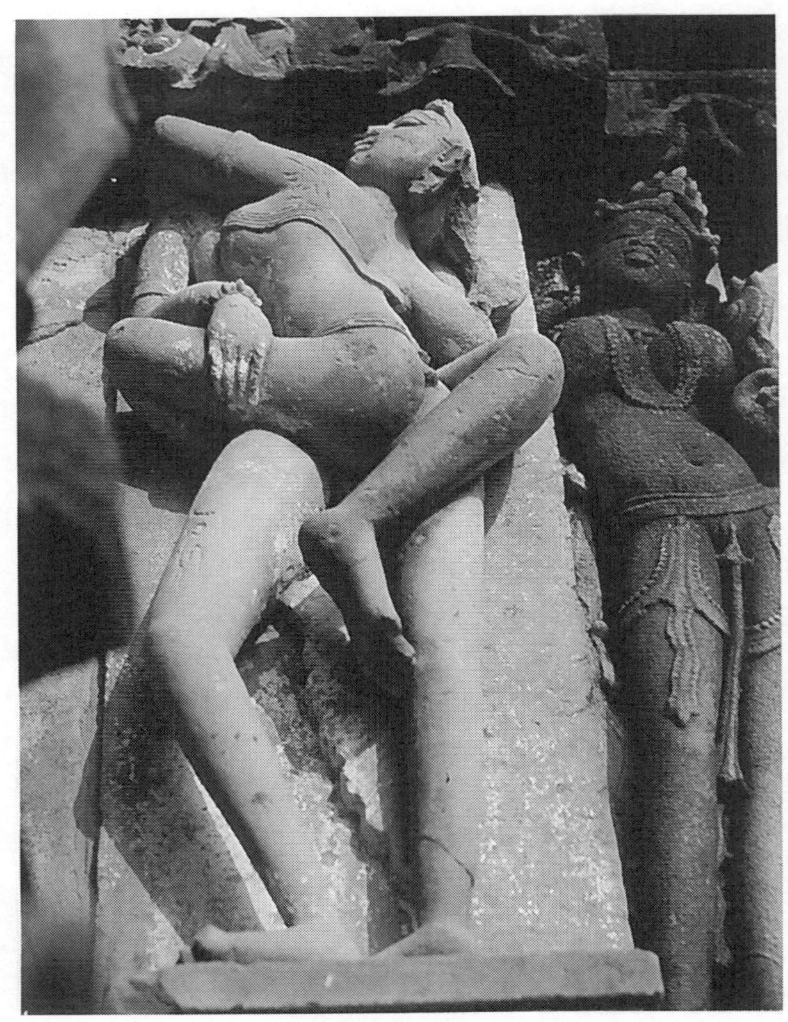

미투나像. 칸다리아 마하디바 사원

것이 바로 당신과 같은 사람과 함께 살고 싶은 일이었다고 강조하고, 자기
몸의 비밀을 감춘 일, 함께 잠자리에 들었을 때 남자가 여자에게 등을 지고
누우려 할 때 여자는 그것을 승낙하지 않았던 일, 남자가 여자의 비밀처에
손을 댔을 때 바로 이를 허락하였던 일, 남자가 잠이 들었을 때 입을 맞춘
일 등을 말한다. 남자가 다른 일을 하고 있을 경우 그녀가 열심히 이를 도운
일, 남자가 길을 걷고 있는 것을 베란다 위에서 바라보고 있었던 일과 그에
게 들켰을 때 부끄러움을 감출 수 없었던 일, 그의 적에 대해서는 증오를,
그의 친구에 대해서는 애정을 느끼게 된다는 일, 그가 좋아하는 일이라면
무엇이든 좋아한 일, 그와 고락을 같이한 일, 다른 여자에 대한 연정戀情에
관심을 갖는 일, 그의 몸에 나 있는 이의 자국이나 손톱자국을 발견했을 때
다른 여자가 남겨 준 것이 아닌가 의심하여 질투한 일, 그에게 애정을 보임
에 있어 말로써 하지 않고 몸짓이나 표정으로 한 일, 술에 취했을 경우 열병
을 알고 있으면서도 말을 분명히 한 것 등, 여자는 정인情人의 그러한 태도
를 칭찬하지 않으면 안 된다.

남자가 말하는 동안 항상 주의하여 그가 말하는 것을 잘 듣고 이해하려
해야 하며, 그가 말하는 것을 칭찬해야 한다. 여자가 알고 있는 일에 말이
미칠 때와 같은 때는 자기의 지식은 알릴 필요가 없다. 남자가 어떤 일을 물
었을 경우, 여자는 만일 남자를 사랑하고 있다면 곧 이에 응답해야 한다.

남자의 말을 잘 듣더라도 다른 경쟁자인 여자의 말에 언급되면 귀를 기울
이지 않아야 한다. 남자가 탄식하거나 기지개를 켜거나, 또는 발이 걸려서
넘어졌을 때는 곧 다쳤거나 몸의 괴로운 곳이 없느냐고 근심하여 물어야 한
다. 그리고 남자가 재채기를 할 때나 웃을 때는 〈지바〉(禁厭의 뜻, 오래 살라
의 뜻)라고 한다. 여자가 어떤 일로 해서 마음 아파하고 있을 경우, 가령 다
른 애인이 죽었다든가 질병에 걸렸다든가 할 때는 남자에게 진실한 이유를
말하지 말고 어디가 아프다고 하거나, 또는 그녀의 적 때문에 괴로워한다고
말하여 그 자리를 회피한다. 다른 남자의 기능이 뛰어났을 경우, 그에게 그
말을 해서는 안 된다.

기능이 탁월한 다른 남자 앞에서 남자로서의 과실이 있을 경우에는 맞대

놓고 그 사람을 비난하지 말고, 그로부터 받은 장식물을 몸에 장식한다. 남자가 이렇다할 이유도 없는데 여자를 의심할 경우, 또는 남자가 어떤 일로 슬퍼하고 있을 경우에는, 여자는 장식을 하거나 음식물을 들지 않고 같이 슬퍼해야 한다.

그리고 어떤 경우에, 예를 들어 여자의 모친에게 꾸중을 듣거나, 또는 어떤 종류의 곤란을 당했을 때는 남자와 함께 그곳을 떠나자고 한다. 여자가 왕궁에서 연주되는 가무음곡歌舞音曲 때문에 왕자王者에게 불려 왕궁으로 들어갈 경우에는 몸값을 지불하고 벗어나게 해달라고 남자에게 졸라댄다. 그러면서 여자는『당신과 같이 기능에 숙달한 남자를 정인情人으로 갖고 있는 여자는 얼마나 행복한지 몰라요』하고 말한다. 남자가 가령 사업에서 이익을 얻거나 재산을 얻는 데 성공했을 때, 또한 몸이 건강해졌을 경우에는 신전에 공물을 바치고 전에 신에게 맹세한 서약을 지킨다.

여자는 매일 장식물을 자기 몸에 달고, 영양분이 많은 음식물을 조금씩 먹는다. 노래를 부를 때는 남자의 손을 잡아 피로를 위로받는 듯이 자기 가슴이나 이마 위에 올려놓는다.

이와 같이 하여 그 손의 감촉의 쾌감에 의하여 잠이 든 듯이 하지 않으면 안 된다.

또한 남자의 무릎 위에 앉아서 거기서 잠을 잔다. 남자가 어디엔가 친구의 집이나, 또는 신전 같은 곳에 갈 때는 그와 떨어져 있는 것은 잠시도 견딜 수 없다는 듯이 그를 따라 나서야 한다.

여자는 그 남자의 대를 잇기 위해 아들을 갖고 싶다고 말한다. 그리고 남자보다 오래 살기를 바라지 않는다고도 말해야 한다.

여자는 남자가 모르는 일이라면 어떤 종류의 것이라도 남과 비밀의 장소에서 상의해서는 안 된다.

여자는 남자가 계획한 단식 같은 서약을 도와야 한다. 만일 남자가 질병이나 기타 다른 사정으로 뜻하는 바를 완전히 성취할 수가 없다고 생각될 때는 이를 중지시키고, 그의 죄를 스스로 즐겁게 받겠다고 말한다. 그러나 만일 중지할 수 없을 경우에는 여자도 남자를 따라 이를 계속해야 한다.

남자가 만일 다른 사람과 어떤 말의 어의語義를 둘러싸고 말다툼을 하고 있을 때는 이렇게 말한다. 『제 남편도 이 점을 납득하지 못하고 있습니다. 그런데 누가 그것을 이해할 수 있겠습니까?』라고 하여 자기 남편의 지식이 뛰어났음을 암시한다.

남자의 소유물에 대해서 여자는 자기의 소유물과 같이 생각하여 차별을 두지 말고 그 물품에 정성을 쏟아야 한다.

여자는 남자가 동반하지 않는 여하한 사교상의 모임이나 기타 회합에도 절대로 나가서는 안 된다.

여자는 남자가 쓰다 버린 꽃이나 기타의 것을 자기 몸에 달기도 하고, 남자가 남긴 음식물을 먹기를 좋아해야 한다.

여자는 남자의 가족·품성·기예·친척·학예學藝·용모·재산·출생지·친구·개성·연령·남을 즐겁게 하는 화술 등을 찬미한다.

음악 같은 일에 뛰어나 있으면, 노래를 불러달라고 조른다. 여자는 비록 밤이 깜깜하여 무섭다거나 길가에서 어떤 폭한暴漢에게 불의의 변을 당하지나 않을까 하는 두려움이 있을지라도, 혹은 기쁜 일이 있어서 떠나기가 어렵거나 무덥거나 비가 와서 곤란을 느낄 때라도 이를 무릅쓰고 남자의 집으로 가야 한다.

여자는 또한 어떤 공덕을 쌓는 일을 할 때는 그것이 잘 되도록 염원하여 경건한 마음으로 기원해야 한다. 남자와 취미를 같이하고, 감정이나 오락과 같은 일도 남자와 같이한다.

여자는 남자에게 그가 자기를 매혹시키기 위하여 어떤 약초의 뿌리 같은 것을 사용한 것이 아닌가 의심스럽다고 하면서, 자기가 그를 사랑하고 있다는 사실을 알리기 위해 『제가 남에게 이렇게 강한 사랑을 느낀다는 것은 참 이상한 일이에요. 일전에도 어머니가 어떤 여자가 한 남자를 사랑하는 나머지 그 사람이 하는 일은 무엇이든지 따라한다고 나무람을 하시기에 그렇지 않다고 어머니와 다투기까지 했는걸요』 하고 말한다. 그러면서 만일 자기도 어머니가 사랑하는 사람을 떼어 버리고 딴 남자와 결혼시킨다면 독약을 마시거나 단식하거나 칼로 목을 베어 죽겠다고 강력하게 주장한다. 그와 같은 상황이 일어나면 중매자는 정부情夫에게, 또는 주인에게 그것은 결코 여자의 죄가 아니고 어머니에게 그 책임이 있으며, 또한 무리로 그렇게 하게 된 것이라고 보증해야 한다. 또는 여자 자신이 그런 직업(이 정부情夫로부터 다른 정부에게로 가는 것을 인정받는 직업)을 저주해야만 한다. 여자는 금전에 관한 일로 해서 결코 남자와 다투어서는 안 된다.

창부娼婦는 어머니의 승인 없이 어떤 일이든 자기 마음대로 해서는 안 된다.

만일 남자가 먼 지방으로 여행을 가서 없게 되거나, 집으로 돌아오는 것이 늦어지거나 하면 목숨을 걸고 미워하겠다고 말한다. 이와 같이 하여 남자가 부재중에는 기도생활을 한다. 그리고 속히 돌아오도록 남자를 위한 기도와 공물을 바치고 있는 듯이 꾸민다. 그리고 장식도 그 남편이 무사히 돌아올 것을 표현하는 길상吉祥의 〈만다라〉 외에는 아무것도 사용해서는 안 된다. 오직 〈샹크하〉(패류) 한 개 정도의 목걸이를 사용하는 것이 좋다.

또한 남자가 여행중에는 지난날에 남자로부터 받은 쾌락의 추억에 잠긴다. 그리고 아침 일찍 여자 점쟁이를 찾거나, 또는 〈우판슈루티〉(신의 소리)를 듣고, 남자가 일찍 돌아올 것인가를 확인하러 가고, 또 남자의 성좌星座나 달(月)의 길흉吉凶을 판단한다. 만일 좋은 꿈을 꾸었을 때는 이튿날 아침 일찍 사람들에게 알려 마침내 남자가 돌아오게 되었다고 말한다.

악몽을 꾸었을 때는 출타중인 남자의 신상을 염려하고 〈샨티〉(제재의 방법)를 행한다. 남자가 무사히 돌아왔을 때는 사랑의 신, 즉 〈카마〉를 예배해야 한다. 또한 다른 모든 신에게도 공물을 바쳐야 한다.

여자는 친구와 더불어 〈푸루나파트람〉(길상을 나타내는 물품을 담아, 그 위에 천으로 덮은 그릇)을 들고, 그리고 한 줌 정도의 밥을 공물로 하여 문 밖에 놓아 이를 까마귀에게 먹인다. 이것을 〈바리〉의 공물이라고 한다. 남자와 처음 만났을 때도 비둘기에게 먹여 이 〈바리〉의 공물을 바친다. 그밖에는 위에서 말한 길상吉祥을 표시하는 행사를 가진다.

여자는 오히려 남자와 함께 죽기를 원하고 있다고 말해야 한다.

다음에 열거하는 것은 남자 쪽에서 여자에게 사랑을 나타내는 표현이다.

1 모든 것을 여자에게 위임한다.

2 모든 것을 여자가 하는 대로 따른다.

3 여자가 원하고 있는 모든 것을 해결해 준다.

4 남을 두려워하지 않고 여자와 만나는 데 대담하고 돈을 아끼지 않는다.

이상은 모두 〈닷다카〉의 가르침이다.

이와 같은 일들을 확인하기 위해 여자는 남자의 성품이나 행실을 잘 관찰해야 한다.

이에 관하여 다음과 같은 글이 있다.

연애의 감정은 미묘한 것이다. 창녀는 일반적으로 본성이 탐욕스럽고, 그 성질을 알 수 없으며, 창녀의 사랑의 본질은 어떤 현인賢人이라도 알 수 없는 것이다. 창녀는 때로는 남자를 사랑하고 때로는 미워하며, 그랬다가 다시 미련을 갖게 되며, 다음에는 또 버리기도 한다. 비록 정부情夫로부터 돈을 모두 빼앗았다고 하더라도 그것은 극히 자연스러운 것이다.

제3장 정부情夫로부터 돈을 얻는 방법

정부情夫로부터 돈을 얻어내는 데는 두 가지 방법이 있다. 하나는 일정한 지불금이요, 또 하나는 그 일정하게 받는 돈 외에 교묘한 수단을 써서 얻는 것이다.

전자에 대하여는 약속한 대로 돈이 주어지는 것이 상례인데, 간혹 그 이상의 돈이 주어지기도 하지만 그것을 어떤 계략으로 얻어서는 안 된다고 학자는 말하고 있다.

그런데 〈바짜야나〉는 남자와 일정한 금액이 약속되었을 때일지라도, 어떤 교묘한 수단을 써서 접근하면 그 액면의 두 곱절이라도 지불하게 할 수 있다고 말하고, 다음과 같은 방법에 의하면 창녀는 비록 남자로부터 돈을 많이 얻더라도 탐욕이라고는 생각되지 않는다고 말하고 있다.

1 여자가 과자류·쌀로 만든 식료품·음료수·꽃·옷감·향료 등을 사기 위해 남자를 동반하여 흥정함으로써 그가 스스로 돈을 상인에게 지불토록 한다.

2 남자의 부유한 것을 찬미하면서 여러 가지 자선행위를 하라고 들먹이므로써 〈바라타〉(단식 등의 서약)나 가로수를 심거나, 또는 조원造園, 조림造林, 전당殿堂의 건설, 연못을 파거나 제례祭禮의 준비를 하게 하고, 또한 귀인貴人이나 성인聖人에게 희사하게도 한다.

3 남자가 방문하였을 때, 도둑이나 문지기에게 장식물이나 의복을 빼앗겼다고 거짓말을 하거나 담이 무너져서 가재家財가 손실되었다느니, 불이 나서 그 남자로부터 받았던 패물이나 장식물이 타 없어졌다는 등 거짓말을 하여 그로부터 동정을 받고, 다시 선물이나 기타의 도움을 받는다. 또한 일부러 사람을 시켜서 그 남자를 접대하기 위해 많은 비용이 들었다는 것을 알리도록 하고, 그 지불금 때문에 남자가 있는 데서 짐짓 어머니와 말다툼을 한다.

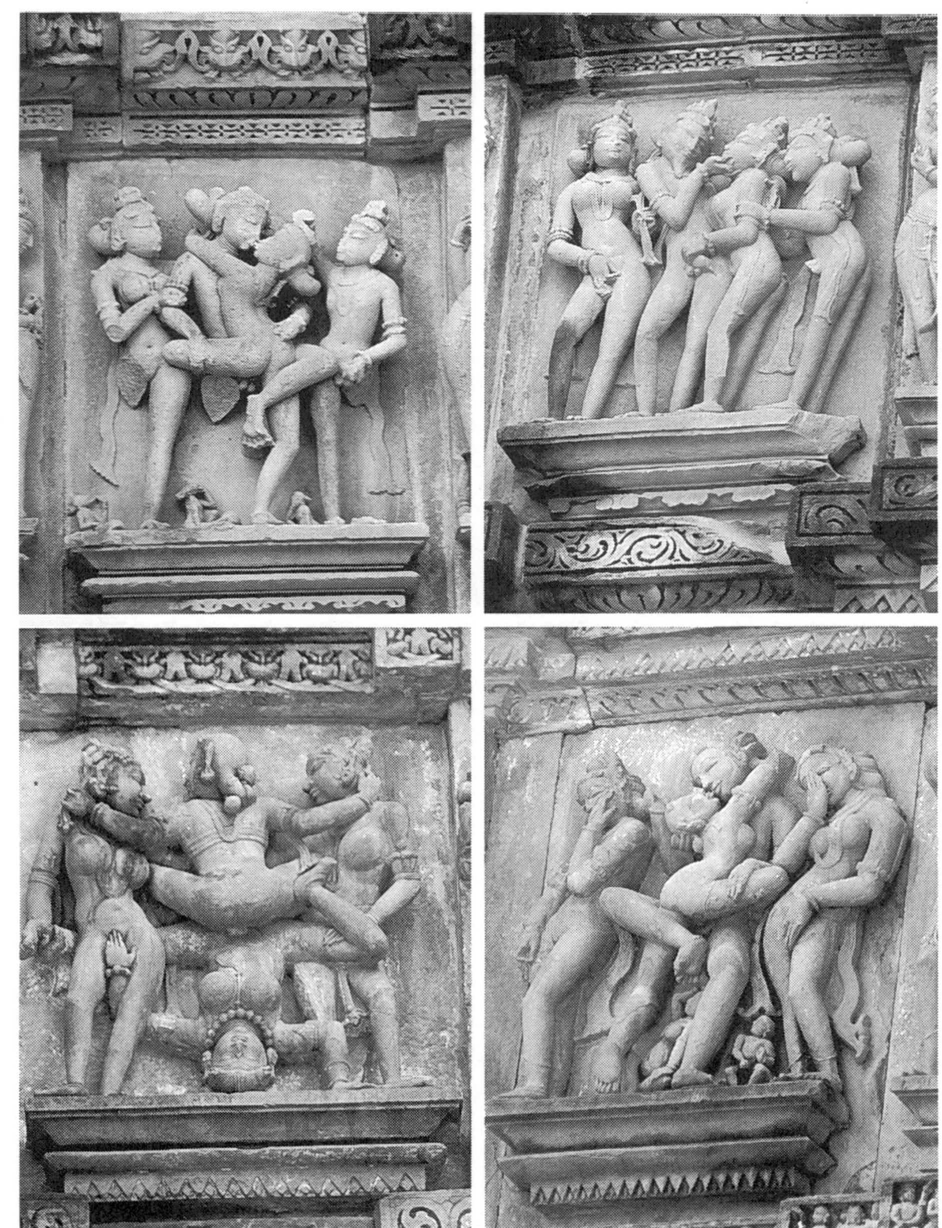

미투나像

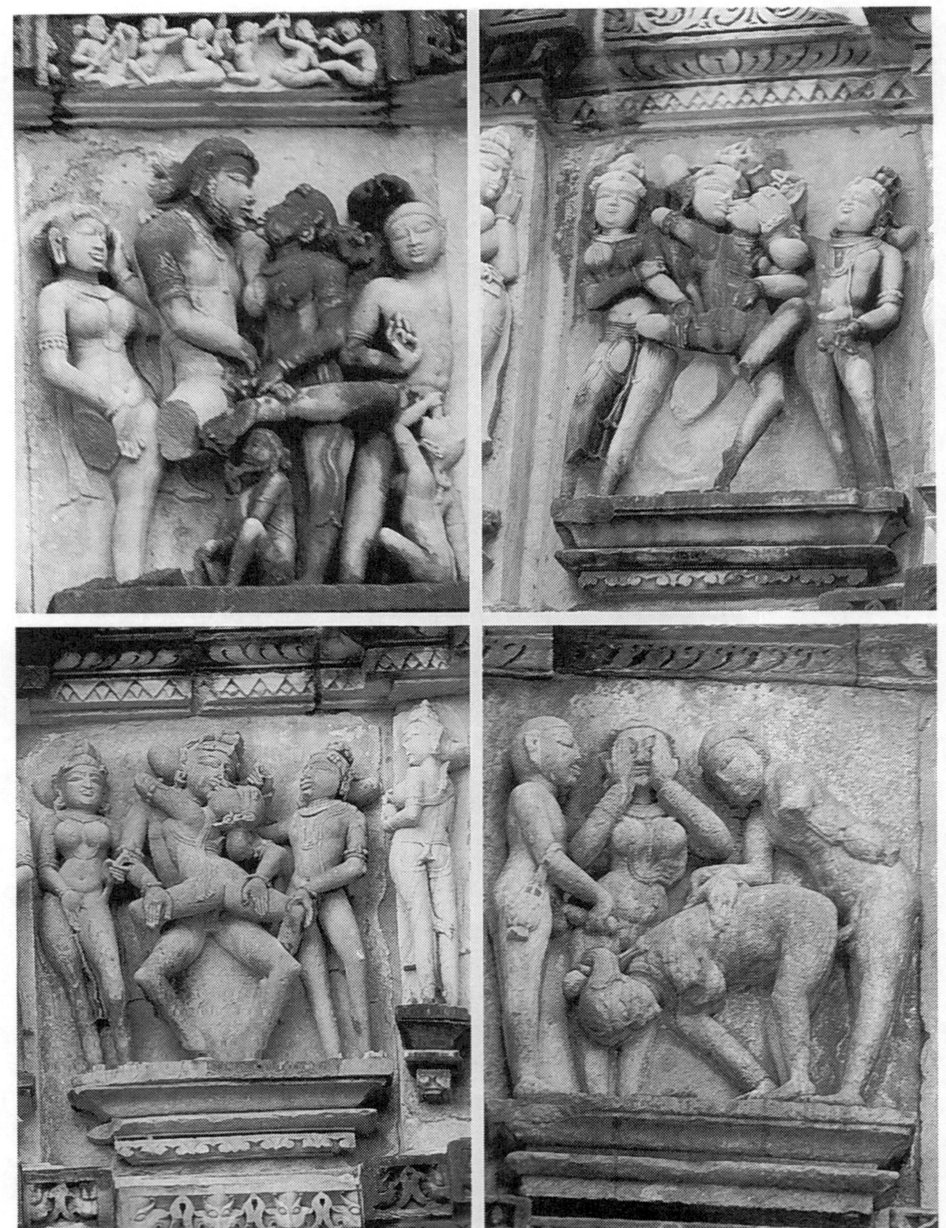

미투나像

4 친구의 결혼식에 선물을 보낼 수 없어 갈 수 없다고 말한다. 그 경우 남자에게 전에 그 친구로부터 귀중한 여러 가지 선물을 받았다는 사실을 미리 알리지 않으면 안 된다.

5 매일 쓰는 필수품에 대해서도, 그 대가를 지불할 수 없다고 하여 그것을 사지 않는다.

6 남자를 위해 공장工匠들과 여러 가지 일을 시작한다.

7 과거 여자가 의사나 관리 들로부터 많은 은혜와 조력을 받은 일이 있는데 그 보답을 해야 한다는 것과, 또한 여자가 곤란하고 불안한 일이 있었을 때 일찍이 원조를 해준 일이 있는 친구에게 보답할 필요가 있다고 강조한다.

8 집의 수선, 친구 아들의 생일 축하, 임신한 친구에게 그가 바라는 물품을 보내 주는 일, 친구가 병이 났는데 그것을 도울 의무나, 다른 친구가 어떤 불행한 일이 있어 이를 위로하거나 원조해 줄 의무가 있다고 말한다.

9 남자 앞에서 그를 위한 어떤 비용을 지불하기 위해 장신구를 팔려고 하거나, 자수 등으로 꾸민 의복이나 가재구家財具 등을 어떤 비용을 지불하는 비용으로 쓰기 위해 팔려고 상인에게 보인다. 그리하여 남자에게 이와 같은 물품을 팔 필요가 있게 된 부득이한 사정을 알린다.

10 여자 자신이 가지고 있는 어떤 물품은, 이웃에 사는 어떤 창녀가 사용하고 있는 것과 크기나 모양이 똑같아서 만일 그것을 누구에게 빌려 주었다간 제 것이라고 우격다짐으로 빼앗길 염려가 있으니, 차라리 이것은 팔아 버리고 다른 보다 크고 비싼 것과 바꾸고 싶다고 한다. 그러면서 일찍이 다른 남자에게서 크게 원조를 받았던 일을 되풀이하여 말한다.

11 〈프라니드히〉(중매인)로 하여금 다른 창녀의 수입이 자기보다 훨씬 많다는 것을 말하게 한다. 그리고 그 창녀가 찾아왔을 때, 자기 정부情夫 앞에서 그녀에게 부끄러운 듯이 지금까지 그 남자가 얼마나 많은 선물을 주었는지 알 수 없을 정도이며, 또 더욱 많은 선물을 줄 것이라고 추켜대며 말해야 한다. 또한 먼저 정부情夫로부터 일찍이 약정한 이상의 돈을 주겠다고 하는 제의가 있는 것을 즉석에서 거절하고, 동시에 이러한 사실을 지금의

정부情夫에게 알려지도록 해야 한다. 그리고 뒤에서 중매인을 시켜서 그의 경쟁자가 여자에 대해서는 돈을 물쓰듯 한다는 것을 남자의 면전에서 말하게 한다.

12 남자가 돌아가서 다시 찾아올 가망이 없을 때는 아이들을·보내서 동정을 빈다. 또는 여자 자신이 그렇게 한다.

이상과 같이 정부로부터 돈을 얻는 방법의 교묘한 여러 가지 수단이 씌어져 있다.

다음은 열이 식은 남자에 대하여 어떠한 태도를 취해야 하는가를 기술하겠다.

여자는 남자가 하는 일에 대해 항상 세심한 주의를 기울여, 그의 형편이 달라지거나 안색의 변화를 예리하게 관찰하여 남자가 냉정해진 것을 하루 속히 포착하지 않으면 안 된다.

남자의 마음이 식었다는 것은 대체로 다음과 같은 경우로 미루어서 알 수 있다.

1 처음에 허락한 만큼의 돈을 선뜻 주지 않고 주저하거나 요구한 돈보다 적게 준다.

2 여자의 적과 사귄다.

3 여자가 하고 싶어하는 대로 하지를 않고 반대의 행동을 한다. 가령 여자가 목욕을 하자고 하면 식사를 한다.

4 일상의 생활비도 잘 주지 않거나 약속한 일을 잊어버리거나 잘 지키지 않고 핑계를 댄다.

5 여자 앞에서 친구와 암호를 쓰면서 이야기한다. 그리하여 여자가 어떤 뜻인지 모르게 한다.

6 친구와 어떤 일이 있다고 거짓말을 하여 다른 장소에서 잔다.

7 여자 앞에서 처의 시녀와 그 여자에 관한 과거의 추억이나 장래의 계획 등을 이야기한다.

위에 열거한 것에 의하여 남자가 냉정하게 된 것을 알았을 경우에는, 여자는 다음과 같은 태도를 취해야 할 것이다.

남자가 냉정하게 된 것을 여자가 눈치챈 것을 모르게 하고, 시험삼아 그 남자로부터 받은 값진 선물을 남자에게 보관하고 있으라고 내어 준다.

이와 같이 한 후, 그 맡긴 물건을 다시 남자에게 돌려달라고 하면 남자는 그것은 본래 제 것이라고 우기면서 선뜻 돌려 주지 않을 것이다. 이리하여 결국 두 사람 사이에는 그 물건 때문에 법정의 싸움까지 하게 될 것이다.

이와 같이 마음이 식어 버린 정부情夫의 태도가 적혀 있다.

여자에게 아직도 미련이 있고, 과거 자기에게 열렬한 사랑을 바쳐 많은 도움을 준 남자가 현재는 가난하여 전과 같이 풍부한 돈을 주지 않는다 하더라도 여자는 사랑을 생각하여 그를 후대하고 교제를 계속해야 한다.

그러나 남자가 가치가 없고, 또 불성실할 때는 다른 정부情夫를 얻은 후에 교묘한 수단을 써서 끊어 버려야 한다.

마음에 맞지 않는 남자는 다음과 같이 하여 이를 물리쳐라.

표면상으로만 그 남자와 가깝게 하고 그 남자와 적대관계에 있는 자와 깊은 관계에까지 들어가는 한편, 그 남자를 만났을 때는 아랫입술을 쑥 내밀어 경멸하는 표정을 보인다.

그리고 그 남자에게 불쾌한 감정을 나타내어 발로 땅을 구르기도 하고, 또는 남자가 모르는 문제를 거론하기도 하고, 남자가 잘 알고 있는 일(기능에 관하여 뛰어난 일) 등에 대하여는 찬미하지 않는다. 뿐만 아니라 이를 경멸하여 말한다. 말하자면 남자에 대하여 전혀 무관심한 태도를 보이며, 자신의 필요한 것이든 불필요한 것이든간에 아무 말도 하지 않는다. 그리고 남자의 결점을 비방하되 다른 사람을 비유해서 말해야 한다. 그리하여 그 뜻이 사실은 바로 상대방 남자보고 하는 것임을 깨닫도록 한다. 그리고 어떤 다른 남자와 은밀한 장소에 같이 있는다.

너무 노골적이고 직선적이 아닌 행동으로 그 남자와는 성애性愛가 싫어졌다는 태도를 나타내고, 입을 맞추자고 해도 입술을 허락하지 않는다. 그곳(vagina)을 잘 보호하고, 이나 손톱으로 상처를 내는 일 같은 것을 특히 싫어하는 표정을 노골적으로 보인다. 남자가 포옹하려고 하면 그가 가슴에

닿지 않도록 손을 사이에 놓고, 몸이나 손발을 굳게 하여 포옹하는 것을 허락하지 않는다. 다리를 꼬아 성교性交를 거절하고, 남자가 교접하려는 의도가 있음직하면 잠을 자는 척하며, 남자가 피로할 때에만 성교를 하자고 한다. 그리하여 만일 남자가 피로 때문에 거절하면 그의 무능을 비웃고, 그와 반대로 남자가 성교를 할 수 있을 때는 남자가 훌륭하게 이를 해냈다고 하더라도 여자는 반응을 보이지 않아야 하며, 이에 협력하지 말아야 한다.

낮에 남자가 성교하기를 바라면 사람들을 불러들여 기회를 주지 말아야 한다. 그리고 남자가 하는 기예나 논의에 대해 무관심하게 보이는 방법에는 다음과 같은 것이 있다.

1 남자의 말을 그릇된 뜻으로 해석하여, 그의 말에 어떤 이상한 것이 없는데도 웃고, 또한 남자가 웃길 때는 조금도 웃지 않는다. 그리고 마치 어떤 일에 있어서 우습다는 듯이 거동하고, 남자가 이야기하는 동안에는 자기의 하녀가 재미있어 하면 그녀를 때리면서 남자가 말하는 것을 경멸하는 태도로 대한다.

2 또한 시녀와 전혀 다른 문제를 말하여 그의 말을 중단시킨다.

3 남자가 고칠 수 없는 과실이나 도박 등에 관하여 몇 번이고 되풀이하여 말하고, 시녀들에게 그의 비밀을 폭로한다.

4 남자가 여자를 방문할 경우, 그녀는 모습을 보이지 않고, 그가 이상과 같은 불쾌한 태도에 눈치를 채고도 여자로부터 떠나지 않을 때는 물품을 그에게 강요한다. 그리하여 결국 여자의 뜻대로 그를 버린다.

이상과 같이 〈닷다가〉가 가르치고 있는 창녀가 정부情夫에게 대하는 태도에 대한 것이 씌어져 있다.

이에 관하여 다음과 같은 글이 있다.

주의 깊게 다루어 정부情夫와 교접하되, 한 사람을 얻은 후에 그의 애정을 완전히 하기 위하여 여러 가지 방법으로 기쁘게 해주고, 남자가 완전히 애정을 느끼게 되거든 그로부터 돈을 모두 빼앗은 다음 그를 버린다. 이것이 창녀에 의해 사용되고 있는 방법이다.

이상의 가르침에 따르면, 창녀는 그의 정부情夫에게 속는 일이 없이 많은
돈을 얻을 것이다.

제4장 헤어진 정부情夫와의 재결합

그전에 몽땅 돈을 빼앗은 후, 까맣게 잊어버렸던 옛 정부情夫가 그동안 다소나마 다시 돈을 벌었고, 자기를 그래도 잊지 못하여 미련을 가지고 있다면 그때는 그와 다시 결합을 이루도록 어떤 방법이 강구되어야 한다.

그런데 이런 때의 여자는 한 번 헤어졌던 남자와 다시 인연을 맺는 데 있어서 세심한 주의를 기울여 너무 쉽게 몸을 허락해서는 안 된다.

그와 같은 남자를 구분해 보면 다음과 같은 여섯 부류로 나눌 수 있다.

1 여자를 두 번 버린 남자, 즉 여자를 자기 마음대로 버리고 다른 여자에게 갔다가 그 여자마저 제멋대로 버리고, 또 다른 여자에게로 간 남자.

2 한 여자에게 버림을 받고, 다른 여자에게 가서 오래 사귀다가 그녀에게서 버림을 받은 자, 즉 두 번 버림을 당한 남자.

3 자기 뜻대로 여자를 버리고, 오래도록 딴 여자와 같이 지내다가 그녀에게서 잊혀진 남자, 즉 한 번 버리고 한 번 버림을 받은 결함이 있는 남자.

4 자기 마음대로 여자를 버리고, 현재 딴 여자와 교접관계를 갖고 있는 남자.

5 반대로 여자에게 버림을 받고, 다른 여자에게 가서 현재 교접관계를 갖고 있는 남자.

6 여자에게 버림을 받은 후, 새로운 여자를 구하지 못한 남자.

그런데 이 중에서 첫번째 유형에 속하는 남자는 여자를 제 마음대로 버리고, 이 여자에게서 저 여자로 옮겨가는 바람둥이인 고로 이런 남자는 아무리 적극적으로 접근을 해오더라도 재결합이 될 수 없는 남자임을 명심하여야 한다.

그와 반대로 두번째의 예와 같이 연거푸 여자에게 버림을 받은 남자가 만일 돈이 많고 적극적으로 구애를 해오는 경우, 첫번째 여자는 그를 기꺼이 받아들여서 재결합하는 것이 좋다. 그 이유는 그를 버린 두번째의 여자는 틀림없이 제3의 사나이가 그녀에게 돈을 더 많이 주었기 때문에 정부情夫를 바꾼 것이기 때문이다. 따라서 그 남자는 그 여자에게 환멸을 느끼고 반사적으로 첫번째 여자와의 옛정을 그리게 된 것이기 때문에, 그들간에는 새로운 정이 일어날 것이 틀림없다.

자기 자신 여자를 버리고 떠났으나 어떤 이유로 다른 여자에겐 버림을 받은 남자의 경우에는, 그가 전에 주었던 것보다 많은 돈을 선불할 때는 그와의 정교情交를 고려해도 좋다.

그러나 자신의 뜻으로 먼저 여자를 버리고, 현재 다른 여자와 교제하고 있으면서도 처음 여자와 정을 나누기를 바라는 남자는 재결합에 있어서는 세밀한 주의를 필요로 한다.

만일 이러한 남자의 요구를 받아들일 때는 다음과 같은 점을 고려해야 한다.

즉 이 남자는 다른 여자에게 어떤 장점을 기대하고 자기를 버리고 달려갔던 것인데, 그 여자에게서 그와 같은 장점을 발견하지 못했기 때문에 다시 돌아오기를 바라고 있고, 또한 이 남자는 그 여자의 많은 결점을 발견하고 처음 여자인 자기의 좋은 점을 새삼스러이 깨닫게 되었을 것이다. 그러므로 이 남자는 틀림없이 전보다 더 자기를 사랑할 것이며, 또 전보다 더 많은 돈을 줄 것이다.

일반적으로 전의 정부情夫와 어찌하여 정교情交를 다시 맺으면 안 되는가의 까닭을 설명하겠다.

이 남자는 무엇에나 미숙하고, 모든 일에 아직 굳은 자신을 갖지 않은 젊은이이거나, 혹은 이 남자는 다른 사람을 속이려고 항상 생각하고 있으며, 뿐만 아니라 이 남자는 그의 애정이 〈하리드라〉(사후랑꽃)의 꽃빛과 같이 빨리 퇴색하기 쉬운 것이다. 또 이 남자는 무슨 일을 하든 주저하지 않으므로 자기에게 위해危害를 가할지도 모르는 것이다. 여자는 이러한 결점들이 미치는 여러 가지 결과를 생각한 후에, 전의 정부情夫와의 정교情交를 다시 할 것이냐 아니냐를 판단해야 한다.

창부의 집에서 버림을 받아 그후 다른 여자와 교접하고, 그리고 자기의 뜻으로 이를 잊은 다음, 이전의 여자를 다시 찾는 그러한 남자에 대해서도 깊은 주의를 기울여야 한다. 한편으로 생각하면, 이 남자는 일찍이 자기를 사랑하고 친절히 대해 주었다. 그리고 이제 자기의 가치를 뒤늦게 인정하고, 다른 여자를 버리고 다시 돌아오기를 바라고 있다. 그러므로 이런 때, 이 남자와의 정교情交는 당연히 좋은 것이 아닌가. 그러나 다른 한편으로 생각하면, 조금도 잘못이 없었는데도 불구하고 박정하게 자기를 버리고 떠나간 이 사나이는 사랑을 빙자하여 어쩌면 자기에게 복수하려고 생각하고 있을지도 모른다. 그러므로 자기와 교접한 후, 어떤 기회에 위해를 가할지도 모르는 것이다. 또한 다음과 같은 이유도 있다. 즉 이전에 교접하고 있는 동안에 이 남자로부터 많은 돈을 빼앗은 터이니, 이 남자는 혹 어떤 기회를 만나면 여자의 신용을 얻어 같이 살게 만든 후, 그 돈을 도로 찾으려고 계획할지도 모른다.

혹은 이전에 남자가 지불한 것에서 공제하여 자기를 월계약으로 고용하려고 생각할지도 모른다.

그리고 이 남자는, 오직 앙심으로 온갖 수단을 다 써서 자기를 현재의 정부情夫로부터 떼어놓은 뒤에 회심의 미소를 띠면서 버리고 떠날지도 모른다.

이와 같은 악한 계책을 꾀하여 행동하는 남자와는 재결합하지 말아야 한다.

악의를 품지 않고, 오직 단순히 여자에 대한 애정으로만 행동하는 남자에 대해서는, 서서히 좋은 기회를 보아 중매자의 힘을 빌어서 남자의 뜻을 떠본 후에 재결합해야만 한다. 또한 잊혀져 버린 뒤에 다른 여자와 사귀고, 그렇게 한 후 다시 이전의 여자와 재결합하기를 바라는 남자에 대하여, 충분한 주의와 확인을 해보아야 한다.

남자가 재결합하려고 접근하고 있는 동안에 여자 편에서는 지금의 정부情夫와 교접하면서 그와 재결합할 가치가 있는가의 여부를 잘 살펴보아야 한다.

이들 남성 중에서 어떤 남자와 재결합을 하려면 다음과 같은 몇 가지 노력이 필요하다.

즉 한 남자가 어떠한 일로 자기의 노여움을 사서 쌀쌀하게 구는 바람에 곁을 떠나 딴 여자에게 갔지만, 그 사람이 호인好人이기 때문에 다시 그를 자기에게 돌아오게 하도록 노력하는 경우가 있다.

혹은 이 남자가 현재 교접하고 있는 여자와의 사이에 수단을 써서 불쾌한 일이 생기도록 하여, 그 남자가 그녀의 곁을 떠나 자기에게 가까이 오도록 하는 경우도 있다. 이렇게 하여 정부情夫가 돌아왔을 때는 여자는 자만심을 가지고 그를 대할 수 있을 것이다.

이제 이 남자로부터 돈을 빼앗을 단계가 되었다. 그는 자기를 떠난 후에 좋은 지위를 얻어 보다 잘 살게 되었을 뿐 아니라, 또한 도박을 하여 큰 돈을 벌었고, 그의 처가 죽어 안사람의 속박도 벗어나 그야말로 자유로운 몸이 되었고, 게다가 아버지나 형과도 떨어져 살고 있다고 하면, 여자는 그 남자와의 정교情交를 회복하기 위해 중매자를 내세우거나 그밖의 온갖 수단을 써서 그 부유한 정부情夫를 얻을 수 있도록 해야 한다.

이런 경우도 있다. 즉 자기와 관계하던 정부情夫가 자기를 잊고 떠난 후, 그의 부인이 옛날 그녀의 남편과의 관계를 미워하여 온갖 멸시를 하였을 때, 이를 분하게 여긴 나머지 온갖 방법으로 그 옛 정부情夫의 애정을 되살림으로써 그 부인에게 복수를 한다.

또는 자기에게서 떠난 한 남자의 친구가 매우 세력이 있고 부유한 터에, 마치 자기의 적수인 한 여자와 깊은 관계에 있어 그녀의 세력이 자기를 깔아뭉갤 형편일 때에는, 이를 꺾기 위해서 옛 정부와 재결합을 꾀하여 그로 하여금 적수인 여자로부터 그 남자를 떼어낼 수도 있다.

또 자기를 버린 정부를, 자기가 준 정표情表로 그 남자가 많은 여자를 편력하는 바람둥이로 보이도록 함으로써 딴 여자의 혐오를 사게 하는 수도 있다.

전의 정부情夫와 재결합하는 방법은 다음과 같다.

중매자나 제3자를 시켜서, 여자가 그 남자와 헤어지게 된 것은 전혀 그녀의 뜻이 아니라, 그녀의 어머니가 극력 반대하고 방해한 때문이라고 강조한다. 그리고 현재의 그녀의 정부情夫는 전혀 사랑하고 있지 않고 오히려 미워하고 있다고 말한다. 그리하여 중매자는 남자에 대하여 두 사람의 과거의 정표나 그가 준 원조에 관해서, 또 그들 두 사람 사이에 교환된 선물에 관한 것을 회상케 함으로써 사랑을 되새기게 한다. 이와 같이 전의 정부情夫와 재결합시키는 방법이 기록되어 있다.

이에 관한 학자들의 말과 〈바짜야나〉의 의견을 듣는다.

『새로운 정부情夫를 얻는 일과 또 옛 정부를 다시 자기 것으로 하는 것의 둘 중에서, 옛 정부를 다시 자기 것으로 하는 것이 좋다. 왜냐하면 그의 성격이나 사랑의 정도를 잘 알고 있어서 그를 즐겁게 만들 수 있기 때문이다』라고 많은 학자들은 말하고 있다.

그러나 〈바짜야나〉는 이러한 말에 반대한다.

『옛 정부로부터는 그 돈을 모두 빼앗았으므로 그 이상 돈을 얻는 일은 불가능하다. 또한 버려졌던 자와 다시 재결합하는 일은 곤란한 일이다. 그보다도 새로운 정부가 있으면 그는 쉽게 여자에게 애착을 느낄 것이다.』

그러나 이와 같은 종류의 것은 모두 그들의 개성에 의한 것으로 일률적으로 말할 수 없다.

다음과 같은 이에 관한 글이 있다.

전에 버려졌던 정부情夫와 정교관계를 회복하는 일은 그 남자로부터 다른 여자를, 또는 다른 여자로부터 그 남자를 떼어놓기 위한 것이거나, 아니면 현재 접촉하고 있는 사람의 마음이 좋지 않아서 이를 버리기 위해 행해지는 것이다.

여자에게 지극히 애착심이 많은 남자는 항상 다른 남자가 그녀를 빼앗을는지도 모른다는 두려움을 갖고 있다. 그렇기 때문에 그 남자는 여자의 결점을 별로 마음 쓰지 않는다. 그러므로 여자가 떠나 버릴 것을 두려워하는 나머지 많은 돈을 아까워하지 않는다.

창부는 자기 마음에 안 드는 정부에 대하여는 애정 회복을 위해 마음을 쓰지 않으면 안 된다. 그러나 여자에게 지극히 애착심을 가지고 있는 남자에 대해서는 사랑을 잃을 우려가 없기 때문에 이는 다소 등한히 해도 괜찮다. 새로운 정부에 대해서는 우선 돈을 많이 쓰더라도 아까워하지 않는 남자를 선택하지 않으면 안 된다.

옛 정부가 다시 그녀를 만나기 위해서 왔을 경우에는, 여자는 이를 잘 받아들이지 않으면 안 된다. 왜냐하면 현재의 정부에게서 열렬한 애정을 얻고 있으면 그를 버릴 필요가 없기 때문이다. 만일 지금의 정부보다도 훨씬 많은 돈을 얻을 수 있는 다른 남자를 발견하면, 현재의 정부로부터 승낙을 얻어 돈 많은 남자와 상관하여 돈을 얻어가지고 사랑하는 정부 앞으로 돌아와서 그를 즐겁게 해주어야 한다.

현명한 여자는 옛 정부가 현재 좋은 지위를 얻었고, 또한 많은 돈을 벌 기회를 만났을 때는 자기에게 애착을 느끼고 있을 때에 한해서만 그와 재결합할 것이다. 그러나 경제적인 조건과는 달리 인간적인 조건으로서 싫다고 할 경우는 별도다.

제5장 여러 가지 다른 이익을 얻기 위하여

많은 남자가 창부에게 구애를 해올 경우, 그 여자는 많은 돈을 얻을 수 있다. 그러므로 여자는 상대방의 남자를 한 사람으로 국한시킬 필요가 없다.

여자가 하룻밤에 얻을 수 있는 돈은 일정한 액수로 정해야 한다. 그리고 그 액수는 대개 지방에 따른 빈부의 정도나 사정, 그리고 계절이나 습관 및 여자의 가치나 기능, 기타 다른 창부와의 가치비교 등에 따라서 정해질 것이다.

때로는, 여자는 남자에게 중매자를 내세워 그를 자기에게 끌어들이지 않으면 안 된다.

여자는 많은 돈을 받고 한 남자에게 하룻밤, 또는 이틀 밤을 같이 지내며 돈이 많을 때는 사흘 밤이고 나흘 밤이고 함께 한다.

이렇게 남자와 같이 있는 동안, 여자는 그에게만 독점되어 최대의 봉사를 하여야 한다.

만일 여러 남자가 동시에 똑같은 조건으로 사랑을 구해올 때는 여자에게 친절하고, 그녀의 요구는 무엇이든 응해 줄 수 있는 남자를 선택하는 것이 옳다고 학자는 말한다.

『황금, 즉 현금은 한 번 지불한 이상 다시 찾기 어려운 것이다. 황금은 모든 일을 성취하는 수단이다. 그러므로 현금을 주는 남자가 어느 누구보다도 존경을 받는 것은 너무나 당연하다』라고 〈바쨔야나〉는 말하고 있다.

재보財寶(實利) 중에서 금은이 으뜸이며, 다음에 동, 놋쇠, 철 등의 금속류, 그리고 각종의 기구와 가구류, 또는 병瓶 등의 비품류, 또 복포覆布(얼굴을 가리는 천), 포백布帛(베와 비단), 향료 등과 의류와 장신구, 기타 락酪(버터와 치즈), 기름, 곡물, 호초胡椒(후추) 등의 식료품과 가축 등이다.

여자에게 남자가 내는 돈이 같을 때는 고향이 같은 남자나 친구가 소개하는 남자를 택하는 것이 좋다. 여자의 정성어린 애정은 많은 남자를 따르게 한다. 또한 돈에 인색하지 않고 잘 쓰는 남자는 열정적인 남자보다 나은 것은 당연하다고 학자들은 말한다.

『진실한 애정을 가진 남자로부터 돈이 얻어지는 것은 당연하다. 아무리 인색한 남자라고 하더라도 진실로 여자를 사랑한다면 돈을 아끼지 않는다. 반면에 아무리 돈을 마구 뿌리더라도 사랑할 마음이 없는 여자로 하여금 억지로 사랑하게 할 수는 없는 것이다』라고 〈바쨔야나〉는 말하고 있다.

다음에 마음이 관대한 남자 중에서도 빈천한 남자보다는 부유한 남자가 선택되는 것이 당연하다. 또한 그보다 더 가치 있는 원조를 해준 남자가 높이 평가됨이 당연하다고 학자들은 말하고 있다.

그러나 〈바쨔야나〉의 설에 의하면, 선행으로 남을 도와 준 남자는 그후에도 선행을 베풀 것으로 생각된다. 그리고 돈을 준 자는 그 돈을 준 것에 관계 없이 또 줄 것이다. 어떤 원조를 해준 남자 중에서 관대한 남자가 당연히 선택될 것이다.

이와 같이 학자들은 말하고 있다.

마음이 결벽한 남자는 비록 애정생활을 오래 계속하였더라도 여자에게 사소한 과실이 발견되든가, 혹은 다른 사람들이 그녀의 일을 고자질하였을 경우에는 열이면 열 그녀의 잘못을 용서하지 않고 일체의 애정관계를 끊어 버릴 것이다.

왜냐하면 그 남자는 마음이 결벽하고 진실하여 남의 잘못을 꾹 참고 받아들일 만큼 여유가 없고, 또한 남의 말을 곧이곧대로 믿기 때문이다.

그러나 어느 학자는 말하기를, 그와는 반대로 마음이 곧은 남자는 여자에 대한 애정이 깊어 다른 사람의 말을 믿으려고 하지 않으며, 여자가 과거 자기에 대하여 성의를 다한 사실을 잊지 않고 있는 동시에, 여자에 대한 애정도 또한 잊지 않고 있으므로 다른 사람들의 고자질과 같은 일을 받아들이지 않는다고 주장하고 있는데, 〈바쨔야나〉와 같은 학자의 주장이 그것이다. 이들과 같은 남자 중에서 인격이 있고 유망한 사람이 선택될 것이다.

친한 사람과 돈을 잘 주는 남자와를 비교하면, 전자보다 후자가 선택될 것은 당연하다고 학자들은 말하고 있다. 그러나 〈바쨔야나〉의 말에 의하면, 오늘 돈을 지불한 사람은 내일도 또 장차도 역시 자기를 찾아와서 기꺼이 돈을 지불할 것이 기대되지만, 그와는 반대로 친구인 경우는 만일 그의 뜻을 따르지 않을 때는 오해와 노여움을 사게 될 우려가 있다.

여기에 어떤 남자가 돈을 내고 자기와 사귀었다고 하자. 그 남자는 한 번 놀고 간 후 다시 오지 않을지도 모르고, 따라서 그로부터 장차 아무런 도움을 기대할 수가 없을지라도 여자는 현재에 있어 자기에게 돈을 주려는 남자를 받아들여야 한다. 이런 때 여자는 남자 친구에게 위와 같은 사정을 밝히고 잘 달래야 한다. 즉 그 남자를 거절하면, 오늘 얻어질 돈을 영영 잃게 되므로 다음날을 약속하자고 해야 하는 것이다.

돈을 얻는 것과 곤란한 일을 해결해 주는 일 중에서 돈을 얻는 편이 낫다는 것은 물론이다. 그러나 〈바쨔야나〉는 돈은 단지 그것만으로 그치지만, 한 번 일어난 곤란한 사건은 그대로 두면 어떤 결과를 초래할는지 모른다고 주장한다.

다만 곤란한 일이 큰 일인가 작은 일인가에 따라 좌우될 수 있는데, 작은 곤란은 비교적 쉽사리 제거할 수 있을 것이다. 그러나 무엇보다도 여자에게는 어떤 곤란한 때에도 틀림없이 도와 줄 수 있는 남자가 선택되어야 한다.

그리고 그의 곤란한 일의 크고 작음에 대해서도 고찰될 필요가 있다.

집을 지을 때, 저수지를 만들 때, 다리를 가설할 때, 〈아그니쨔트야〉(시외의 떨어진 곳에 작은 집을 지어, 이 속에 곡물이나 기타 귀중품을 넣고, 이것에 불을 놓아 〈아그니〉, 즉 화신에게 바친다), 바라문에게 다른 종족으로부터 암소 1천 마리를 보시케 하는 일(바라문에게 창부가 직접 보시하는 것은 법전에 금지되어 있기 때문에), 그리고 신전·예배·제례·공물 등의 준비, 여자는 이러한 곤란한 일이나 자선행위에 필요한 돈은 그의 정부情夫로부터 얻을 것이다.

이상과 같이 창부의 일과 여러 가지 이익에 대하여 기술되어 있다.

이들 창부는 이러한 이익을 얻기 위해 머리끝부터 발끝까지 장식물을 달고 호화로운 저택을 세워 살며, 이를 장식하기에 값비싼 은그릇이나 좋은 가구와 많은 노비를 부린다.

이것들은 미모로써 많은 정부와 교접한 결과로 이룩된 창부의 이익인 것이다. 그녀들은 깨끗하고 아름다운 옷을 입고, 좋은 음식을 먹고, 필요한 향료, 〈베테르〉나 약간의 황금으로 장식한다. 이것은 가장 열등한 종족의 창부인 〈쿰바다시〉가 만족하게 생각하는 생활이다.

이와 같이 우등종족과 열등종족 및 그 중간에 위치한 종족들에게서 창부가 얻을 여러 가지 이익이 있다고 학자들은 말하고 있다.

그러나 〈바짜야나〉는 그 지방의 습관, 시기, 특별한 사람들의 부력이나 능력, 남자의 애정의 정도 등에 의하여 창부가 얻을 이익이 다르고, 그녀들이 해야 할 의무가 각각 다르며 어떤 종족에게도 통할 공통적인 것은 있을 수 없다. 착한 마음씨를 가진 창부는 다음과 같은 사정에 의하여 그 정부로부터 얻는 적은 돈과 담담한 애정생활에 만족한다. 이것은 다음과 같은 경우다, 라고 강조하고 있다.

정부가 다른 여자에게 반하여 그녀에게로 가려는 것을 꾀어서 계속 자기에게 머물게 할 경우, 혹은 기능이 있는 남자와의 교접에 있어서 그 남자가 남자로서의 가치가 있으며, 그와 함께 함으로써 자기도 다른 사람의 선망을 얻으려고 할 경우.

혹은 곤란한 일을 당하여 남자의 원조를 얻으려고 할 경우, 또는 전에 교접하던 정부가 일찍이 어느 정도 도와 주었으나 현재는 돌아보지 않아 수익이 적고, 그 때문에 말썽 없이 그와 헤어지려 할 경우, 그리고 그 남자의 결점을 발견하여 아무 말썽 없이 손을 끊으려 할 경우나, 여자가 남자를 열렬히 사랑하여 다만 그 사랑 때문에 그 남자에게로 가려 할 경우 등이다.

만일 여자가 그 남자에게로 가게 되면 그녀의 가치가 높아지고 신용이 커질 희망이 보일 경우나, 또는 큰 곤란한 일로부터 벗어날 수 있을 경우에는 애정에 대한 어떠한 보수도 요구하지 않는다.

여자는 다음과 같은 사정에서는 정부로부터 돈을 받으면 안 된다.

1 그 남자를 버리고 다른 남자를 얻으려고 할 경우.

2 남자가 결혼하기 위하여 머지 않아 여자와 헤어질 경우.

3 남자가 창부에게 제공하던 것을 절약하여 선량한 생활로 돌아가려고 계획할 경우.

4 〈앙크샤〉(지배차)가 되는 어른, 즉 주인이나 아버지가 오면 현재의 자기 지위를 잃게 될 경우.

5 남자가 바람기가 있을 경우.

다음과 같은 경우에는 정사情事의 약속을 기대하여 그 남자의 앞으로 가야 한다.

1 남자가 머지 않아 왕자王者가 주는 선물을 얻을 경우.

2 남자가 머지 않아 좋은 지위를 얻을 경우.

3 왕궁 가까이에 살거나, 봉급자의 봉급날이나, 상인의 경우에는 상품을 가득 실은 수레가 도착했을 때, 농민이 추수를 했을 때 등은 여자의 요구를 쾌락快諾하여 잘 따르기 때문에 그가 주는 것은 결코 헛된 것이 되지 않는다고 믿어질 경우 등이다.

이에 관하여 다음과 같은 글이 있다.

창부는 많은 노력으로 돈을 번 남자, 왕자王者를 마음대로 하는 남자, 잔학한 성질을 가진 남자 등과는 현재나 장래를 통하여 계속 경원해야 한다.

혹은 곤란한 일로부터 벗어나기 위하여 힘을 빌 필요가 있을 경우와 그 남자를 가까이하여 지위와 신용을 얻으려 할 경우에는, 어떤 구실로써 그에게 접근하여 되도록 손에 넣어야 한다.

여자를 기쁘게 할 때는 어떤 작은 일이라도 많은 돈을 아까워하지 않고, 관대하고 열정적인 남자라면 여자는 그 남자에게 접근하기 위해서는 돈을 빌어서라도 그 남자에게 달려가야 한다.

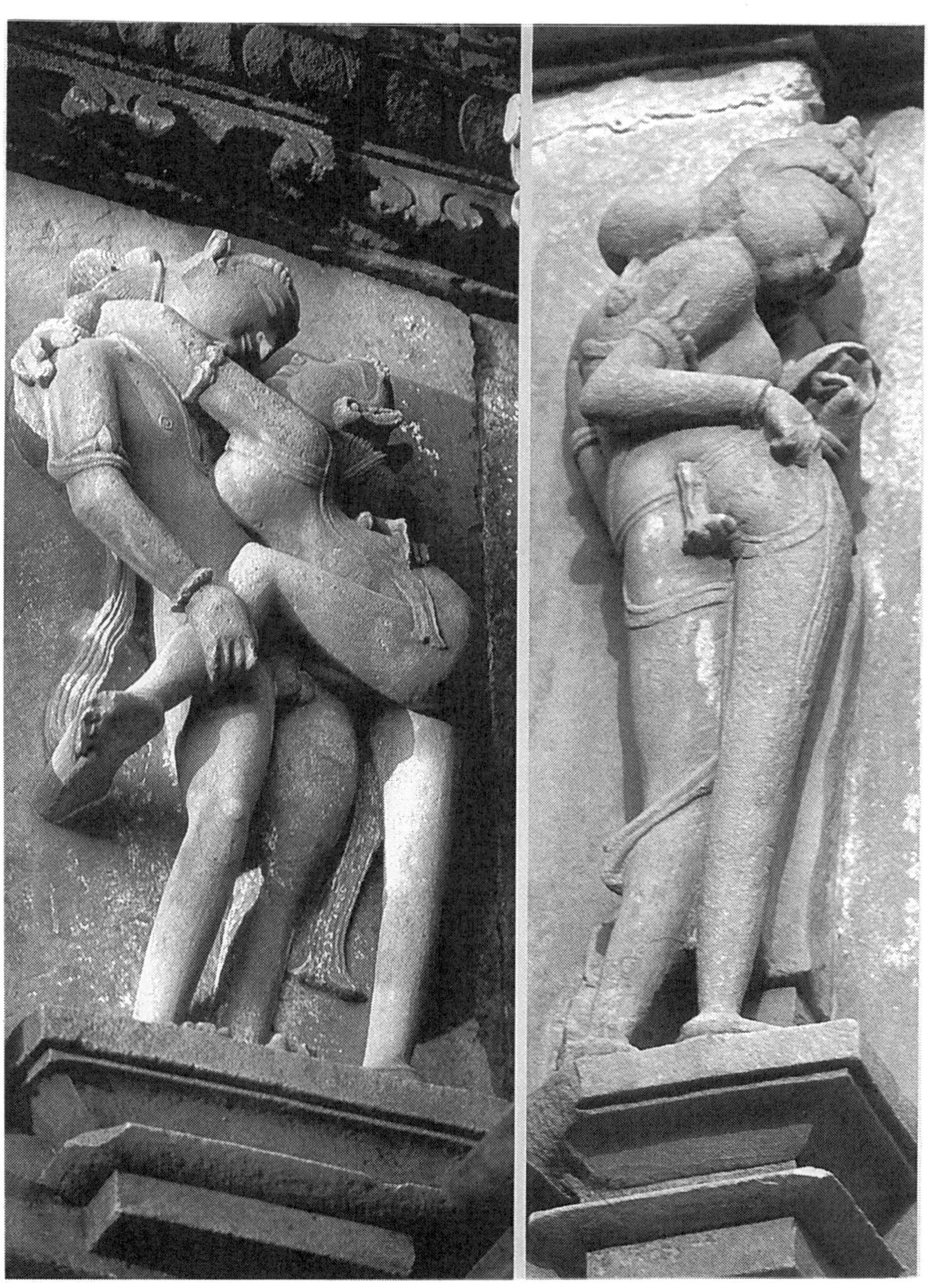

미투나像과 天女像. 칸다리아 마하디바 사원

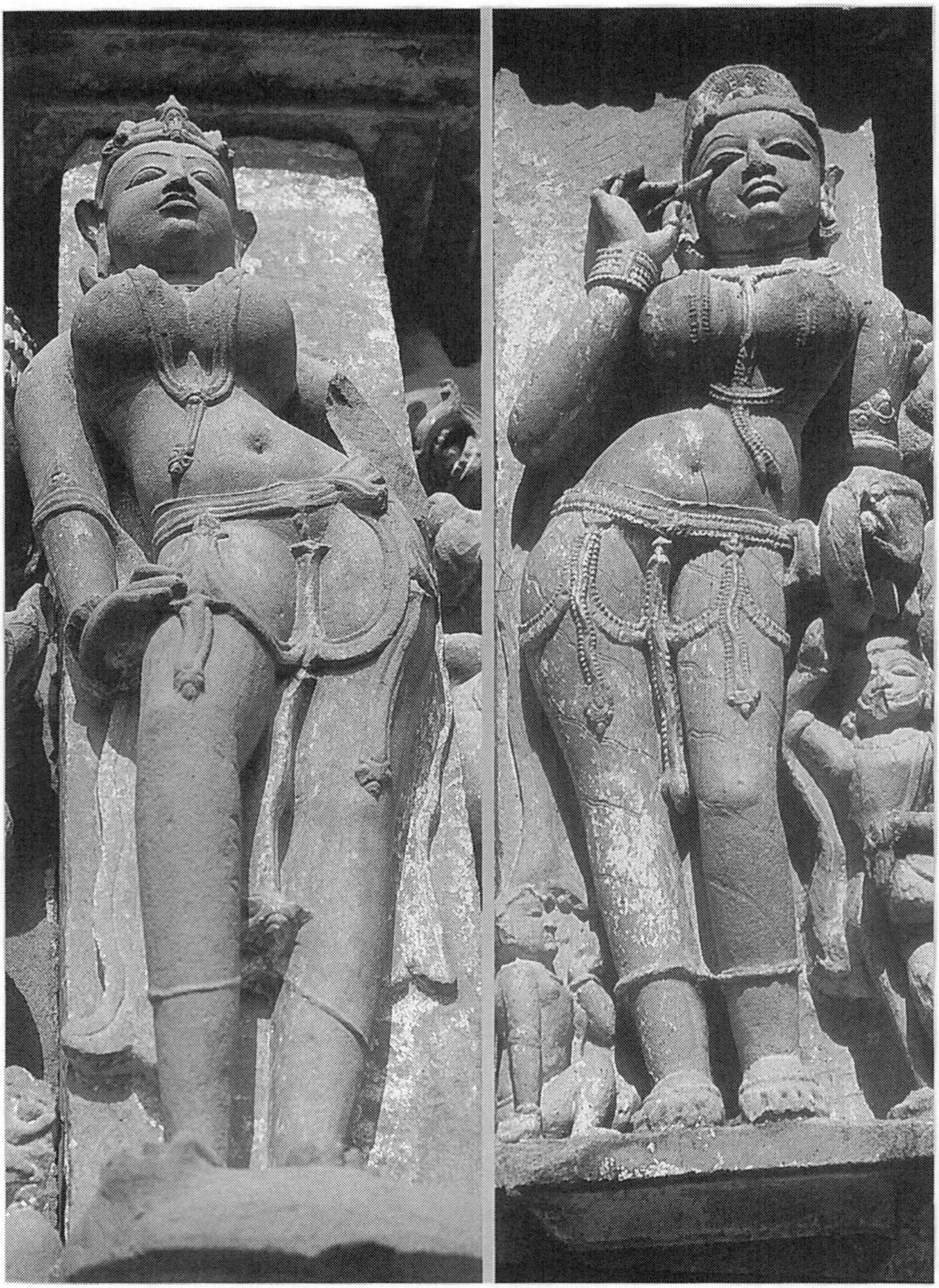

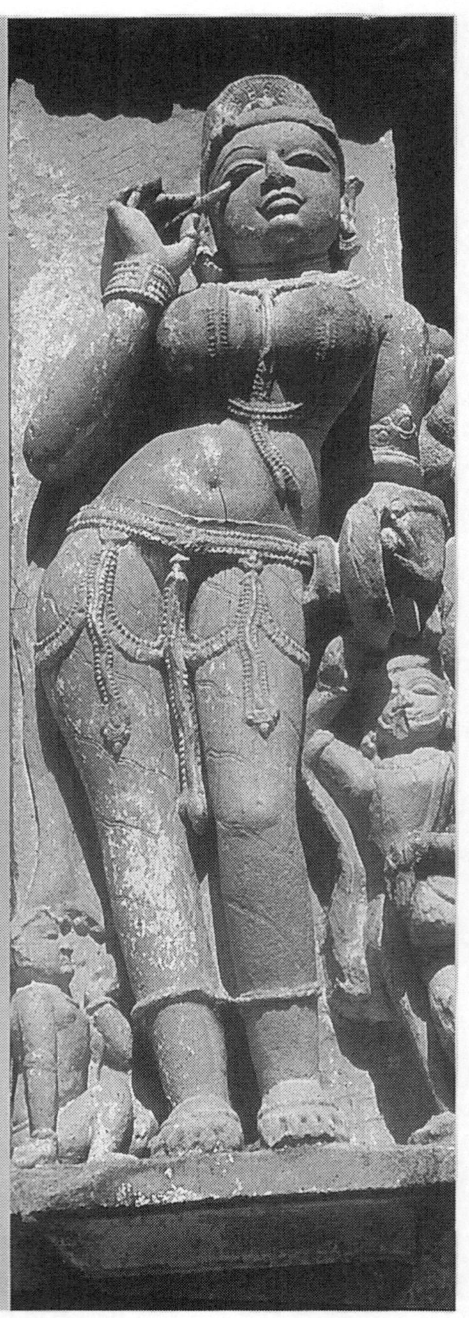

天女像. 칸다리아 마하디바 사원

제6장 정부情夫를 선정하기 어려울 때

이익이라는 것을 생각할 때, 그 이익이 나쁜 결과나 혹은 곤란한 일을 가져오기도 하고, 또는 다른 생각지도 않았던 이익을 가져오는 일도 있다. 그러므로 여자가 행동함에 있어서는 과연 이익이 될 수 있을는지, 또는 나쁜 결과가 초래될는지를 생각하게 된다. 나쁜 결과는 다음과 같은 원인으로부터 비롯된다.

1 정확한 판단의 결여.

2 남자에 대한 맹목적인 사랑.

3 자부심이 지나친 것.

4 오만.

5 지나친 기대.

6 잔꾀를 부리는 것.

7 고지식한 것.

8 남자를 지나치게 믿는 것.

9 지나치게 융통성이 없는 것.

10 부주의와 모험을 하는 것.

11 운명의 작용.

그 결과는 돈을 낭비하고, 신용을 잃고, 기대한 이익을 얻지 못하며, 그외에 현재의 가진 바를 잃고, 남의 비난을 받으며, 몸의 고통을 받고, 단발을 하게 되고, 속박을 당하고, 매를 맞아 신체의 일부(즉 귀나 코)를 잃게 된다. 그러므로 여자는 비록 돈이나 그밖의 이익이 얻어지더라도 이러한 나쁜 결과로부터 벗어나기 위하여 그러한 결과를 가져올 일은 회피해야 한다.

〈알타〉(實利[財寶])에는 세 가지 종류가 있다.

〈알타〉(돈), 〈카마〉(사랑), 〈달마〉(正義)의 세 가지 종류가 있고, 불이익에도 세 가지가 있다. 즉 〈안알타〉(惡), 〈아달마〉(不法), 〈도샤〉(過失, 憎惡)

등이 그것이다.

〈아누반다〉, 즉 요행의 결과는 이 〈알타〉와 〈안알타〉 중 어느것을 요구할 경우에 일어나는 것으로서, 때로는 그 사람의 행동에 의해서 일어나는 결과이다.

이들 중에서 이 두 가지 결과에 관련되는 것, 즉 어떤 좋은 결과가 일어나는 것과 그 반대의 경우에는 단순한 것이라고 생각할 수 있다.

두 가지 이상의 결과가 일어나서 그 중의 하나나, 또는 기타의 확정하기 어려운 결과를 일으키는 경우에는 이것을 〈상키르나〉, 즉 양자택일의 혼합이라고 한다.

만일 같은 행동에 의하여 두 가지 결과, 즉 선악의 두 결과가 생기면 그 행동을 〈우바야트 요가〉라고 하는데, 이는 두 가지 결과를 가져오기 때문이다.

때로는 같은 행동이 여러 가지의 결과를 가져오는데, 이것을 〈사만타트 요가〉라고 한다. 그것은 모든 방면에 결과를 생기게 하기 때문이다. 이상에서 설명한 한 원리의 예를 든다.

이로움인 〈알타〉의 3요소는 이상에서 말한 바와 같고, 그의 반대가 곧 불이익인 〈안알타〉이다.

가령 여자가 어떤 가치 있는 남자와 교접하여 이익을 얻거나, 또는 남이 요구하는 바의 대상이 되기도 하고, 그리고 신용을 얻어서 다른 사람들의 모범이 되면 이는 〈알타반다〉라고 하여, 돈과 같은 주요한 목적에 요행스러운 이익을 혼합한 것이 된다.

또 여자가 어떤 남자와 관계를 맺을 경우, 여자는 남자로부터 그 대가를 지불받은 것 외에 어떤 다른 것을 얻지 못하면 이는 〈닐아누반다알타〉라고 하여, 돈의 목적에 다른 어떤 것도 따르지 않는 것이 된다.

어떤 남자가 부정한 수단으로 얻은 돈을 가지고 여자에게 왔을 때, 그녀가 그로부터 돈을 정당히 받았든 혹은 훔쳤든간에 남으로부터 신용이나 가치를 잃게 되는 것은 물론이고, 때로는 관리에 의해 돈까지도 몰수당하게 될 경우도 있을 것이다.

또한 재판을 받고 유죄판결이 난 죄인이나, 신분이 도적인 사람으로부터
얻은 돈은 그녀의 평판이나 신용을 잃게 할 우려가 있다.

이것은 〈알타 안알타반다〉라고 하는데, 나쁜 결과와의 혼동된 한 예이다.

또 여자가 자기의 많은 돈을 지출해서라도 어떤 큰 곤란을 벗어나기 위해
서나, 또는 보다 많은 비용의 손해를 방지하기 위해서 군인가족 혹은 권력
있는 남자와 사귀면 이는 〈안알타 알타〉라고 하여 소비가 다른 이익과 혼
동된 것이 된다.

인색한 남자나 악한 계책을 꾸미는 남자는 고귀한 사람인 체하면서, 교접
한 여자를 속여서 돈을 지불하지 않을 뿐 아니라, 때로는 여자 자신이 그에
게 속아서 자기 돈을 남자에게 주는 경우가 생기는데 이는 〈안알타〉, 즉
〈알타〉의 손실을 보는 예이다.

또한 어떤 인색하기 짝이 없는 남자가 어쩌다가 왕자王者의 사랑을 받아
냉혹하게 권력을 휘두르는데, 이런 자가 여자와 사귀어 앞에서 말한 바와
같이 돈을 주기는커녕 여자의 돈을 쓰게 했기 때문에 여자가 그를 버리면
그는 오히려 그녀를 미워하고 보복한다. 이런 것은 불이익인 〈안알타〉에
따라서 일어나는 손해이다. 즉 처음의 손실이 더 커져서 최후의 나쁜 결과
를 가져오게 한 경우다.

이와 같이 정법正法과 사랑이 〈아누반다〉, 즉 다른 요행적인 결과를 초
래한 경우도 이와 비슷하다. 왜냐하면 상술한 결과를 초래하기 때문이다.

다음에는 순수한 회의懷疑에 대한 예를 들겠다.

우연히 어떤 일로 해서 여자로부터 환대를 받은 남자가 그 대가인 돈을
지불해 줄 것인가 아닌가 하는 의심이 생기는 경우, 이것은 이익인 〈알타〉
에 대한 순수한 회의이다.

여자가 남자를 사로잡고, 그 남자가 과도하게 돈을 낭비한 때문에 신세를
망치다시피 되었을 경우, 여자가 그로부터 돈을 더 바랄 수가 없다고 하여
남자를 버리는 것은 과연 올바른 행동인가 아닌가에 관한 의문이 생긴다.
이것을 〈달마 산샤〉(정의에 대한 의념)라 한다. 진실로 사랑할 정인情人을

얻지 못하였을 경우, 여자가 자기의 노복이나 신분이 낮은 자와 교접한 결과로 사랑의 만족이 채워질 것인가 아닌가의 의문이 생긴다. 이것을 〈카마 산샤〉(사랑의 의념)라 한다.

남자가 〈크샤트리야〉(무사계급)로서 진실로 사랑은 하지 않으나, 그는 지극히 권력이 있고 여자가 그와 교접하기를 피하면 어떤 해를 당할지 모른다는 의문이 생긴다. 이것을 〈안알타 산샤〉(이롭지 않은 의념)라 한다.

남자가 여자에게 어떤 이로움은 없으나, 자기에게 지극한 애정을 가지고 있다. 여자가 그 남자를 버릴 때는 반드시 〈피트리〉의 세계, 즉 죽음의 세계로 가게 될 것이다. 여기에 있어서 그를 버리는 것은 과연 옳지 않은 〈아달마〉의 행위가 아니겠는가의 의문이 생긴다.

사랑할 상대를 발견할 수 없기 때문에 성욕의 만족만이 단순한 목적이 되고, 마음에 들지 않는 남자와 교접할 경우에라도 과연 여자는 사랑을 느끼고, 그에 대하여 불쾌나 증오를 느끼지 않을 수 있을까 의심한다. 이것은 〈도베샤 산샤〉(미움의 의념)이다.

이와 같이 〈숫드하 산샤〉, 즉 순수한 의문의 경우가 기술되어 있다.

다시 말해서 긍정과 부정이 포함된 경우를 말한다.

다음은 〈상키르나 산샤〉에 대해서 기술하겠다. 이것은 두 가지, 혹은 그 이상의 결과가 일어나는 복잡한 의문이다. 즉 이 남자는 어디서 온 사람인지 그 성질도 전혀 모르지만, 이 남자는 왕자王者나 귀족에 대하여 많은 영향력을 가지고 있다.

또한 남자가 신성한 직업을 가지고 있는 독신자, 혹은 청정한 일에 종사하여 행자行者의 생활을 하고 있으면서 여자에게 강한 애착을 가지고 죽음을 무릅쓸 정도로 열정적인데, 이런 사람을 한 친구가 소개한다면 자기도 이 남자에게 이끌리기가 쉽다. 그리하여 이 남자와 교접하는 것이 과연 〈달마〉(正法—正義)인지 혹은 〈아달마〉(罪惡)인지에 관하여 의문을 갖게 된다.

이 남자의 참된 성질은 어느 누구도 모른다. 만일 여자가 이 남자의 좋고 나쁜 것을 가리지 않고 이와 교접하면 그 결과 과연 사랑이 생길 것인가, 또는 미움이 생길 것인가의 의문이 생긴다.

때로는 여러 가지 결과 중에서, 위에서 말한 두 가지 이상의 결과가 일어날 경우에는 그의 부정적인 의문이 생기기 때문에 그 결과는 복잡하게 된다.

이와 같이 〈상키르나 산샤〉, 즉 많은 여러 가지 결과가 생기는 의문이 씌어져 있다.

다음은 〈우바야트 요가〉, 즉 동일한 행동으로 이중의 결과가 생기는 경우를 들겠다.

때로는 새로운 정부情夫와 교접하면서 그 남자로부터 돈을 얻는다. 경쟁자가 나타났을 경우에는, 이미 그녀와 교접한 옛 애인은 이전에 그녀에게 지불한 것보다 더 많은 돈을 줄 것이다. 이것이 〈우바야트 알타〉, 즉 동일한 행동으로 이중의 이익을 얻는 경우이다.

또 여자가 자기 돈을 쓰면서 이로움이 없는 남자와 교접하고 있으면, 그녀를 사랑했던 정부는 그 여자의 행동에 분노하여 도와 주는 것을 중지하거나, 혹은 이전에 준 것을 되찾으려고 할 경우가 있다. 이것은 〈우바야트 안알타〉, 즉 동일한 행동으로 이중의 손해가 생기는 경우이다. 또한 새로 얻은 정부와 교접하는 데 있어서, 그 남자가 과연 돈을 줄는지 확실치 않고, 이러한 행동 때문에 이전의 정부가 과연 경쟁심으로 보다 많은 돈을 줄 것인지 분간하기 어려울 경우에는, 이 두 남자로부터 어떤 돈도 얻어지지 않을 위험이 있다. 이것은 〈우바야트 안알타 산샤〉라 한다.

〈웃다라카〉에 의하면, 〈우바야트 요가〉의 설명은 이상에서 설명한 바와 같다.

〈바부라비야〉라는 학자는 〈우바야트 요가〉란 말을 설명하여 다음과 같이 말하고 있다.

만일 창부가 새로운 정부와 교접하여 그 남자로부터 돈을 얻고 있으면서도 예전에 사랑하던 옛 정부가 비록 현재 그녀와 교접하고 있지는 않더라도 돈을 주는 수가 있는데, 이것은 〈우바야트 알타〉, 즉 한 가지 행동으로 얻어지는 이중의 이익이라고 한다.

만일 정부가 있는 여자가 딴 남자와 정을 통하고 있으면서도 실제에 있어서는 그 남자로부터는 아무런 도움도 얻지 못하고, 오히려 자기 돈만을 쓰게 되는데다가 설상가상으로 정부가 그 사실을 알고 그녀에게 공격을 가하는 경우가 있는데, 이러한 것을 이중의 손해, 즉 〈우바야트 안알타〉라고 한다.

여자 쪽에서는 비록 돈을 내지 않아도 새로운 정부와 교접하여 과연 돈이 얻어질 것인지 아닌지에 관한 의문이 생긴다. 또한 이전의 정부가 아직도 그녀를 사랑하고 있을는지 어떤지도 모를 뿐더러, 만일 사랑하고 있을지라도 교접하지 않는데도 돈을 줄는지 안 줄는지가 의심스러울 경우가 있는데, 이것을 〈안우바야트 알타산샤〉(쌍방에 있는 〈알타〉의 의념)라고 한다.

만일 여자가 어떤 남자와 가까이하려고 하는데, 권력이 있는 이전의 정부가 새로운 애인을 미워하여 이 남자에게 어떤 위해危害를 가하지나 않을까 하는 의심이 생긴다. 이것을 〈우바야트 안알타 산샤〉(쌍방에 있는 〈안알타〉의 의념)라고 한다.

위와 같은 결과가 여러 가지 혼합되어 〈상키르나 산샤〉, 즉 여러 가지 경우의 어느쪽이나, 또는 기타에 관한 의문은 다음과 같이 생기는 것이다.

이 남자로부터 〈알타〉가 있고, 또 저 남자로부터도 〈알타〉가 있겠는지.

이 남자로부터 〈알타〉가 있고, 저 남자로부터는 〈알타 산샤〉가 있을 수 있겠는지.

여기에는 〈안알타〉가 있고, 거기에는 〈안알타 산샤〉가 있으며, 여기에는 〈알타〉의 의념이 있는 동시에 저기에는 〈안알타〉의 의문이 있을 경우가 있다.

이와 같은 〈바부라비야〉의 여러 가지 엇갈린 결과가 나타나는 혼합된 것 여섯 가지에 대한 기술이 이상으로 끝났다.

그러므로 창부들은 그의 동업자인 친구들과 상의하여, 그의 실제적인 사정을 잘 살펴본 후에 행동하고, 아무리 〈안알타〉의 의문이 있더라도 〈알타〉를 얻도록, 혹은 어떤 큰 어려움이라도 벗어날 수 있도록 좋은 기회가 있을 수 있는 곳에 이웃하여 살도록 해야 한다. 이상 〈우바야트 요가〉에 대한 글이 끝났다.

〈비타〉(음탕자) 등은 그의 공동의 향락을 위해서 한 사람의 여자를 둔다. 이것을 〈고슈트히파리그라하〉라 한다. 이렇게 하여 여자는 한 사람으로부터 다른 사람에게 돌아가면서 그 사이에서 경쟁을 일으켜, 그로써 돈을 얻는 것이다.

〈스바산타카〉(봄의 축제)와 같은 축제일에 여자의 어머니는 이들 남자, 즉 그녀가 희망하는 것을 채워 줄 수 있는 남자에게 가게 한다. 그리하여 경쟁을 시켜 남자에게서 교묘히 돈을 얻어내도록 한다.

만일 한 사람으로부터 〈알타〉가 있으면, 다른 사람으로부터도 또한 이와 같이 있고, 만일 〈안알타〉가 한 사람에게 있으면 다른 모든 사람에게서도 그것이 있게 되는 것이다. 만일 〈알타〉가 그들의 반에게 있으면, 나머지 반도 또한 돈을 줄 것이다. 그리하여 모두가 돈을 준다. 또한 〈안알타〉가 반에게 있으면, 나머지 반에게도 또한 〈안알타〉가 있는 것이므로 모두에게서 〈안알타〉가 나타난다. 이것을 〈사만타 요가〉(즉 모두에게 선악의 결과가 나타남)라 한다.

위에서 말한 경우에 있어서도 주로 〈알타 산샤〉, 즉 결과가 〈알타〉인지 〈안알타〉인지에 관한 의문이 생긴다. 그의 혼합도 이와 같이 하여 이루어진다. 〈달마〉 및 〈카마〉에 관하여도 또한 같은 혼합이 생긴다.

이상으로 〈알타〉·〈안알타〉·〈아누반다〉·〈산샤〉 등에 대한 기술이 끝났다.

창부에는 다음과 같은 종류가 있다.

1 쿰바다시—하등의 창부.

2 파리챠리카—하녀로서 주인의 소실이 된 여자.

3 크라타—남편이 있고, 그러면서도 다른 남자와 교접하는 여자.

4 스베리니—남편이 있으면서도 예사로이 남과 교접하는 바람둥이 여자.

5 나티—표면상 여자역을 하여 다른 남자와 정사를 하는 자.

6 시르파카리카—어떤 세공업을 하면서 은근히 매춘부 노릇을 하는 자.

7 푸라카슈비나슈타—공창公娼.

8 루파지바—미모를 남자의 향락을 위해 파는 여자.

9 가니카—어떤 정해진 규율을 지니고, 창부 중에서도 명예가 있는 높은 종족.

이상과 같은 모든 종족에 대하여, 남자에게도 또한 그 지위나 기타 여러 가지 상황에 따라 여러 가지 다른 종류가 있다.

1 남을 잘 원조하는 자.

2 정인情人을 기쁘게 하는 기능이 있는 자.

3 돈을 얻는 방법으로 여자를 대하는 자.

4 절교하였다가 화해하여 여러 가지 이익이나 요행으로 좋은 결과를 노리는 자.

5 〈알타〉에 관한 의문으로 접하는 자.

6 기타.

이에 관한 다음과 같은 글이 있다.

남자가 성적 향락을 요구하는 것과 같이, 여자도 또한 같은 목적으로 행동한다.

법전의 주요 목적은 정사情事의 바른 행위를 규정함에 있으므로, 여자는 이 문제에 관하여 법전을 잘 배워야 한다.

성적 향락을 좋아하여 오직 사랑 때문에만 행동하는 여자가 있고, 또 돈 때문에만 행동하는 여자가 있다. 전자의 행동은 이 책의 앞부분에서 설명했다. 이 창녀편에서는, 즉 돈 때문에만 행동하는 여자인 〈베슈야〉에 대하여 씌어져 있다.

제 7 편

비결편 秘訣篇

제1장 정력·매혹·미모 등을 보존하려면

이상과 같이 성애학性愛學의 전반에 걸친 기술을 마쳤으나, 기술된 방법이나 가르침에 의해 오히려 만족할 수 없을 때는, 남자는 〈아우파니샤디캄〉(비결편秘訣篇), 즉 미모나 기타의 목적을 얻는 비결을 알아서 그에 의지해야 한다. 미모나 지능이나 젊음, 관대한 성품 등은 모두 사람을 끄는 힘이 되는 것이다.

〈다가라〉·〈크슈타〉·〈타리사〉와 같은 나뭇잎을 가루로 하여, 그 분말을 몸에 바르면 아름다운 얼굴이 된다. 이들 나뭇잎의 분말을 모두 개어서 이것에 〈아크샤타이라〉(訶梨勒의 종류)를 섞어 비단이나 솜에 발라서 이를 태워, 그 기름과 탄 재를 접시에 담아서 이를 혼합하여 〈안쟈나〉(눈썹가에 칠하는 화장품)를 만들어 눈에 화장하면 아름다움이 더해진다.

〈부나르나바〉·〈사하디비이〉·〈사리바〉(약초 이름)·〈크란타〉·〈우트파라〉 등의 식물 잎에서 〈타이라〉(약용의 기름)를 짜서 이것으로 목욕하거나, 상기한 식물의 잎을 가루로 만들어 화륜花輪에 바르고, 그것을 몸에 달면 아름다워진다. 홍련·백련의 꽃과 〈나가케사라〉(나무 이름)를 잘 말려서 분말로 이를 만들어, 이에 우유와 꿀을 섞어 먹으면 남자의 힘을 세게 한다.

또한 위에 쓴 분말을 〈다가라〉·〈타리사〉 및 〈타마라〉 등의 분말에 섞어서 몸에 바르고 목욕하면 피부가 아름다워진다.

공작의 오른쪽 눈, 범의 왼쪽 눈의 눈알을 빼서 금을 입혀, 반지나 목걸이로 만들어 오른손에 끼면 아름다움을 더한다.

〈바다라〉의 열매, 즉 대추씨 또는 〈샨카〉(소라)에 황금을 입혀, 〈아달바베다〉 성전聖典의 규정에 의하여 주술呪術을 행한 장식을 오른손에 착용하면 같은 결과가 얻어진다.

이것은 지극히 천한 하녀를 의방醫方에 의하여 매력 있는 아리따운 소녀로 만드는 방법이니, 이 여자는 월경기에 달하면 1년간을 주의하여 젊은 남자와 교접하는 일을 피해야 한다. 가까이하면 죽는다고 소문을 퍼뜨려서 가까이 갈 수 없다는 사실만으로, 젊은 남자의 호기심을 끌어 그녀를 사랑하는 마음을 일으키게 된다. 그리하여 경쟁자 중에서 가장 열정적인 자에게 그녀를 주도록 한다.

그리하여 창부로서 그 여자가 기예에 능하고, 품격이 뛰어나고, 아름답고, 부유한 여러 가지 조건 등은 남자의 마음에 들게 될 것이며, 이와 같은 여자는 그에 상응한 조건을 갖춘 남자와 결혼하게 될 것이다.

따라서 이러한 여자는 젊은 남자와 교제하는 것을 조심성 있게 삼가도록 해야 한다. 그렇게 함으로써 여자의 매혹적인 힘이 더하게 되는 것이다. 그러나 여자는 어머니에게 알려지지 않도록 부유한 집의 젊은 남자들과 교제해야 한다.

젊은 남자들은 어머니의 감시를 무릅쓰고 여자가 몰래 집을 나와서 남자를 만나는 것을 더욱 좋아하는 것이니, 이와 같이 그들이 서로 만나는 장소는 음악실(거기에서 그들은 음악·무용 등을 같이 배운다), 여자 행자行者의 집, 혹은 전당殿堂, 화원 등과 같은 곳이 될 것이다. 어머니는 딸의 최초의 결혼비를 제공하는 남자에게 그녀를 먼저 준다. 혹은 어머니는 여자의 최초의 결혼비로서 예정한 돈의 모두가 얻어지지 않을 경우에는, 자기 돈을 다소 지출하지 않으면 안 될 경우도 없지 않을 것이다. 그런 때는 그 총액이 그 남자에 의하여 주어졌다고 말할 것이다. (여자의 가치를 이로써 높인다.) 이렇게 하여 결혼식이 풍습대로 이루어진 후 약정한 돈을 지불하고, 여자의 처녀성을 빼앗는 결혼식이 행해진다.

또한 어머니는 자기 딸이 기능에 뛰어난 남자와 교제하는 것을 묵인하고, 그 뒤에 이런 사정을 연장자에게 알려 허락을 받고, 어머니가 모르는 동안에 그 남자가 자기 딸과 교접하였다고 하여, 남자로 하여금 그녀의 결혼비로서 정해진 금액을 지불할 것을 정하게 하는 경우도 없지 않다.

또한 딸의 결혼 상대자가 없을 경우, 딸에게 정사情事를 가르칠 필요가 생기면 어머니의 친구나 혹은 시녀로 하여금 이것을 가르치게 한다. 딸이 《카마 수트라》의 지식을 얻고, 성교의 여러 가지 동작을 배워서 성년기에

도달하면 영리하고 사랑스러운 소녀로서 알려지게 될 것이다. 이렇게 하여 남자를 얻게 되는 것이다.

이것은 옛날부터 취해져 있는 방법이다. 창부는 한 남자와 결혼한 후에, 1년 동안은 그 남자에게 국한된다. 그후에는 그 여자의 자유로 행동할 수 있다.

그러나 1년간이란 기간이 지난 뒤에도 만일 이 남자(최초의 남편)가 와서 여자를 취하고자 할 때는, 여자는 다른 정부情夫로부터 얻어질 이익을 포기하더라도 그날 밤은 그와 더불어 지내야 한다. 이것은 창부간의 결혼규정으로서, 만일 이를 엄수하면 행복을 누릴 수 있을 것이다. 〈나타〉(가무를 직업으로 하는 남자)의 딸인 경우에도 또한 이와 같다.

이상으로 미모를 유지하는 방법에 대한 글을 맺는다.

다음은 〈바시카라남〉(사람을 매혹시키는 방법)을 설명하겠다. 이것은 무용이나 음악의 기술을 배운 남자에게 적용될 것이다.

만일 남자가 〈닷두라〉(사람을 흥분시키는 식물)·〈마리짜〉(호초)·〈피트피리〉(호초류) 등을 꿀로 섞어서 그것을 남근에 바르고 여자와 성교하면 마음대로 여자를 황홀케 만들 수 있다. 〈부닷드반타〉의 잎, 〈무리타카〉·〈니르마르야〉(死者의 몸에서 딴 꽃이나 기타의 물품)와 공작의 뼈 등을 말려서 가루로 하여 혼합하고, 이 분말을 여자의 머리 위, 또는 남자의 발에 바르면 남자나 여자를 자유로이 할 수 있다.

자기 스스로 죽은 〈단다라카리카〉(독수리의 일종)의 분말을 꿀과 〈아마라카〉와 혼합하여 몸에 바른 후에 목욕하면, 그의 사랑하는 여자의 마음을 쉽게 얻을 수 있다.

〈바슈라〉·〈스누히〉·〈간다카〉 등을 잘게 썰어, 이것들을 〈마나후라〉(붉은 비소)·〈간드하파샤나〉(유황) 등의 분말과 혼합하여 건조시킨다. 이런 방법을 일곱 번 되풀이한 후에 이들의 세편細片을 분말로 하여 꿀과 혼합한다. 만일 남자가 이를 남근에 바르고 교접하면 여자는 완전히 남자의 뜻대로 된다.

만일 이 세편細片을 밤중에 불에 태워서 생기는 연기를 통해 달을 감상하면 달은 황금색으로 빛난다. 또한 이 분말을 원숭이의 똥에 섞어서 여자에게 던지면, 그녀는 다른 남자에게 결코 시집가지 않을 것이다.

〈브쨔간타〉(식물의 뿌리)를 〈망고〉의 기름에 섞지 않고, 〈신샤퍄〉(나무 이름)의 가지에 구멍을 뚫어 이것을 거기에 넣고 구멍을 막은 후에 6개월 동안 그대로 두었다가, 그후에 이를 꺼내어 몸에 바르는 향료로 만들어서 사용하면 여자의 마음을 잡을 수가 있다. 이것을 〈데바간타〉(신에게 사랑을 받는 자)라고 한다.

같은 방법으로 〈크하디라 사라〉의 세편細片을 적당한 나무 밑둥에 구멍을 뚫고, 그 안에 넣어두면 6개월 후에는 그 나무의 꽃이 향기를 가지게 된다. 이것을 몸에 바르면 여자의 마음을 잡을 수가 있다. 이것을 〈간달바칸타〉(〈간달바〉에게 사랑을 받은 자)라고 한다.

〈푸리얀구〉(만초의 일종)와 〈타가라〉(식물명) 등을 망고나무의 기름으로 혼합하여, 〈나가〉나무의 구멍에 넣어두어 6개월이 지나면 〈나가〉나무의 꽃이 향기를 가지게 된다. 이것을 몸에 바르면 여자의 마음을 잡을 수가 있다. 이것은 〈나가간타〉라고 하여 〈나가〉에게 사랑을 받는 것이라고 한다.

낙타의 뼈를 분말로 하여 〈부링가 라쟈 〉의 나무 액즙으로 개어서 이것을 태워 〈안쟈나〉를 만들어 낙타의 뼈로 만든 통 속에 넣고, 여기에 같은 양의 〈스로토〉·〈안쟈나〉(안치모니) 등을 더하여 눈에 넣으면, 눈을 아름답게 하여 남의 마음을 사로잡을 수 있다.

이와 같이 〈쥬에나〉(매의 일종)·〈바사〉(독수리의 일종)·공작의 뼈에서 〈안쟈나〉를 만드는 방법을 설명할 수 있다. 이상으로 약물을 사용하여 남의 마음을 잡는 방법을 마친다.

아무리 여자의 마음을 잡더라도 남자가 이것을 즐김에 있어서 몸이 허약하면 그 목적을 달성할 수 없으므로, 약물이나 기타의 방법으로 정력을 증강하는 방법을 설명하겠다.

〈웃쨔타〉(마늘의 일종)의 뿌리와 〈야스티마드후카〉(감초)를 우유로 삶아서, 여기에 설탕을 넣어 마시면 남자의 정력을 증강하고, 장시간의 심한 성교도 감내할 수 있다.

양이나 염소의 고환을 우유로 고아, 여기에 꿀을 섞어서 마시면 남자의 정력을 더할 수가 있다.

〈바다리〉·〈쿠시리카〉(나무 이름) 및 〈스바얀구부타〉 등을 섞어서 우유로 달인 것을 마시면 남자의 정력이 더해진다.

〈푸리야라〉·〈모라타〉(식물 이름) 등을 유즙으로 달인 것도 같은 효과가 있다.

〈슈링가타카〉(수초의 일종)·〈카세르〉(풀 이름)·〈마드후카〉(마의 일종)·〈고시라카코리〉(젖빛나는 약물) 등을 섞어 설탕·젖·치즈 등을 더하여 삶아 〈우드카리카〉, 또는 〈포리카〉(과자의 일종)를 만들어 일정한 분량을 먹으면 정력을 더하여 무수한 여자를 차례로 즐겁게 할 수 있다고 학자는 말하고 있다.

〈마샤카라〉(콩의 일종)를 물로 씻어서 검은 껍질을 벗겨, 흰 부분만을 삶아서 치즈에 넣어 물컹물컹하게 하여, 이것을 우유로 삶아 〈바야사〉(즙)로 만들어 꿀·치즈와 같이 먹으면 무수한 여자를 차례로 즐길 수 있다고 학자는 말하고 있다.

쌀을 〈챠타카〉(참새의 종류)의 알 노란자위와 같이 쪄서 죽을 만들어 물과 치즈를 넣어서 일정한 분량을 먹으면 위에서 말한 바와 같은 효과를 얻는다.

또 들깨의 겉껍질을 벗겨 새알의 노란자위와 혼합하여 〈슈링가타카〉(수초의 일종)·〈카세르〉(풀의 일종)·〈스바양구부타〉(밀가루)·〈마샤〉(콩)와 더불어 설탕·유즙·치즈 등을 더하여 쪄서 〈상야브〉, 또는 〈파나카〉(음료의 일종)로 만들어 일정한 분량을 마시면 앞에서 말한 것과 같은 결과를 얻는다.

치즈·꿀·설탕·〈마두후카〉(마의 일종) 등을 각각 2〈파라〉(〈파라〉는 3〈루비〉의 중량), 〈마드후카〉(마의 종류)의 1카루샤, 유즙 1〈부라트하〉(분량의 단위)를 섞어, 이들 6종류로써 〈아므리타〉(감로즙)를 만든다. 그것은 매우 맛이 좋고 자양분이 많아 정력 증강과 장수를 얻게 한다고 학자는 말하고 있다.

〈샤타바리〉·〈슈바단슈트라〉·〈구다〉(설탕의 일종) 등을 〈카샤야〉(전즙)로 만들어 〈핏피리〉(호초)와 〈마드후르카〉(꿀의 종류) 등을 섞어 이를 우유와 양의 치즈로 삶아, 일정한 분량을 〈푸슈야〉(제8의 성좌) 성좌의 달에 마시기 시작하면 맛이 좋고 자양분이 있어, 정력을 증진하고 장수하게 된다고 학자들은 말하고 있다.

〈샤타바리〉·〈슈바단슈트라〉·〈슈리파르니프하라〉 등을 가루로 만들어, 이를 4배 분량의 물을 부어 4분의 1로 달여서 〈푸슈야〉 성좌의 날로부터 매일 아침에 마시기 시작하면 맛이 좋고 자양분이 있어 정력이 증가된다고 학자들은 말하고 있다.

〈슈바단슈트라〉의 분말을 같은 분량의 〈야바〉(밀)의 가루에 섞어, 그의 2〈파라〉를 매일 아침에 마시면 맛이 좋고 정력을 증진하고 장생케 한다고 학자는 말하고 있다.

이상으로 정력 증진방법이 끝난다. 이에 관하여 다음과 같은 글이 있다.

정력 및 정욕을 증진시키기 위하여 약물을 조합하는 방법은 《야쥬르베다》·《베다》·《드비쨔탄트라》(모두 성전류)로부터 배워야 한다.

효과가 의심스러운 것, 생명에 해로운 것, 생물을 죽여서 얻은 것, 혹은 더러운 것으로부터 만든 것은 시험해서는 안 된다.

위에 쓴 방법으로 사람은 고행이나 종교적인 올바른 행위를 하며, 성전에 의해서도 비난을 받지 않으며, 바라문이나 친구의 축복을 받을 일을 실천해야 한다.

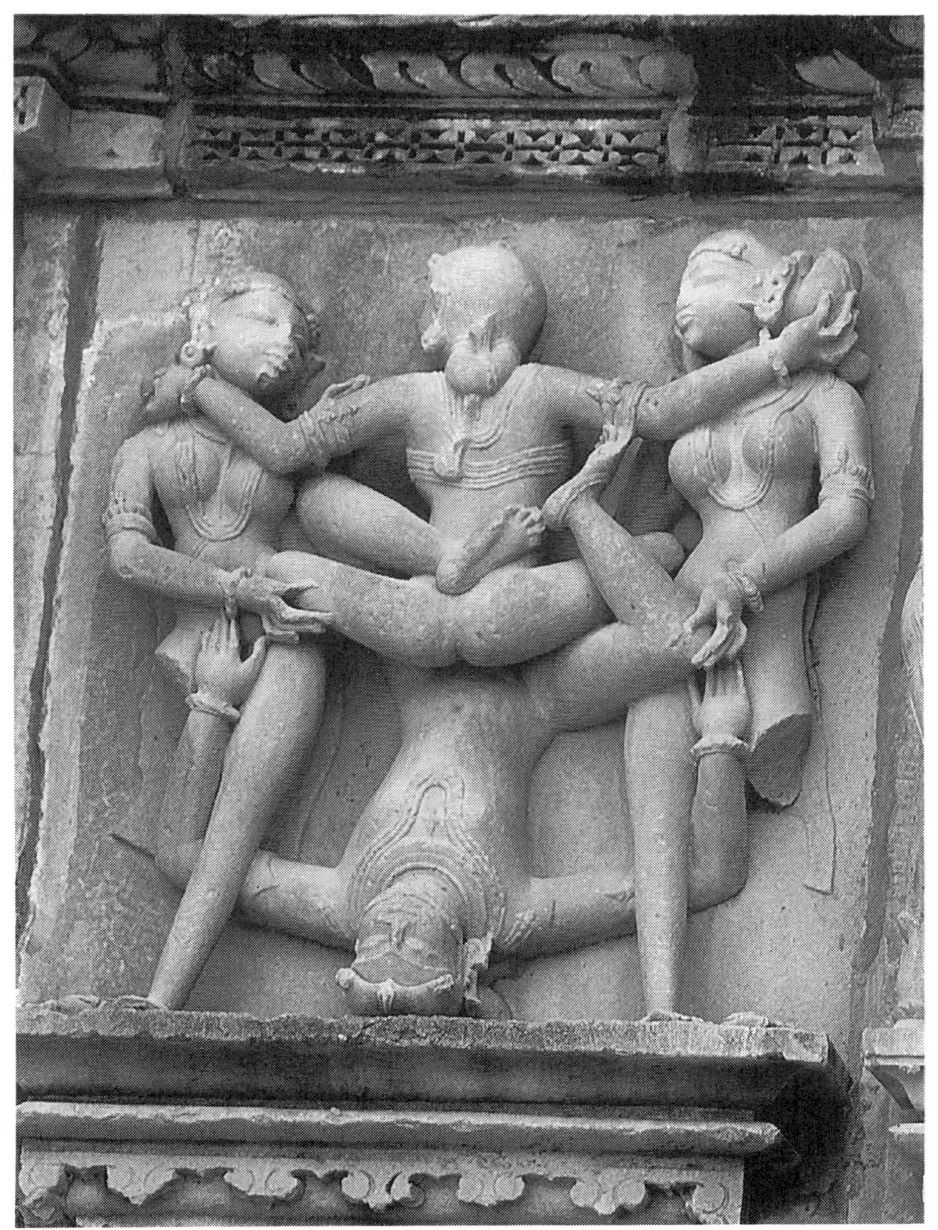

미투나像. 칸다리아 마하디바 사원

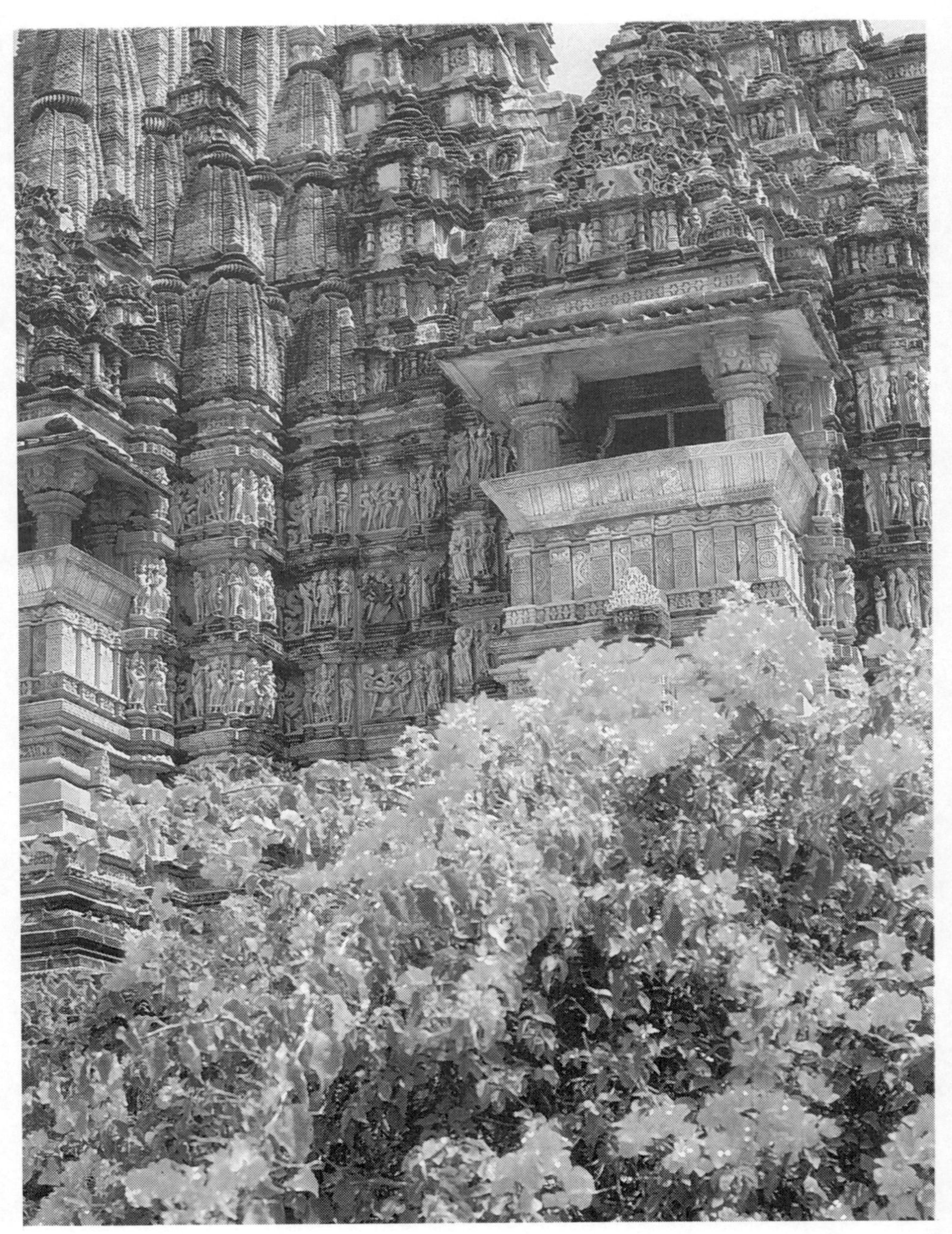

칸다리아 마하디바 사원

제2장 정력 감퇴방지법과 기타

만일 사람이 정력이 감퇴하거나, 또는 상실되어 성욕이 강한 여자를 만족시킬 수가 없을 때는 신속히 정력을 회복하여야 하며, 또한 어떤 다른 방법으로든지 여자를 만족시키지 않으면 안 된다.

남자는 교접을 시작하기 전에 음부陰部를 손가락으로 저어서 분비액이 나오게 만든 후에 교접을 시작해야 한다. 이것은 남자의 정욕을 증진시키는 한편 여자의 성욕을 속히 만족케 하는 전희가 된다.

성욕이 일어나지 않는 남자나 노인, 또는 뚱뚱한 남자, 한 번 교접하면 피로를 느끼는 자 등은 제2편 정교편情交篇에 의하여 정욕을 일으켜야 한다. 이러한 남자는 또한 여자를 만족시키기 위하여 남근의 모조품을 사용하도록 한다.

이들 모조품은 금·은·동·상아·뿔 등으로 만들어진다.

〈바부라비야〉는 주석, 또는 납으로 만든 것을 권한다. 그것은 만질만질하고, 냉하여 성욕이 일어나기 쉽고 질의 전면을 마찰하여 여자의 쾌감을 돋우기 때문이다.

〈바쨔야나〉는 남근의 모양을 나무로 만든 것을 권하고 있다.

이것에도 가락지와 같은 모양 하나가 붙어 있어, 그 구멍은 남근을 낄 수 있게 하였다. 외면은 좀 거칠고 많은 입상물粒狀物을 만든다. 이 가락지 모양의 부분은 남근을 단단하게 유지하여 확고하게 하기 위한 것이다.

이와 같은 부분을 두 개 가지는 것을 〈상가티〉라고 한다.

세 개 이상이 남근에 끼어 있는 것을 〈츄다카〉라고 한다.

납으로 만들고, 길게 마치 덩굴풀과 같이 남근을 휘감은 것을 〈에카츄다카〉라고 한다.

또한 납으로 마치 그물처럼 만들어 남근의 크기와 길이에 맞게 입구의 양쪽에 구멍을 뚫는다. 거기에 붙여서 크고 표면이 거칠게 하여 남자의 고환과 같은 모양의 것을 달아서, 남근의 전부가 고환과 더불어 그 속에 들어가게 한다. 그리고 양측에 있는 구멍에 끈을 달아 이것을 남자의 허리에 매고 사용한다.

이와 같은 물건이 없을 때는 〈아라부〉(표주박과 같은 것)·〈뷰누〉(대나무) 등이 사용된다. 이것들에는 실제로 남근의 빛깔과 그와 같은 접촉감을 느끼게 하기 위하여 기름이나 그밖의 다른 액체를 바른다. 이것도 전술한 물품과 같이 남자의 허리에 맨다.

혹은 〈아마라카〉[제1장 참조]의 〈카슈트하마라〉(흔히 나무로 만든 구슬에 돌을 섞은 것)를 실에 꿰어 남근의 주위에 매단다.

이상과 같이 〈아파드라비야 요가〉라고 하는 남근의 모조품이 사용되는 방법에 대해 씌어져 있다.

남근에 구멍을 뚫지 않으면 모조품을 적당히 삽입시킬 수가 없다. 남인도인 중에는 어린아이의 남근에 어릴 때 귀에 구멍을 뚫듯이 구멍을 만든다.

성년이 된 남자의 경우에는 남근의 끝 피부를 뾰족한 송곳으로 작은 구멍을 뚫는데(피부를 잡아당겨 그것에 뚫는다) 그 상처에서 피가 나오지 않도록 물 가운데 서 있는다.

구멍을 넓게 하기 위해서는, 남자는 그날 밤에 아무리 아프더라도 여자와 교접해야 한다. 그 다음날에는 적당한 약물을 가지고 씻어야 하는데, 이렇게 하루 건너씩 한다.

〈베크사〉(갈대의 일종)의 대나, 또는 〈쿠타쟈〉로 만든 송곳으로 구멍을 넓힌다. 상처는 〈야슈티마드후카〉(감초)의 물로 씻는다. 그리하여 〈시사파트라〉(鉛片)로 만든 〈시사파트라카르니카〉(鉛 귀걸이)를 뚫어서 구멍을 넓게 한다.

〈브라루라타카〉(胡桃)의 기름에 그 부분을 담근다. 그리하여 이 구멍을 통해서 남근의 모의품을 붙잡아 매는 것이다.

남근의 모의품 형상에는 다음과 같은 것들이 있다.

1 〈브릿타카〉(원형)

2 〈에카트 브릿타카〉(한쪽은 둥글고 한쪽은 들어간 것)

3 〈웃두크라하캄〉(나무로 만들어 절구와 같은 것)

4 〈쿠스마캄〉(꽃과 같은 모양)

5 〈칸타키탐〉(뾰족한 것)

6 〈칸타스트리〉(원상인 것)

7 〈가쟈브라하리캄〉(코끼리의 코와 같은 모양)

8 〈아슈타만다리캄〉(8일의 달과 같이 휘어진 모양)

9 〈부흐라마캄〉(팽이 모양을 한 것)

10 〈슈링가타캄〉(산봉우리의 모양)

11 〈남자의 기호에 따라서 힘이 센 동작에 감당할 수 있는 것과 조잡한 것, 그리고 치밀한 것〉

이상으로 〈나슈타라가 프라티야야〉, 즉 정력을 회복하는 방법이 끝난다.

다음은 남근의 증대법을 설명하겠다.

나무에 나는 〈칸다리카〉라고 하는 억센 털벌레를 잡아서, 젓가락으로 이를 집어 남근의 전면을 찌르게 한다. 그러면 남근이 크게 붓는다. 10일 동안 기름을 발라 싸맸다가 부기가 좀 빠지게 될 때, 다시 같은 방법을 되풀이하여 다시 기름을 발라 남근이 팽창하면 침실 사이에 아래로 늘어뜨려 둔다. 이렇게 하여 길이를 증대시켜 필요한 길이와 크기가 되거든 어떤 냉각시키는 약품의 물에 담가놓고, 이의 통증을 없앤다. 이렇게 하여 장대하게 된 남근은 종래 그 상태로 있게 된다. 이것을 〈슈카쟈쇼프하〉(찔러서 팽창시키는 것)라고 한다. 이 방법은 〈비타〉(음탕아)가 행하는 방법이다. 만일 남근을 다음에 든 것과 같은 약, 즉 〈아슈바〉·〈간드라〉·〈샤바라칸다〉(모두 감자의 일종)·〈쟈라〉·〈슈카〉(벌레의 이름)·〈브리하티프하라〉(과실의 이름)·〈마히샤나바니타〉(물소의 젖)·〈하스티〉·〈카르나〉(나무 이름)·〈바쥬라바루리〉 등의 액즙으로 만든 〈카샤야〉(전즙)에 기름을 섞어 남근에 바르면 크고 길게 된 것이 9개월 동안 유지된다.

〈다디마〉(석류)·〈트라부사비쟈〉(오이), 또는 〈바루카〉·〈브리하티푸하라〉 등의 액즙을 섞어, 고아 기름으로 섞어서 남근에 바르면 6개월 동안

장대한 것을 유지한다.
　이상으로 남근의 증대법을 마친다.

　만일 남자가 〈스누히칸타카〉·〈푸나르나브하〉·〈바나라프리샤〉·〈랑가리카〉 등의 뿌리를 분말로 하여 여자에게 뿌리면, 그 여자는 다른 남자를 사랑하지 않는다.
　여자가 〈소마라타〉·〈아바루구쟈〉·〈브링가〉·〈로하〉(쇠의 녹)·〈우파지후비카〉(흰빛 개미) 등의 분말에 〈브야드히구하타카〉의 잎 및 〈쟘부〉 열매의 즙을 섞어서, 이를 여자의 음부陰部에 바르면 그 여자와 교접하는 남자가 그 자리에서 정욕과 정력을 잃는다. 만일 여자가 〈고파리카〉(벌레 이름) 및 〈지후비카〉(흰개미)의 분말에 물소의 젖을 섞은 것을 몸에 발라 목욕하면, 그 여자와 교접하는 남자는 정욕과 정력을 잃는다.
　〈니타〉·〈쟘부〉 등 꽃의 액즙이나, 또는 이들의 꽃송이로 만든 향료는 불행을 초래하는 것이라고 말해진다. 〈고키라크샤〉 과실의 즙을 〈하스티니〉(암코끼리)족의 여음女陰에 바르면 하룻밤으로 이를 긴축시킨다.
　〈파드마〉(홍련)·〈우트파라〉(청련)·〈칸다〉·〈사루쟈카〉·〈스간드하〉(해바라기) 등의 분말을 꿀로 개어, 〈므리기〉(암사슴)족의 음부陰部에 바르면 하룻밤 사이에 이를 넓게 한다.
　〈스누히〉·〈소마〉·〈아루카〉 즙에 〈아바르그쟈〉와 〈아마라카〉를 가하여, 액즙을 머리에 바르면 희게 된다. 〈마다얀티카〉·〈크타쟈〉·〈안쟈니카〉·〈기리카루니카〉·〈슈라크슈나파르니〉 등의 뿌리를 분말로 하여 머리에 바른 후 목욕하면, 머리를 검게 한다. 또한 상기의 식물의 뿌리를 삶아서 만든 기름을 머리에 바르면 같은 결과를 얻는다.
　〈아라크타라〉(칠)를 백마白馬의 고환에서 뽑은 즙에 섞어 입술에 칠했을 때는 이가 흰빛으로 변한다. 그러나 〈마다얀디카〉 등의 즙은 이를 홍색으로 되돌린다.
　만일 여자가 〈바후파디카〉·〈크슈타〉·〈다가라〉·〈타리자〉·〈데바다르〉·〈바쥬라간다카〉 등을 섞은 것을 바른 피리의 소리를 들으면, 그 여자는 저절로 그 피리를 분 남자의 생각을 하게 된다.

〈드하투라파하라〉를 섞은 식물은 사람을 미치게 한다. 그러나 〈구다〉(설탕의 일종)를 먹으면, 미쳤던 사람이 본래 상태로 되돌아간다.

사람이 만일 〈하리타라〉(유황)와 〈마나후시라〉(적비소)를 먹고 자란 공작의 똥을 칠한 손으로 물건을 만지면 그것이 보이지 않게 된다. 거기에 짚이나 목탄의 재를 혼합하면 그것을 백색으로 변화시킨다.

〈하리타키〉 및 〈아무라타카〉 등의 잎을 〈슈라바나프리양그카〉의 과실을 섞어서 분말로 하여 만든 것으로 철제의 기구에 칠하면, 그것이 마치 동과 같이 보인다.

순수한 〈모스링〉과 〈사르파니르모카〉(뱀껍질)와 섞어 화륜花輪을 만들고, 〈슈라파나프리양그〉의 기름으로 불을 붙이면, 이 빛에 의하여 긴 베개가 마치 뱀과 같이 보인다.

백색의 송아지를 가진 백색 암소의 젖을 마시면, 길상吉祥으로서 장수할 수 있고, 이름 있는 바라문 등에 의하여 축복받는다.

이상으로 여러 가지 기이한 약에 대한 기술을 끝낸다.

옛 법전을 배우고 닦아서 사람들에게 전하는 일을 생각하여, 이 성애학性愛學은 주도한 주의로써 간략하게 기술되어 있다.

이 성애학性愛學의 진리를 잘 아는 사람은 정법正法(正義)과 실리實利(財寶)와 성애性愛와의 진리와, 그리고 일반인들이 행하는 일도 알 수 있을 것이다.

그리하여 성욕만으로 행동하는 짓은 하지 않을 것이다.

이 학문 중에는 이런 것들을 필요로 하는 사람을 위해서만 정력 증강의 방법과 같은 기이한 것도 들어 있는 것이다.

그런데 이들은 기타의 사람들을 위한 것이 아니므로 이들에게 사용하는 것을 금하지 않으면 안 된다. 법전이 규정한 행동이라는 이유만으로는 그를 행하지 않으면 안 된다는 까닭은 없다. 즉 법전은 어떤 사물을 규정하여, 그의 적용은 그 행위를 필요로 하는 소수인에게만 한정되기 때문이다.

〈바짜야나〉는《바부라비야》의 법전의 학습을 마친 후, 실제에 대한 나의 주밀한 관찰에 의하여 정당한 것을 기술하였다, 라고 강조하고 있다.

이 책은 가장 존귀하고 청정한 마음으로 연구를 쌓아서, 일반 사람들을 계몽하고 이끌어 주기 위해서 만들어진 것이다. 그러므로 결코 쾌락을 목적으로 하는 것이 아니다.

이 학문의 진리를 알고 있는 자는 일반인으로서 지녀야 할 정법正法(正義)·실리實利(財寶)·성애性愛 등을 유지할 수가 있다. 또한 여러 가지 해를 끼치는 욕정도 자기 마음대로 좌우할 수가 있을 것이다.

이에 능숙하고 현명한 자는 정법正法·실리實利·성애性愛 등의 진리를 알면 성애性愛에 빠지지 않고, 그가 계획하는 일을 성취시킬 수 있을 것이다.

문예신서
93

카마수트라

초판발행 : 1995년 1월 20일
4 쇄발행 : 2006년 9월 10일

지은이 : 바짜야나
총편집 : 정태혁
펴낸곳 : 東文選

제10-64호, 78. 12. 16 등록
110-300 서울 종로구 관훈동 74
전화 : 737-2795

ISBN 89-8038-893-4 94380
ISBN 89-8038-000-3 (문예신서)

【東文選 現代新書】

1 21세기를 위한 새로운 엘리트　　　　　FORESEEN 연구소 / 김경현　　　　7,000원
2 의지, 의무, 자유 ― 주제별 논술　　　L. 밀러 / 이대회　　　　　　6,000원
3 사유의 패배　　　　　　　　　　　A. 핑켈크로트 / 주태환　　　　7,000원
4 문학이론　　　　　　　　　　　　J. 컬러 / 이은경 · 임옥희　　　7,000원
5 불교란 무엇인가　　　　　　　　　D. 키언 / 고길환　　　　　　6,000원
6 유대교란 무엇인가　　　　　　　　N. 솔로몬 / 최창모　　　　　6,000원
7 20세기 프랑스철학　　　　　　　　E. 매슈스 / 김종갑　　　　　8,000원
8 강의에 대한 강의　　　　　　　　P. 부르디외 / 현택수　　　　6,000원
9 텔레비전에 대하여　　　　　　　　P. 부르디외 / 현택수　　　　7,000원
10 고고학이란 무엇인가　　　　　　　P. 반 / 박범수　　　　　　8,000원
11 우리는 무엇을 아는가　　　　　　　T. 나겔 / 오영미　　　　　5,000원
12 에쁘롱 ― 니체의 문체들　　　　　J. 데리다 / 김다은　　　　　7,000원
13 히스테리 사례분석　　　　　　　　S. 프로이트 / 태혜숙　　　　7,000원
14 사랑의 지혜　　　　　　　　　　A. 핑켈크로트 / 권유현　　　6,000원
15 일반미학　　　　　　　　　　　R. 카이유와 / 이경자　　　　6,000원
16 본다는 것의 의미　　　　　　　　J. 버거 / 박범수　　　　　10,000원
17 일본영화사　　　　　　　　　　M. 테시에 / 최은미　　　　　7,000원
18 청소년을 위한 철학교실　　　　　A. 자카르 / 장혜영　　　　　7,000원
19 미술사학 입문　　　　　　　　　M. 포인턴 / 박범수　　　　　8,000원
20 클래식　　　　　　　　　　　　M. 비어드 · J. 헨더슨 / 박범수　6,000원
21 정치란 무엇인가　　　　　　　　K. 미노그 / 이정철　　　　　6,000원
22 이미지의 폭력　　　　　　　　　O. 몽젱 / 이은민　　　　　　8,000원
23 청소년을 위한 경제학교실　　　　J. C. 드루엥 / 조은미　　　　6,000원
24 순진함의 유혹〔메디시스賞 수상작〕　　P. 브뤼크네르 / 김웅권　　9,000원
25 청소년을 위한 이야기 경제학　　　A. 푸르상 / 이은민　　　　　8,000원
26 부르디외 사회학 입문　　　　　　P. 보네위츠 / 문경자　　　　7,000원
27 돈은 하늘에서 떨어지지 않는다　K. 아른트 / 유영미　　　　　6,000원
28 상상력의 세계사　　　　　　　　R. 보이아 / 김웅권　　　　　9,000원
29 지식을 교환하는 새로운 기술　　　A. 벵토릴라 外 / 김혜경　　　6,000원
30 니체 읽기　　　　　　　　　　R. 비어즈워스 / 김웅권　　　6,000원
31 노동, 교환, 기술 ― 주제별 논술　　B. 데코사 / 신은영　　　　　6,000원
32 미국만들기　　　　　　　　　　R. 로티 / 임옥희　　　　　10,000원
33 연극의 이해　　　　　　　　　　A. 쿠프리 / 장혜영　　　　　8,000원
34 라틴문학의 이해　　　　　　　　J. 가야르 / 김교신　　　　　8,000원
35 여성적 가치의 선택　　　　　　　FORESEEN연구소 / 문신원　　7,000원
36 동양과 서양 사이　　　　　　　　L. 이리가라이 / 이은민　　　7,000원
37 영화와 문학　　　　　　　　　　R. 리처드슨 / 이형식　　　　8,000원
38 분류하기의 유혹 ― 생각하기와 조직하기　G. 비뇨 / 임기대　　　7,000원
39 사실주의 문학의 이해　　　　　　G. 라루 / 조성애　　　　　8,000원
40 윤리학 ― 악에 대한 의식에 관하여　A. 바디우 / 이종영　　　　7,000원
41 흙과 재〔소설〕　　　　　　　　A. 라히미 / 김주경　　　　　6,000원

126 세 가지 생태학	F. 가타리 / 윤수종	8,000원
127 모리스 블랑쇼에 대하여	E. 레비나스 / 박규현	9,000원
128 위뷔 왕 〔희곡〕	A. 자리 / 박형섭	8,000원
129 번영의 비참	P. 브뤼크네르 / 이창실	8,000원
130 무사도란 무엇인가	新渡戶稻造 / 沈雨晟	7,000원
131 천 개의 집 〔소설〕	A. 라히미 / 김주경	근간
132 문학은 무슨 소용이 있는가?	D. 살나브 / 김교신	7,000원
133 종교에 대하여―행동하는 지성	존 D. 카푸토 / 최생열	9,000원
134 노동사회학	M. 스트루방 / 박주원	8,000원
135 맞불 · 2	P. 부르디외 / 김교신	10,000원
136 믿음에 대하여―행동하는 지성	S. 지제크 / 최생열	9,000원
137 법, 정의, 국가	A. 기그 / 민혜숙	8,000원
138 인식, 상상력, 예술	E. 아카마츄 / 최돈호	근간
139 위기의 대학	ARESER / 김교신	근간
140 카오스모제	F. 가타리 / 윤수종	10,000원
141 코란이란 무엇인가	M. 쿡 / 이강훈	근간
142 신학이란 무엇인가	D. F. 포드 / 노치준 · 강혜원	근간
143 누보 로망, 누보 시네마	C. 뮈르시아 / 이창실	근간
144 지능이란 무엇인가	I. J. 디어리 / 송형석	근간
145 중세의 기사들	E. 부라생 / 임호경	근간
146 철학에 입문하기	Y. 카탱 / 박선주	근간
147 지옥의 힘	J. 보드리야르 / 배영달	근간
1001 《제7의 봉인》 비평연구	E. 그랑조르주 / 이은민	근간
1002 《쥘과 짐》 비평연구	C. 르 베르 / 이은민	근간

【東文選 文藝新書】

1 저주받은 詩人들	A. 뻬이르 / 최수철 · 김종호	개정근간
2 민속문화론서설	沈雨晟	40,000원
3 인형극의 기술	A. 훼도토프 / 沈雨晟	8,000원
4 전위연극론	J. 로스 에반스 / 沈雨晟	12,000원
5 남사당패연구	沈雨晟	19,000원
6 현대영미희곡선(전4권)	N. 코워드 外 / 李辰洙	절판
7 행위예술	L. 골드버그 / 沈雨晟	18,000원
8 문예미학	蔡 儀 / 姜慶鎬	절판
9 神의 起源	何 新 / 洪 熹	16,000원
10 중국예술정신	徐復觀 / 權德周 外	24,000원
11 中國古代書史	錢存訓 / 金允子	14,000원
12 이미지 ― 시각과 미디어	J. 버거 / 편집부	12,000원
13 연극의 역사	P. 하트놀 / 沈雨晟	절판
14 詩 論	朱光潛 / 鄭相泓	22,000원
15 탄트라	A. 무케르지 / 金龜山	16,000원
16 조선민족무용기본	최승희	15,000원

17	몽고문화사	D. 마이달 / 金龜山	8,000원
18	신화 미술 제사	張光直 / 李 徹	10,000원
19	아시아 무용의 인류학	宮尾慈良 / 沈雨晟	20,000원
20	아시아 민족음악순례	藤井知昭 / 沈雨晟	5,000원
21	華夏美學	李澤厚 / 權 瑚	15,000원
22	道	張立文 / 權 瑚	18,000원
23	朝鮮의 占卜과 豫言	村山智順 / 金禧慶	15,000원
24	원시미술	L. 아담 / 金仁煥	16,000원
25	朝鮮民俗誌	秋葉隆 / 沈雨晟	12,000원
26	神話의 이미지	J. 캠벨 / 扈承喜	근간
27	原始佛敎	中村元 / 鄭泰爀	8,000원
28	朝鮮女俗考	李能和 / 金尙憶	24,000원
29	朝鮮解語花史(조선기생사)	李能和 / 李在崑	25,000원
30	조선창극사	鄭魯湜	17,000원
31	동양회화미학	崔炳植	18,000원
32	性과 결혼의 민족학	和田正平 / 沈雨晟	9,000원
33	農漁俗談辭典	宋在璇	12,000원
34	朝鮮의 鬼神	村山智順 / 金禧慶	12,000원
35	道敎와 中國文化	葛兆光 / 沈揆昊	15,000원
36	禪宗과 中國文化	葛兆光 / 鄭相泓·任炳權	8,000원
37	오페라의 역사	L. 오레이 / 류연희	18,000원
38	인도종교미술	A. 무케르지 / 崔炳植	14,000원
39	힌두교의 그림언어	안넬리제 外 / 全在星	9,000원
40	중국고대사회	許進雄 / 洪 熹	30,000원
41	중국문화개론	李宗桂 / 李宰碩	23,000원
42	龍鳳文化源流	王大有 / 林東錫	25,000원
43	甲骨學通論	王宇信 / 李宰碩	근간
44	朝鮮巫俗考	李能和 / 李在崑	20,000원
45	미술과 페미니즘	N. 부루드 外 / 扈承喜	9,000원
46	아프리카미술	P. 윌레뜨 / 崔炳植	절판
47	美의 歷程	李澤厚 / 尹壽榮	28,000원
48	曼茶羅의 神들	立川武藏 / 金龜山	19,000원
49	朝鮮歲時記	洪錫謨 外/李錫浩	30,000원
50	하 상	蘇曉康 外 / 洪 熹	절판
51	武藝圖譜通志 實技解題	正 祖 / 沈雨晟·金光錫	15,000원
52	古文字學첫걸음	李學勤 / 河永三	14,000원
53	體育美學	胡小明 / 閔永淑	10,000원
54	아시아 美術의 再發見	崔炳植	9,000원
55	曆과 占의 科學	永田久 / 沈雨晟	8,000원
56	中國小學史	胡奇光 / 李宰碩	20,000원
57	中國甲骨學史	吳浩坤 外 / 梁東淑	35,000원
58	꿈의 철학	劉文英 / 河永三	22,000원

59 女神들의 인도	立川武藏 / 金龜山	19,000원
60 性의 역사	J. L. 플랑드렝 / 편집부	18,000원
61 쉬르섹슈얼리티	W. 챠드윅 / 편집부	10,000원
62 여성속담사전	宋在璇	18,000원
63 박재서희곡선	朴栽緒	10,000원
64 東北民族源流	孫進己 / 林東錫	13,000원
65 朝鮮巫俗의 硏究(상·하)	赤松智城·秋葉隆 / 沈雨晟	28,000원
66 中國文學 속의 孤獨感	斯波六郎 / 尹壽榮	8,000원
67 한국사회주의 연극운동사	李康列	8,000원
68 스포츠인류학	K. 블랑챠드 外 / 박기동 外	12,000원
69 리조복식도감	리팔찬	20,000원
70 娼 婦	A. 꼬르벵 / 李宗旼	22,000원
71 조선민요연구	高晶玉	30,000원
72 楚文化史	張正明 / 南宗鎭	26,000원
73 시간, 욕망, 그리고 공포	A. 코르뱅 / 변기찬	18,000원
74 本國劍	金光錫	40,000원
75 노트와 반노트	E. 이오네스코 / 박형섭	20,000원
76 朝鮮美術史硏究	尹喜淳	7,000원
77 拳法要訣	金光錫	30,000원
78 艸衣選集	艸衣意恂 / 林鍾旭	20,000원
79 漢語音韻學講義	董少文 / 林東錫	10,000원
80 이오네스코 연극미학	C. 위베르 / 박형섭	9,000원
81 중국문자훈고학사전	全廣鎭 편역	23,000원
82 상말속담사전	宋在璇	10,000원
83 書法論叢	沈尹默 / 郭魯鳳	8,000원
84 침실의 문화사	P. 디비 / 편집부	9,000원
85 禮의 精神	柳肅 / 洪熹	20,000원
86 조선공예개관	沈雨晟 편역	30,000원
87 性愛의 社會史	J. 솔레 / 李宗旼	18,000원
88 러시아미술사	A. I. 조토프 / 이건수	22,000원
89 中國書藝論文選	郭魯鳳 選譯	25,000원
90 朝鮮美術史	關野貞 / 沈雨晟	근간
91 美術版 탄트라	P. 로슨 / 편집부	8,000원
92 군달리니	A. 무케르지 / 편집부	9,000원
93 카마수트라	바짜야나 / 鄭泰爀	18,000원
94 중국언어학총론	J. 노먼 / 全廣鎭	18,000원
95 運氣學說	任應秋 / 李宰碩	15,000원
96 동물속담사전	宋在璇	20,000원
97 자본주의의 아비투스	P. 부르디외 / 최종철	10,000원
98 宗敎學入門	F. 막스 뮐러 / 金龜山	10,000원
99 변 화	P. 바츨라빅크 外 / 박인철	10,000원
100 우리나라 민속놀이	沈雨晟	15,000원

101	歌訣(중국역대명언경구집)	李宰碩 편역	20,000원
102	아니마와 아니무스	A. 융 / 박해순	8,000원
103	나, 너, 우리	L. 이리가라이 / 박정오	12,000원
104	베케트연극론	M. 푸크레 / 박형섭	8,000원
105	포르노그래피	A. 드워킨 / 유혜련	12,000원
106	셸 링	M. 하이데거 / 최상욱	12,000원
107	프랑수아 비용	宋 勉	18,000원
108	중국서예 80제	郭魯鳳 편역	16,000원
109	性과 미디어	W. B. 키 / 박해순	12,000원
110	中國正史朝鮮列國傳(전2권)	金聲九 편역	120,000원
111	질병의 기원	T. 매큐언 / 서 일 · 박종연	12,000원
112	과학과 젠더	E. F. 켈러 / 민경숙 · 이현주	10,000원
113	물질문명 · 경제 · 자본주의	F. 브로델 / 이문숙 外	절판
114	이탈리아인 태고의 지혜	G. 비코 / 李源斗	8,000원
115	中國武俠史	陳 山 / 姜鳳求	18,000원
116	공포의 권력	J. 크리스테바 / 서민원	23,000원
117	주색잡기속담사전	宋在璇	15,000원
118	죽음 앞에 선 인간(상 · 하)	P. 아리에스 / 劉仙子	각권 8,000원
119	철학에 대하여	L. 알튀세르 / 서관모 · 백승욱	12,000원
120	다른 곳	J. 데리다 / 김다은 · 이혜지	10,000원
121	문학비평방법론	D. 베르제 外 / 민혜숙	12,000원
122	자기의 테크놀로지	M. 푸코 / 이희원	16,000원
123	새로운 학문	G. 비코 / 李源斗	22,000원
124	천재와 광기	P. 브르노 / 김웅권	13,000원
125	중국은사문화	馬 華 · 陳正宏 / 강경범 · 천현경	12,000원
126	푸코와 페미니즘	C. 라마자노글루 外 / 최 영 外	16,000원
127	역사주의	P. 해밀턴 / 임옥희	12,000원
128	中國書藝美學	宋 民 / 郭魯鳳	16,000원
129	죽음의 역사	P. 아리에스 / 이종민	18,000원
130	돈속담사전	宋在璇 편	15,000원
131	동양극장과 연극인들	김영무	15,000원
132	生育神과 性巫術	宋兆麟 / 洪 熹	20,000원
133	미학의 핵심	M. M. 이턴 / 유호전	20,000원
134	전사와 농민	J. 뒤비 / 최생열	18,000원
135	여성의 상태	N. 에니크 / 서민원	22,000원
136	중세의 지식인들	J. 르 고프 / 최애리	18,000원
137	구조주의의 역사(전4권)	F. 도스 / 김웅권 外	I · II · IV 15,000원 / III 18,000원
138	글쓰기의 문제해결전략	L. 플라워 / 원진숙 · 황정현	20,000원
139	음식속담사전	宋在璇 편	16,000원
140	고전수필개론	權 瑚	16,000원
141	예술의 규칙	P. 부르디외 / 하태환	23,000원
142	"사회를 보호해야 한다"	M. 푸코 / 박정자	20,000원

143	페미니즘사전	L. 터틀 / 호승희·유혜련	26,000원
144	여성심벌사전	B. G. 워커 / 정소영	근간
145	모데르니테 모데르니테	H. 메쇼닉 / 김다은	20,000원
146	눈물의 역사	A. 벵상뷔포 / 이자경	18,000원
147	모더니티입문	H. 르페브르 / 이종민	24,000원
148	재생산	P. 부르디외 / 이상호	18,000원
149	종교철학의 핵심	W. J. 웨인라이트 / 김희수	18,000원
150	기호와 몽상	A. 시몽 / 박형섭	22,000원
151	융분석비평사전	A. 새뮤얼 外 / 민혜숙	16,000원
152	운보 김기창 예술론연구	최병식	14,000원
153	시적 언어의 혁명	J. 크리스테바 / 김인환	20,000원
154	예술의 위기	Y. 미쇼 / 하태환	15,000원
155	프랑스사회사	G. 뒤프 / 박 단	16,000원
156	중국문예심리학사	劉偉林 / 沈揆昊	30,000원
157	무지카 프라티카	M. 캐넌 / 김혜중	25,000원
158	불교산책	鄭泰爀	20,000원
159	인간과 죽음	E. 모랭 / 김명숙	23,000원
160	地中海(전5권)	F. 브로델 / 李宗旼	근간
161	漢語文字學史	黃德實·陳秉新 / 河永三	24,000원
162	글쓰기와 차이	J. 데리다 / 남수인	28,000원
163	朝鮮神事誌	李能和 / 李在崑	근간
164	영국제국주의	S. C. 스미스 / 이태숙·김종원	16,000원
165	영화서술학	A. 고드로·F. 조스트 / 송지연	17,000원
166	美學辭典	사사키 겡이치 / 민주식	22,000원
167	하나이지 않은 성	L. 이리가라이 / 이은민	18,000원
168	中國歷代書論	郭魯鳳 譯註	25,000원
169	요가수트라	鄭泰爀	15,000원
170	비정상인들	M. 푸코 / 박정자	25,000원
171	미친 진실	J. 크리스테바 外 / 서민원	25,000원
172	디스탱숑(상·하)	P. 부르디외 / 이종민	근간
173	세계의 비참(전3권)	P. 부르디외 外 / 김주경	각권 26,000원
174	수묵의 사상과 역사	崔炳植	근간
175	파스칼적 명상	P. 부르디외 / 김웅권	22,000원
176	지방의 계몽주의	D. 로슈 / 주명철	30,000원
177	이혼의 역사	R. 필립스 / 박범수	25,000원
178	사랑의 단상	R. 바르트 / 김희영	근간
179	中國書藝理論體系	熊秉明 / 郭魯鳳	23,000원
180	미술시장과 경영	崔炳植	16,000원
181	카프카 — 소수적인 문학을 위하여	G. 들뢰즈·F. 가타리 / 이진경	13,000원
182	이미지의 힘 — 영상과 섹슈얼리티	A. 쿤 / 이형식	13,000원
183	공간의 시학	G. 바슐라르 / 곽광수	23,000원
184	랑데부 — 이미지와의 만남	J. 버거 / 임옥희·이은경	18,000원

227 영화의 이론	B. 발라즈 / 이형식	20,000원
228 건축과 철학	J. 보드리야르 · J. 누벨 / 배영달	16,000원
229 폴 리쾨르 ― 삶의 의미들	F. 도스 / 이봉지 外	근간
230 서양철학사	A. 케니 / 이영주	근간
231 근대성과 육체의 정치학	D. 르 브르통 / 홍성민	20,000원
232 허난설헌	金成南	16,000원
233 인터넷철학	G. 그레이엄 / 이영주	근간
234 촛불의 미학	G. 바슐라르 / 이가림	근간
235 의학적 추론	A. 시쿠렐 / 서민원	근간
236 튜링	J. 라세구 / 임기대	근간
237 이성의 역사	F. 샤틀레 / 심세광	근간
238 조선연극사	金在喆	22,000원
239 미학이란 무엇인가	M. 지므네즈 / 김웅권	근간
240 古文字類編	高 明	40,000원
1001 베토벤: 전원교향곡	D. W. 존스 / 김지순	근간
1002 모차르트: 하이든 현악 4중주곡	J. 어빙 / 김지순	근간

【기 타】

모드의 체계	R. 바르트 / 이화여대기호학연구소	18,000원
라신에 관하여	R. 바르트 / 남수인	10,000원
說 苑 (上 · 下)	林東錫 譯註	각권 30,000원
晏子春秋	林東錫 譯註	30,000원
西京雜記	林東錫 譯註	20,000원
搜神記 (上 · 下)	林東錫 譯註	각권 30,000원
경제적 공포〔메디치賞 수상작〕	V. 포레스테 / 김주경	7,000원
古陶文字徵	高 明 · 葛英會	20,000원
金文編	容 庚	36,000원
고독하지 않은 홀로되기	P. 들레름 · M. 들레름 / 박정오	8,000원
그리하여 어느날 사랑이여	이외수 편	4,000원
딸에게 들려 주는 작은 지혜	N. 레흐레이트너 / 양영란	6,500원
노력을 대신하는 것은 없다	R. 쉬이 / 유혜련	5,000원
노블레스 오블리주	현택수 사회비평집	7,500원
미래를 원한다	J. D. 로스네 / 문 선 · 김덕희	8,500원
사랑의 존재	한용운	3,000원
산이 높으면 마땅히 우러러볼 일이다	유 향 / 임동석	5,000원
서기 1000년과 서기 2000년 그 두려움의 흔적들	J. 뒤비 / 양영란	8,000원
서비스는 유행을 타지 않는다	B. 바게트 / 정소영	5,000원
선종이야기	홍 희 편저	8,000원
섬으로 흐르는 역사	김영희	10,000원
세계사상		창간호~3호: 각권 10,000원 / 4호: 14,000원
십이속상도안집	편집부	8,000원
어린이 수묵화의 첫걸음(전6권)	趙 陽 / 편집부	각권 5,000원

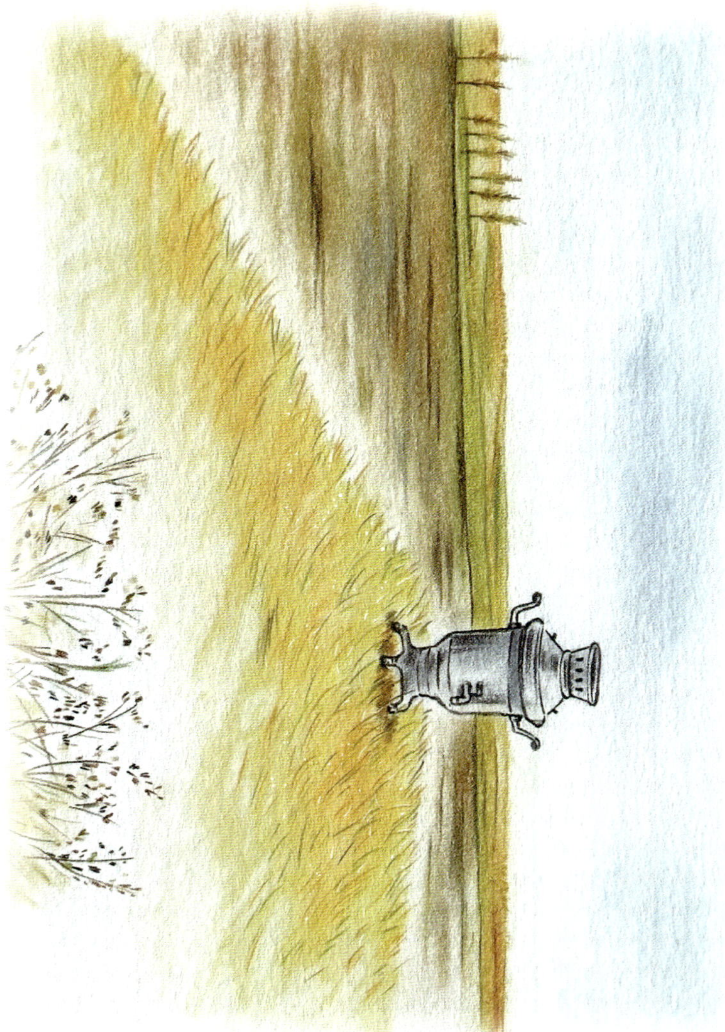

동문선

《얀 이야기》 ⓒ 2000 JUN MACHIDA

東文選 文藝新書 15

TANTRA
탄트라

아지트 무케르지
金龜山 옮김

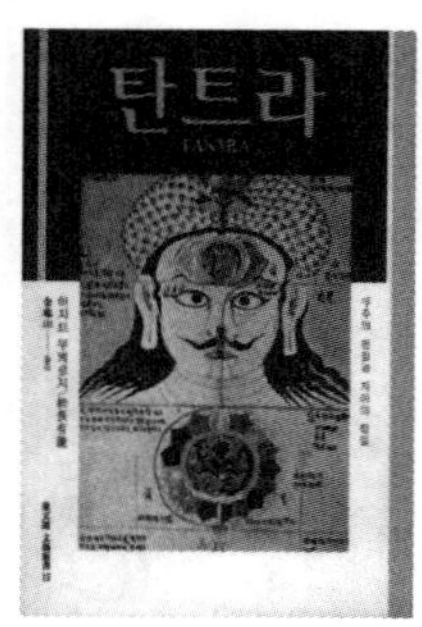

　탄트라는 8세기 이후 인도에서 밀교 경전을 지칭하게 되면서부터 일반에게 알려졌는데, 그것은 진리의 천명이나 철학적 교리서라기보다는 깨달음을 향한 수행 방식이고 세계에 대한 일종의 태도이다. 탄트라는 주관과 객체라든가 정신과 육체 혹은 창조주와 피조물 등의 이분법에 기초를 둔 서구적 사고와는 달리, 전체와 부분 또는 물과 물결의 관계처럼 불가분리의 양면성을 하나의 실상으로 통일하여 우주의 본질과 자아가 합일되려는 방식이다.

　인도인의 우주관에 의하면, 절대자로서의 브라만은 자체 안에 남성적 요소와 여성적 요소의 양면성을 가지고 끊임없는 변화 속에서 창조와 파괴의 순환을 거듭하는 것으로 이해된다. 실상과 현상, 즉 근원적인 진리로서 무시간성의 존재와 현실로서의 변화는 각각 남성적 요소와 여성적 요소로 상징되어 창조와 분열을 반복한다는 것이다. 그러므로 탄트라는 우주의 본질과 합일을 이루어 우주 본래의 至福으로 초월하려는 방식이다.

　탄트라에서 모든 자연적 본능의 충족을 긍정하고 있다. 왜냐하면 고행이나 금욕을 통하여 자연을 억제하거나, 육체를 약화시키고 정신적인 긴장과 갈등을 야기시키는 일은 생명의 건강한 성숙을 방해한다고 생각한다. 그러므로 오히려 자연의 저급한 충동으로부터 고상한 충동으로 향상되도록 수련할 것을 주장한다. 모든 자연의 충동은 본질적으로 동일한 神性으로부터 솟아오르는 진화의 창조적 에너지라고 파악하기 때문이다.

東文選 文藝新書 73

시간, 욕망 그리고 공포

알랭 코르뱅 / 변기찬 옮김

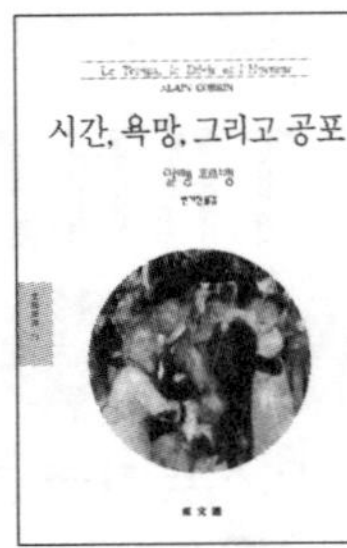

최근 역사학계에서는 '새로운 문화사,' 즉 문화를 통해 역사를 보는 일이 중요한 과제로 제기되고 있다. 문화는 특정한 사회나 시대의 제반 현상들과 상호 분리되어 독립적으로 존재할 수 없다. 더욱이 특정한 계급이나 집단에게만 온전히 귀속된 문화란 있을 수 없다. 문화란 하나의 계급에서 다른 계급으로, 하나의 집단에서 다른 집단으로 파급되는 것이 아니라 상호 공유하는 것이기 때문이다. 그러므로 문화를 통하여 역사를 본다는 의미는 "문화를 단순히 서술해야 할 대상으로 하나의 고립된 객체로 보는 것이 아니라, 그것을 통하여 사회의 거의 모든 단면을 여과시켜 부분을 잃지 않으면서도 전체를 바라볼 수 있는 총괄적인 상을 얻으려는" 것이다.

알랭 코르뱅의 이 책 역시 이러한 '새로운 문화사' 적인 연구 결과의 한 부분을 차지하고 있다. 그의 다른 저서들에서와 마찬가지로 이 책에서 나타나는 주요한 특징은, 19세기 프랑스 사회에 많은 충격을 주었던 사건들이었으나 이후 신속하고 쉽게 잊혀진 사건들, 그렇기 때문에 역사가들의 관심을 끌지 못했던 사건들에 대한 기록을 찾아내어 그것들을 해석하고 새롭게 의미를 부여하는 데 있다. 그는 또한 욕망·폭력 혹은 공포 등을 통해 나타나는 집단심리를 서술하고자 시도한다. 이 집단심리는 특정 계급의 문화를 통해 표출되는 동시에 다른 계급의 문화와도 관계를 맺고 있다.

이 책에서 알랭 코르뱅은 역사가의 관점으로 생물학적인 문제와 함께 성교(性交)로부터 비롯되는 위험을 어떻게 예방할 것인가를 다루고 있다. 그는 부수적으로 이주 노동자들에 대해 보여 주었던 후각적인 혐오감을 강조한다. 그는 생태학적인 관심이 역사 속에서 어떻게 반영되었는지를 개괄적으로 드러내 보여 주는 동시에, 산업의 발전으로 인한 공해 문제를 사람들이 어떻게 인식하고 있었는가를 분석한다.

東文選 文藝新書 38

인도종교미술

아지트 무케르지
편집부 옮김

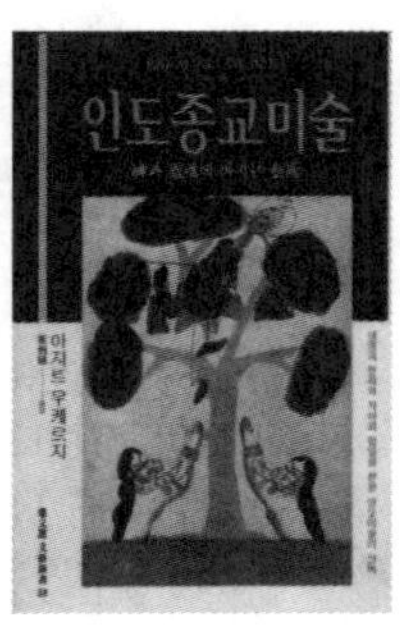

　인도의 종교 미술, 다시 말해 의례 미술은 매우 깊은 역사적인 뿌리를 가지고 있다. 그리고 무엇보다도 그것은 살아 있는 전통이다. 그 밑바닥에는 하나의 통일된 목표가 있다. 그것은 바로 우주와의 일체를 인식하기 위한 조화와 전체성의 탐색이다.

　종교 미술이란 영혼의 진정한 모습을 찾으려는, 또 우주와 하나됨을 깨달을 수 있는 상태로 나아가는 수단 또는 길이다. 이러한 깨달음은 자신의 외부에 있는 어떤 것을 추구하는 것과는 다르다. 그것은 오히려 자아의 내부에서 발견되는 일종의 환영이다. 갖가지 모습을 하고 있는 세계에 숨겨져 있는 통일성은, 모든 생명과 인간의 관계 속에서 명료한 것이든 아니든 상관 없이 발견된다. 숭배 의례는 인간의 존재 안에 있는 각각의 원자와, 또 모든 원자들과 접촉하는 통로이다. 그래서 숭배 의례를 통해 자아의 완전한 합일이 이루어진다. 의례를 통해 아무리 존재가 미미하고 시답잖다든가, 또는 광대하고 이해 불가능한 것이라 할지라도 언제나 움직이고 있는 세계, 즉 자가트에 살고 있는 인간의 삶에 중요하지 않은 것은 없다는 것을 깨닫게 된다.

　전통적으로 인도의 종교 미술은 생명의 원리와 자아가 점차적으로 합일하게 되는 사드하나를 공유하는 한 가지 방법으로 쓰인다. 서양의 종교 미술이 이미 제도적으로 완비된 형태를 묘사하고 있는 반면에, 인도의 종교 미술은 매일 접하는 것이지만 보편적인 것과의 합일, 그리고 전체를 관망할 수 있는 의식의 확장을 꾀하고 있다.

東文選 文藝新書 105

포르노그래피 —여자를 소유하는 남자들

안드레아 드워킨 / 유혜련 옮김

사드와 바타유로부터 킨제이報告, 플레이보이誌, 포르노테이프에 이르기까지 온갖 性묘사 속에 은닉된 '意味'를 적나라하게 파헤친 레디칼 페미니즘의 眞髓. 2개 출판사로부터 계약파기당하였고, 12개 출판사로부터 거부당하였으며, 출판 후에도 수 년간 절판당해야 했던 禁書 아닌 禁書!

본서는 '외설'을 다루고 있는 것이 아니다. 무엇이든 '외설'이려면 그것이 관람이나 전시에 적합치 않다는 판단이 내려져야 한다. '외설'은 '포르노그래피'와 동의어가 아니다. '외설'은 하나의 개념이며, 그것은 가치판단을 요구한다. 포르노그래피는 구체적인 매춘부들의 생생한 묘사이다. 포르노그래피는 천박한 표적에 불과하며, 그것을 공격한 시점에서 아무 변화도 일어나지 않는다고 말하는 사람들은 언제나 있기 마련이지만, 그러나 진실로 말하자면 그것은 잘못이다. 포르노그래피는 남성의 우월성 구현에 불과하다. 그것은 남성지배의 DNA라고도 할 수 있는 것으로서 성적 학대의 온갖 규칙도, 성적 새디즘의 온갖 미묘한 의미도, 공공연한 것과 비밀스러운 것을 포함한 온갖 성적 착취도 이 속에 암호화되어 있다. 포르노그래피란 우리들 여성에게는 그런 남성이 없었으면 좋겠다 싶은 상태이며, 남성에게는 여성이란 이러한 것이라고 생각케 하며, 또한 우리들을 그렇게 만들려고 하는 상태이며, 더욱이 남성이 우리를 사용하는 방식이다. 내가 이 말을 하는 이유는, 그들이 생물학적으로 남성인 것이 문제가 아니라 그들 남성의 사회권력이 그렇게 조직되어 있다는 것이다. 정치활동가의 관점에서 보면, 포르노그래피는 남성우위성의 청사진으로 남성의 우위성을 구축하는 방식을 나타내고 있다. 정치활동가는 이 청사진을 알 필요가 있다. 문화적 용어를 사용한다면, 포르노그래피는 남성의 지배라는 교의를 굳게 지키는 원리주의이다. 여성과 성충동을 규정하는 이러한 교의, 이 예정설에는 자비라곤 도무지 없다. 이 속에서 여성은 단지 강간과 매춘으로 이끌릴 뿐이며, 이의를 제창하는 사람은 파괴 또는 소멸된다. 포르노그래피는 남성의 권력과 증오·소유권·계급제도·새디즘·우월성이 성욕으로 표현된 것이다. 있을 수 있는 모든 강간, 예를 들어 여성이 구타당하고 범해질 경우와 매춘당하게 될 경우까지 포함한 모든 강간 사례, 아직 말도 제대로 못하는 유아였을 때 벌어진 근친상간을 포함한 있을 수 있는 모든 근친상간, 그리고 남편이나 연인이나 연쇄살인범 탓에 생긴 여성 살해 뒤에는 포르노그래피의 전제가 도사리고 있다.

만약 이것을 천박하다고 말한다면, 도대체 깊이 있는 것은 무엇일까?

東文選 文藝新書 109

性과 미디어
– 의식조작의 시대

윌슨 브라이언 키

박해순 옮김

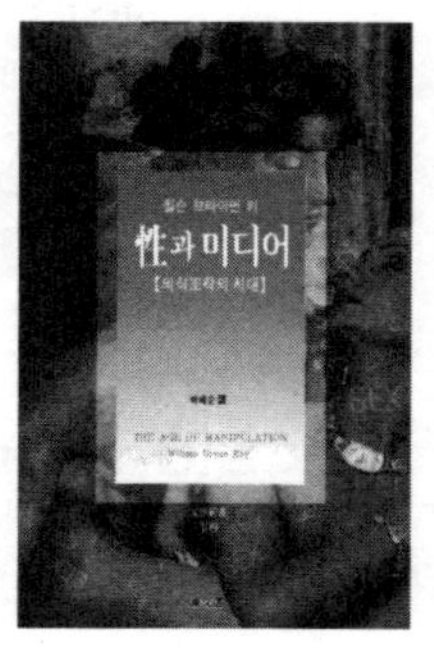

　광고의 교묘한 설득에 관한 세계 최고의 권위자가 대중매체인 상업 광고·코머셜·음악·잡지의 겉장이나 수퍼마켓 등에서 어떻게 우리의 정신을 조작하고 있는가와 우리 자신을 어떻게 보호할 것인가를 밝히고 있다.

　우리가 보고 듣는 것이 결코 우리가 얻는 것의 전부는 아니다. 이 책은 대중매체가 만들어 내는 우리 시대 사회의 통념을 파헤치고 있다. 매일 그리고 매번 잡지나 텔레비전을 볼 때마다 자기의 의식으로는 제어할 수 없는 강력한 힘에 의해 현혹당하고, 교묘히 조작당하고 있는 것이다.

　억지로 꾸며낸 말일까? 저자는 우리의 의식적인 이해가 못 미치고 무의식적인 두려움·필요성, 그리고 욕망들에 직접적으로 영향을 미치는 전략가들인 광고업자들이 대중을 현혹하기 위해 사용하는 교묘하고 세련된 전략들을 파헤치고 있다. 숨겨진 메시지와 이미지들이 여전히 만연해 있으며, 지금 우리는 빠른 편집·음악·거짓논리·부조화나 상징과 같은 광고가 드러내 놓고 대중을 조작하는 방식들을 접하게 된다. 그리고 이러한 방법들은 단순히 광고에서만 사용하고 있지 않다. 사업·대중음악이나 정치를 포함한 대중매체를 사용하는 사회의 거의 모든 분야에서 쓰여지고 있다. 우리가 수 년 동안 보아왔던 49가지의 충격적인 삽화들, 즉 뮤직비디오, 마이클 잭슨의 춤에 담긴 이중의 의미부여, 샐러드 장식에 매몰되어 있는 성행위, 중요한 부분을 삭제한 술광고, 외설스러운 케이크, 그리고 심지어는 잡지를 팔기 위해 뉴스를 조작하는 방법 등에서 벌어지고 있는 것들을 볼 수 있도록 도와 줄 것이다.

東文選 文藝新書 92

군달리니

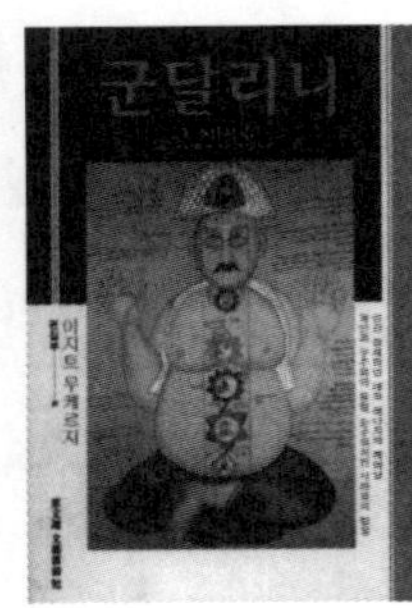

아지트 무케르지
편집부 옮김

살아 있으면서 해방을 얻는다는 것은 인도인의 생활 중에서 최고의 경험으로 여겨지고 있다. 이를 위해 수행자들은 요가나 명상 등 다양한 수행법을 발전시켜 왔다. 본서는 이들 수행자들이 추구하는 정신 세계, 훈련 과정, 그 현상과 경험, 의학적 연구 성과 등을 생생한 그림 자료들과 함께 자세히 설명하고 있다.

군달리니란 인간 개체 안에 내재해 있는 초월적인 힘과 같은 것으로 나선형의 잠재적인 우주 에너지를 말한다. 각 개인은 이러한 에너지의 현현이고, 그 개인을 둘러싸고 있는 우주는 다양한 형태로 끊임없이 자신을 드러내 놓는 에너지와 동일한 의식의 결과물이다. 이 군달리니가 깨어나 여러 개의 챠크라(인간 신체의 미세 체내의 척추를 따라 위치해 있는 에너지의 정신적 센터)를 통과하는 과정을 통해 인간은 자신의 진정한 모습, 궁극적으로는 전우주의 신비가 베일을 벗는 것을 깨닫게 된다.

군달리니 샥티, 또는 '감겨진 여성 에너지'는 광범위한 잠재력을 가지고 있는 정신 에너지로서 신체를 가장 역동적으로 돌게 되는 열의 흐름이다. 군달리니의 상승이 탄트라 수행의 고유한 특징은 아니지만 모든 요가 수행법의 기본이 되고 있으며, 모든 순수한 정신적인 체험은 상승된 신체 핵 에너지가 한껏 피어난 것으로 생각할 수 있다. 심지어는 음악과 춤도 군달리니의 잠자고 있는 힘을 깨워 더 높은 단계로 상승시켜 감겨진 부분이 하나도 없이 풀리게 하여, 우리의 의식적인 인식이 내부의 군달리니의 존재를 깨닫게 할 수 있게 한다.

東文選 文藝新書 115

성의 歷史

장 루이 플랑드렝

편집부 옮김

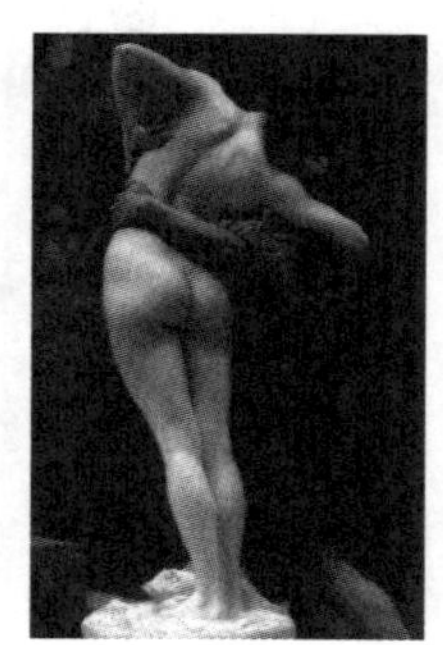

아날학파의 유럽 性에 대한 기념비적인 논고.

대부분 인간의 행동양식은 어떤 문화의 틀 속에서 만들어져야 한다는 의미에서, 자연인은 결코 존재하지 않는다. 그런데 모든 문화란 시간의 흐름 속에서 조금씩 완성되어 온 것으로, 과거에 존재했던 갖가지 체계, 과거에 받았던 정신적 상처가 깊이 아로 새겨져 있다. 문학·도덕·법률·언어·과학·기술·예능, 요컨데 우리들의 문화를 구성하는 모든 것을 사이에 두고, 우리들은 태어나면서부터 자신도 모르는 사이에 과거에 의해 계속 침략당하고 있는 것이다. 우리들에게는 이 유산 수취를 거부할 자유가 없다. 특히 性에 관한 한 우리들 과거로부터의 해방을 철저히 방해받고 있다.

몇 세기 전부터 사랑은 시인·소설가, 혹은 독자들이 원하는 주제가 되어 왔다. 이런 점은 예를 들어 16세기부터 20세기 사이에 이렇다할 변화가 없다. 그러나 이 5백 년 동안 사랑으로 불리어 온 것이 모두 같은 감정이었을까? 사랑의 자극원인·대상은 항상 같은 것이었을까? 또한 사랑의 행동은? 본서에 정리되어 있는 몇 편의 논고도 연애·결혼·부부의 성교·친자관계·독신자의 성생활에 관한 것이다. 시간의 축을 잃어버린 지식이 우리들에게 주어진 이미지를 변화시키는 작업에 참가할 수 있게 되기를 저자는 내심 기대한다.

東文選 文藝新書 91

美術版 탄트라

필립 로슨 / 편집부 옮김

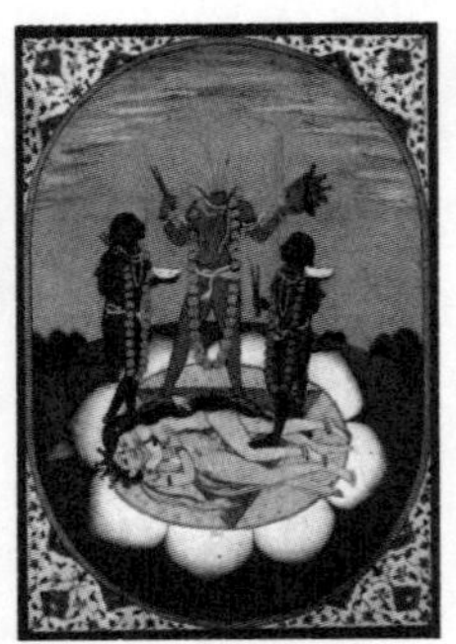

　탄트라란 인도의 의례를 말한다. 그러나 이것은 태고로부터 계속해서 발전해 오는 동안 어떤 특정의 인도 종교에 국한되어 역사에 등장하게 된 것은 아니다. 힌두교·불교, 그리고 자이나교에서도 탄트라의 사상을 공유하며 탄트라 행법을 행한다.

　수백 세대에 걸쳐 많은 사람들이 탄트라를 다듬고 발전시킨 헌신적인 노력으로, 이제는 인간의 상징적인 표현의 가장 기본이 되는 체계를 갖추고 특유의 순수한 의미를 전달하게 되었다.

　탄트라를 종교로 규정하는 데는 많은 무리가 따른다. 너무나 많은 사람들이 탄트라에 대해 너무나 많이 잘못된 해석을 했다. 탄트라는 또한 '사고하는 방법'을 의미하지도 않는다. 사고하는 것은 일상적으로 이해되는 논리성과 매우 유용한 합리성을 가진다는 측면에서 의의를 갖지만, 탄트라에서는 사람들이 지금까지 세계라고 믿어 왔던 것에 대한 회의와 비참함을 서서히 깨닫게 해주는 것이다. 그래서 탄트라는 행위라는 점에서 의의를 가진다.

　이 책에 수록되어 있는 탄트라 그림은, 눈으로 보기 위한 것이 아니라 궁극적인 목적에 사용되어야만 의의를 갖는 것들이다. 그 어떤 것도 강한 인상을 주지 않는 것은 없다. 그러나 이것이 전부는 아니다. 이것으로 인해 특별한 종류의 정신적 작용이 공공연하게 자극받게 되며, 심신의 힘을 불러일으킨다. 또한 요가·봉헌례·명상, 그리고 성적 교합 등의 의례에 사용되어 인생의 새로운 근간을 찾게 해줌으로써 한 인간을 완전하게 변화시킬 수 있다. 처음에는 이러한 모든 과정이 평범한 사실에서부터 실현되어야 할 필요가 있다.